編著 山勢博彰
山勢善江

❀ 看護実践のための根拠がわかる

Evidence-Based Practice

成人
看護技術

急性・クリティカルケア看護

第3版

メヂカルフレンド社

序

　看護には，根拠に基づいた実践が求められます。いわゆるEBN（Evidence-Based Nursing）の重要性です。何の根拠もなく看護を実践しているとしたら，その効果を測ったり証明したりできないばかりか，患者の安全を脅かすことにもなりかねません。特に，急性期やクリティカルケア領域では，診療の補助としての看護技術が多く，より確かな根拠が必要となります。

　本書の目的は，こうした根拠を明確にしたうえで看護技術が身につくよう，より具体的でわかりやすく示すことにあります。看護技術の一つひとつの行為には意味があり，実施上の留意点もコツもあります。これらを看護技術の実際で表に示すことによって，一連の流れとしても理解できるようになっています。

　第Ⅰ章では，急性期・クリティカルケアの看護について解説しました。第3版では，看護の場が病院内（インホスピタル）から院外（プレホスピタル）にも広がっていることをふまえ，ドクターヘリやドクターカーに関することも解説しています。急性期とクリティカルケア領域の概要を基礎知識として理解したうえで，第Ⅱ章以降の各技術の学習につなげてください。

　第Ⅱ章は，救急時の看護技術について解説しました。救急やクリティカルケアでは命を救うことが第一の目的です。そのための技術として，心肺蘇生と救急処置に関する看護技術を網羅しています。

　第Ⅲ章は，集中ケアの看護技術を示しています。主要臓器である呼吸器系と循環器系の看護技術を中心に，気管吸引，口腔内ケア，呼吸理学療法，人工呼吸療法，心電図，観血的動脈ラインなどの解説をしています。また，輸液・栄養管理，鎮痛・鎮静管理にも言及しています。さらに，第3版では2020年から数年にわたる新型コロナウイルス感染症のパンデミックで，一般の人々にも知られるようになった「ECMO」についても解説しています。

　第Ⅳ章は，周手術期看護の基本技術です。周手術期の術前，術中，術後の各期に必要な看護技術を取り上げています。皮膚感染予防，禁煙・呼吸指導，麻酔導入介助，術中の体位管理，ガウンテクニック，チューブ・ドレーン管理，術後創管理，疼痛管理，早期離床などの技術を取り上げています。

　近年の病院は，急性期型の病院と療養型の病院に大別されるようになりました。大学病院や総合病院の多くは，急性期型の病院と言っても過言ではないでしょう。看護基礎教育を終えた新人看護師が，教育環境が整った大学病院や総合病院に就職する率が高くなっている現状においては，急性期型の病院で実施されることの多い急性期とクリティカルケア領域の看護技術をしっかり学習する必要があります。本書を手にした看護学生や新人看護師が，根拠に基づいた看護技術を身につけ，よりよい看護実践をしてもらえれば，このうえない喜びです。

2024年10月
山勢博彰・山勢善江

本書の特長と使い方 — よりよい学習のために —

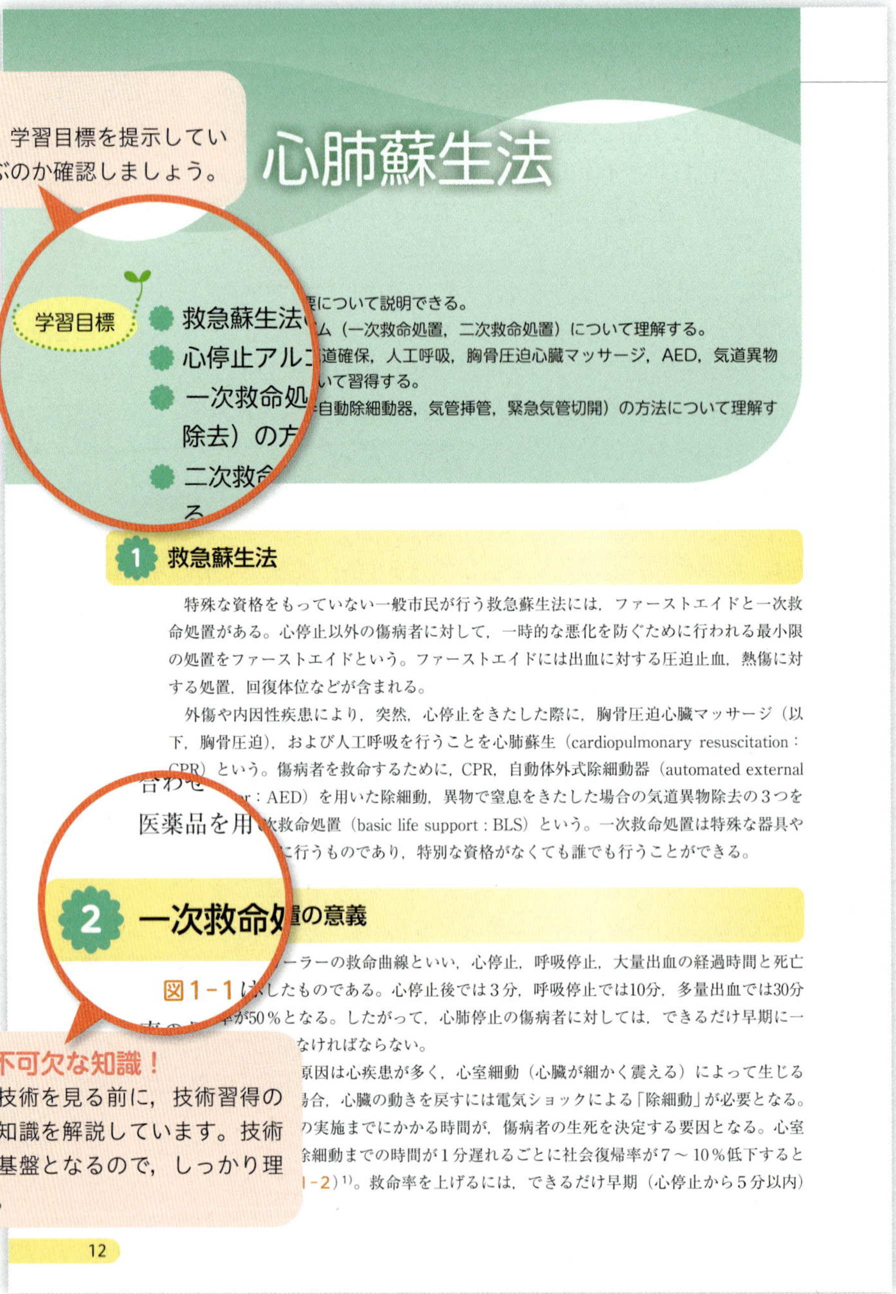

「学習目標」
各節の冒頭に，学習目標を提示しています。何を学ぶのか確認しましょう。

心肺蘇生法

学習目標
- 救急蘇生法 ……について説明できる。
- 心停止アル…道確保，人工呼吸，胸骨圧迫心臓マッサージ，AED，気道異物
- 一次救命処……て習得する。
- 二次救…自動除細動器，気管挿管，緊急気管切開）の方法について理解する。

1 救急蘇生法

特殊な資格をもっていない一般市民が行う救急蘇生法には，ファーストエイドと一次救命処置がある。心停止以外の傷病者に対して，一時的な悪化を防ぐために行われる最小限の処置をファーストエイドという。ファーストエイドには出血に対する圧迫止血，熱傷に対する処置，回復体位などが含まれる。

外傷や内因性疾患により，突然，心停止をきたした際に，胸骨圧迫心臓マッサージ（以下，胸骨圧迫），および人工呼吸を行うことを心肺蘇生（cardiopulmonary resuscitation：CPR）という。傷病者を救命するために，CPR，自動体外式除細動器（automated external 合わせ……r：AED）を用いた除細動，異物で窒息をきたした場合の気道異物除去の3つを
医薬品を用…次救命処置（basic life support：BLS）という。一次救命処置は特殊な器具や……に行うものであり，特別な資格がなくても誰でも行うことができる。

2 一次救命処置の意義

……ーラーの救命曲線といい，心停止，呼吸停止，大量出血の経過時間と死亡……
図1−1……したものである。心停止後では3分，呼吸停止では10分，多量出血では30分
……率が50％となる。したがって，心停止の傷病者に対しては，できるだけ早期に一……なければならない。

技術習得に不可欠な知識！
具体的な看護技術を見る前に，技術習得のために必要な知識を解説しています。技術を用いる際の基盤となるので，しっかり理解しましょう。

……原因は心疾患が多く，心室細動（心臓が細かく震える）によって生じる……場合，心臓の動きを戻すには電気ショックによる「除細動」が必要となる。……の実施までにかかる時間が，傷病者の生死を決定する要因となる。心室……除細動までの時間が1分遅れるごとに社会復帰率が7〜10％低下すると……1−2)1)。救命率を上げるには，できるだけ早期（心停止から5分以内）

12

個別性を考えた看護技術を

実際に患者に対して技術を実施する場合には，本書で示している基本形をベースに，患者それぞれの個別性を考えて応用することが必要です。

応用できるようになるには，"なぜそうするのか？"といった根拠や留意点までをきちんと学び，基本形を確実に理解・習得することが第一歩です。

「看護技術の実際」
各節で習得してほしい看護技術の実際を，順を追って提示しています。正確な技術の習得には，本書で示している基本形を繰り返し練習し，頭とからだで覚えるよう意識してください。

看護技術の実際

A 一次救命処置（BLS）

- 目　的：突然の心停止や呼吸停止，および気道異物により窒息した患者に対しCPRとAEDの実施，気道異物の除去を行い救命する
- 適　応：
  (1) 突然の心停止や呼吸停止の患者
  (2) 気道異物により窒息した患者
  人工呼吸デバイス（バッグバルブマスク），AED，酸素流量計，医療従事者が実施する院内における対応と方法

技術活用の「目的」
何を目指してこの技術を用いるのかを端的に示しています。

技術の「適応」
この技術が，どんな状態の患者に用いられるのかを示しています。

「方法」に対する「留意点と根拠」が見やすい！
表形式で，左欄には順を追った技術の実施方法を，右欄にはそれに対応する留意点と根拠を明示しています。表形式だから左右の欄を見比べやすく，また対応する箇所には番号（❶など）をふっているので，方法に対する根拠がすぐにわかるようになっています。

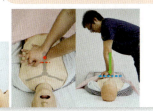

わかりやすい写真がたくさん！
写真を中心に，イラストや表などがもりだくさんで，イメージしやすくなっています。

文　献

「文献」
引用・参考文献を提示しています。必要に応じてこれらの文献にもあたり，さらに学習を深めましょう。

■編　集

山勢　博彰　日本医科大学医学部医療管理学

山勢　善江　湘南医療大学保健医療学部

■執筆者（執筆順）

山勢　博彰　日本医科大学医学部医療管理学

山勢　善江　湘南医療大学保健医療学部

増山　純二　令和健康科学大学看護学部

苑田　裕樹　令和健康科学大学看護学部

福島　綾子　日本赤十字九州国際看護大学

佐貫　淳子　静岡医療科学専門大学校

清末　定美　社会保険大牟田天領病院看護部

山本小奈実　山口大学大学院医学系研究科

田戸　朝美　山口大学大学院医学系研究科

相楽　章江　山口大学医学部附属病院看護部

立野　淳子　小倉記念病院クオリティマネジメント課

藤本　理恵　山口大学医学部附属病院看護部

佐々　智宏　広島大学病院看護部

久間　朝子　福岡大学病院看護部

古賀　雄二　大分県立看護科学大学看護学部

藤本　晃治　山口県立総合医療センター看護部

田中　周平　山口県立大学看護栄養学部

吉田　嘉子　別府医療センター看護部

河合　正成　岐阜県立看護大学

原田　竜三　東京医療保健大学医療保健学部

藤田　直子　山口大学医学部附属病院看護部

西村　祐枝　岡山市立市民病院看護部

目　次　contents

第Ⅰ章　急性・クリティカルケア看護の特徴　　1

❶ 急性・クリティカルケア看護とは　　（山勢博彰・山勢善江）―――― 2

- ❶ 急性期とは …………………………… 2
- ❷ クリティカルな状態とは ……………… 2
- ❸ 急性・クリティカルケア看護の場 ……… 3
- 1）病院内 …………………………………… 3
- 2）病院外 …………………………………… 4

❷ 急性・クリティカルケア看護の対象と看護技術　　（山勢博彰・山勢善江）―― 6

- ❶ 患者と家族の特徴 …………………… 6
  - 1）患者の特徴 …………………………… 6
  - 2）家族の特徴 …………………………… 7
- ❷ 急性・クリティカルケア看護の役割と看護技術 … 8
  - 1）看護の役割 …………………………… 8
  - 2）看護技術 ……………………………… 9

第Ⅱ章　救急時の看護技術　　11

❶ 心肺蘇生法　――――――――――――――――――――― 12

- ❶ 救急蘇生法　（増山純二）………………… 12
- ❷ 一次救命処置の意義 …………………… 12
- ❸ 救命の連鎖 ……………………………… 13
  - 1）心停止の予防 ………………………… 13
  - 2）心停止の早期認識と通報 …………… 13
  - 3）一次救命処置 ………………………… 13
  - 4）二次救命処置と心拍再開後の集中治療 …… 14
- ❹ 心停止アルゴリズム …………………… 14
  - 1）BLS のアルゴリズム ………………… 14
  - 2）ALS のアルゴリズム ………………… 14
- 看護技術の実際　（苑田裕樹）　16
  - Ⓐ 一次救命処置（BLS）……………………16
    - 1）医療従事者が実施するBLS（院内における対応と方法）……… 16
    - 2）窒息の解除 ………………………… 21
  - Ⓑ ACLS …………………………………… 22
  - Ⓒ 気管挿管の介助 ……………………… 25
  - Ⓓ 緊急気管切開介助 …………………… 29
  - Ⓔ 除細動 ………………………………… 31

❷ 救急時の応急処置　――――――――――――――――――― 35

- ❶ 救急患者の観察と留意点　（福島綾子）……… 35
- ❷ 緊急度・重症度の判断 ………………… 36
- ❸ 救急患者の応急処置 …………………… 37
- 1）移送・搬送　（福島綾子）……………… 37
- 2）酸素投与 ……………………………… 38
- 3）血管確保　（佐貫淳子）……………… 38

v

4）止　　血 ……………………… 38
5）ギプス固定　（清末定美） ……… 38
6）創 洗 浄 ………………………… 38
7）胃 洗 浄 ………………………… 38
❹救急外来の感染対策　（福島綾子） ……… 39
🌱看護技術の実際 …………………… 40
　Ａ ストレッチャーでの移送・搬送　（福島綾子） …… 40
　Ｂ 担架での移送・搬送 ……………… 43

Ｃ 酸素投与 ………………………… 44
Ｄ 血管確保　（佐貫淳子） ………… 48
Ｅ 直接止血 ………………………… 51
Ｆ 間接止血 ………………………… 53
Ｇ ギプス固定　（清末定美） ……… 55
Ｈ 創 洗 浄 ………………………… 57
Ｉ 胃 洗 浄 ………………………… 59

第Ⅲ章　集中ケアの看護技術　63

❶ 呼吸管理 ———————————————— 64

❶呼吸不全の定義　（山本小奈実） ………… 64
❷呼吸不全のある患者の治療と看護 ……… 64
　1）酸素療法 ………………………… 65
　2）人工呼吸療法 …………………… 65
❸急性呼吸障害のある患者の看護のポイント … 65
❹呼吸不全患者に必要な看護技術 ……… 65
　1）吸　　引 ………………………… 65
　2）口腔ケア ………………………… 66
　3）呼吸理学療法 …………………… 66
　4）体位ドレナージ ………………… 66
　5）人工呼吸療法 …………………… 67

🌱看護技術の実際 …………………… 67
　Ａ 口腔内吸引　（田戸朝美） ……… 67
　Ｂ 気管吸引 ………………………… 70
　Ｃ 口腔ケア ………………………… 73
　Ｄ 呼吸理学療法　（相楽章江） …… 78
　　1）強制呼出法（ハフィング） …… 78
　　2）徒手的呼吸介助法 …………… 80
　Ｅ 体位ドレナージ ………………… 82
　Ｆ 人工呼吸療法　（山本小奈実） … 86
　Ｇ NPPV（非侵襲的陽圧換気） …… 90

❷ 循環管理 ———————————————— 92

❶循環器系の機能　（立野淳子） ………… 92
　1）循環調節機構 …………………… 92
　2）体循環と肺循環 ………………… 93
　3）刺激伝導系 ……………………… 93
　4）心拍出量を規定する因子 ……… 93
❷循環器系の主なモニタリング ………… 94
　1）心 電 図 ………………………… 94
　2）観血的動脈圧モニター ………… 95
　3）中心静脈圧モニター …………… 96
　4）スワン‐ガンツカテーテル ……… 96
　5）IABP ……………………………… 96
　6）ECMO …………………………… 97

❸末梢循環促進ケア ……………………… 98
🌱看護技術の実際 …………………… 98
　Ａ モニター心電図　（藤本理恵） … 98
　Ｂ 12誘導心電図 ………………… 100
　Ｃ 動脈圧ライン　（佐々智宏） … 102
　Ｄ スワン‐ガンツカテーテル …… 103
　　1）肺動脈カテーテル挿入の場合 ……… 104
　Ｅ 中心静脈圧（CVP）測定 ……… 106
　　1）中心静脈（CV）カテーテル，S‐Gカテーテル
　　　を用いた持続モニタリング …… 106
　　2）動脈圧ラインを用いた観血的測定 ……… 106
　Ｆ 深部静脈血栓症（DVT）予防　（立野淳子） …… 107

1）下肢挙上，下肢の自動・他動運動，下腿マッサージ ･････････････ 108
2）弾性ストッキング着用の場合 ･････････ 108
3）間欠的空気圧迫法の場合 ･････････････ 109

3 輸液・栄養管理 ━━━━━━━━━━ 110

1 体液管理 （久間朝子）･･･････････････ 110
1）輸　　液 ･･･････････････････････････ 110
2）輸　　血 ･･･････････････････････････ 110
3）栄　　養 ･･･････････････････････････ 112
2 輸液・輸血の経路と管理 ･･･････････ 112
1）輸液・輸血経路 ･････････････････････ 112
2）輸液・輸血の投与速度 ･･･････････････ 113
3 安全対策 ･･･････････････････････････ 114
1）感染対策 ･････････････････････････ 114
2）与薬の原則 ･････････････････････････ 114
🌱 **看護技術の実際** ･････････････････････ 114
　Ａ 末梢静脈ライン （立野淳子）･･･････ 114
　1）輸液ラインの準備 ･････････････････ 115

2）末梢静脈穿刺 ･･･････････････････････ 115
3）末梢静脈路確保 ･････････････････････ 116
　Ｂ 輸液ポンプ，シリンジポンプ ･･･････ 117
　1）輸液ポンプ ･････････････････････ 117
　2）シリンジポンプ ･･･････････････････ 119
　Ｃ 中心静脈栄養 ･････････････････････ 119
　1）中心静脈カテーテル挿入の準備 ･･････ 120
　2）中心静脈カテーテルの挿入 ･････････ 120
　3）高カロリー輸液の投与 ･････････････ 121
　Ｄ 経管栄養 （久間朝子）･･･････････････ 121
　1）消化管チューブ（胃管）の挿入留置 ･･ 122
　2）経管栄養 ･････････････････････････ 122
　Ｅ 輸　　血 ･････････････････････････ 123

4 鎮痛・鎮静管理 ━━━━━━━━━━ 126

1 鎮痛・鎮静とは （古賀雄二）･･･････ 126
2 鎮痛・鎮静・せん妄の評価法 ･･･････ 127
1）痛み評価スケール ･･･････････････････ 127
2）鎮静評価スケール ･･･････････････････ 128
3）せん妄評価スケール ･････････････････ 130

🌱 **看護技術の実際** ･････････････････････ 130
　Ａ 睡眠環境調整 （藤本晃治）･･･････････ 130
　Ｂ リラクセーション （藤本晃治）･･････ 133
　Ｃ せん妄予防 （古賀雄二）･･･････････ 135
　Ｄ 身体拘束 （藤本晃治）･･･････････････ 137

第Ⅳ章 周手術期看護の基本技術　　141

1 術前看護技術 ━━━━━━━━━━ 142

1 術前看護 （田中周平）･･･････････････ 142
2 術前検査 ･･･････････････････････････ 142
3 術前アセスメント ･････････････････ 143
4 術前オリエンテーション ･････････ 143
5 手術部位感染 ･････････････････････ 143
6 術前準備 ･･･････････････････････････ 144
7 術後合併症予防 ･･････････････････ 144

8 術前訓練 ･･･････････････････････････ 144
🌱 **看護技術の実際** ･････････････････････ 145
　Ａ 皮膚感染予防 （田中周平）･･･････････ 145
　1）シャワー浴・入浴 ･････････････････ 145
　2）除　　毛 ･････････････････････････ 146
　3）臍　処　置 ･･･････････････････････ 148
　Ｂ 禁煙・呼吸指導 （吉田嘉子）･･･････ 149

vii

1）禁煙指導 ……………………… 149
2）腹式呼吸の指導 ……………… 149
3）咳嗽訓練 ……………………… 150
4）器具を用いた訓練 …………… 151

■コーチ2™（最大吸気法：容量型）………… 151
■トリフローⅡ（最大吸気法：流量型）……… 152
■スーフル™（再呼吸法）………………… 153
C 離床指導 …………………………… 154

② 術中看護技術 —————————————— 157

① 手術室入室前の患者の特徴 （河合正成）…… 157
② 術前訪問 …………………………… 157
③ 手術室看護師の役割 ……………… 158
1）器械出し看護師 ……………… 158
2）外回り看護師 ………………… 158
④ 手術室環境と患者の心理 ………… 160
⑤ 術中看護 …………………………… 160
1）麻酔導入介助 ………………… 161
2）電気メス ……………………… 163
3）体温マット （原田竜三）…… 164
⑥ 手術時手洗い ……………………… 166
⑦ ガウンテクニック ………………… 166

🌱 看護技術の実際 …………………… 167
A 全身麻酔導入介助 （河合正成）…………… 167
B 電気メスの使用 …………………… 168
C 体温マット （原田竜三）………… 170
1）ウォーターフロータイプ …… 170
2）エアフロータイプ …………… 171
D 体位管理 （田中周平）…………… 171
E 褥瘡予防 …………………………… 175
F 神経麻痺予防 ……………………… 177
G 手術時手洗い （原田竜三）……… 181
H ガウンテクニック ………………… 182

③ 術後看護技術 —————————————— 187

① 術後看護の基本 （佐貫淳子）……………… 187
② 術後の観察とアセスメント ……… 187
③ 術後に起こりやすい合併症 ……… 187
1）術後出血 ……………………… 189
2）循環器系合併症 ……………… 189
3）呼吸器系合併症 ……………… 189
4）消化器系合併症 ……………… 189
5）精神・神経系合併症 ………… 189
6）縫合不全 ……………………… 190
7）術後感染症 …………………… 190
④ 早期離床の効果 （藤田直子）……………… 190
🌱 看護技術の実際 …………………… 191
A 胸腔ドレーン （西村祐枝）……………… 191
1）ドレーン挿入と観察 ………… 191

2）ドレーン挿入後の観察 …………… 195
B 腹腔ドレーン …………………… 198
1）ドレーン挿入と観察 ………… 198
2）排液の方法：バネ式低圧持続吸引システム … 200
C 胃管管理 （藤田直子）…………… 201
D 膀胱留置カテーテル管理 （田中周平）……… 203
1）膀胱留置カテーテルの挿入… 204
2）膀胱留置カテーテルの管理 （田戸朝美）…… 206
3）膀胱留置カテーテルの抜去 … 207
E 術後創管理 （佐貫淳子）………… 208
F 疼痛管理 …………………………… 211
1）一般的な術後疼痛管理……… 211
2）患者管理鎮痛法（PCA）…… 214
G 早期離床 （藤田直子）…………… 215

索 引 …………………………………… 219

第 **I** 章

急性・クリティカルケア看護の特徴

1 急性・クリティカルケア看護とは

学習目標
● 急性・クリティカルケアの定義を理解する。
● 急性・クリティカルケアが行われる場の特徴を説明できる。

1 急性期とは

　急性期とは，急性疾患や外傷などを原因とした急性症状により，健康状態に急激な変化が生じている時期である。急性期には，手術などの医療処置による侵襲によって急性症状が生じている状態も含む。時に，慢性疾患の急性増悪も急性期として対応することもある。原因となる急性疾患は，出血，感染，炎症，血栓・塞栓，腫瘍，ストレスなどによって引き起こされる疾患で，多種多様である。外傷は，不慮の事故，災害，事件などによって起こる。その他，熱傷，中毒，溺水なども急性症状を引き起こす。急性疾患や外傷によって発現する急性症状は，急性疼痛，呼吸困難，意識障害，ショック，けいれん，運動障害，嘔吐，下血など様々である。

　こうした身体の急激な変調によって患者は生命の危機にさらされ，最悪の場合死に至ることもある。死に至らない状態であっても，重篤な状態に陥ったり，後遺症を残す場合もある。しかし，急性症状の多くは，適切な処置や治療が行われれば回復が早い。また，重症化しない軽症の急性症状も多く，特別な処置を必要としないケースもある。

　急性期では，心理社会的にも影響が現れる。急性症状により，不安を代表とする心理的に不安定な状態を呈する。突然の発症で，社会的役割の中断や変更を余儀なくされることもある。このような影響は，患者本人だけでなく家族にも不安をもたらし，家族ダイナミクスに変化を及ぼすことになる。

2 クリティカルな状態とは

　クリティカルな状態とは，重症疾患や重症外傷，身体的侵襲の大きい手術などによって重要な生体機能に大きな障害をもたらし，生命の危機にある状況を指す。中枢神経機能，呼吸機能，循環機能，消化・代謝機能などのメカニズムに異常をきたしている状態である。原因となる重症疾患には，心停止，呼吸不全，急性冠症候群，心不全，脳血管障害，重症急性腹症，肝不全，腎不全，重症糖尿病，重症感染症，全身性炎症反応症候群（systemic inflammatory response syndrome：SIRS），播種性血管内凝固症候群（disseminated intravascular coagulation：DIC），多臓器不全などがある。重症外傷としては，頭部や胸部

などの重要臓器の外傷，多発外傷があり，その他に広範囲熱傷や重症中毒症，環境異常による重度障害もある。症状は，急性症状と同様に，疼痛，呼吸困難，意識障害，ショックなどを示すが，短時間に症状が消失することは少なく，放置すればますます重篤な状態となる。

　クリティカルな状態では，心理的にも危機状況になり，死への恐怖心，大きな不安，悲嘆，後悔，あきらめなど様々な情緒反応を呈する。精神への影響として，せん妄やうつ状態を引き起こすこともある。同様に，家族も危機状況になるケースが多い。患者の意識がない場合には，代理意思決定を求められることもあれば，患者の死を目の当たりにすることによって急性悲嘆反応を示すこともある。

❸ 急性・クリティカルケア看護の場

　急性・クリティカルケア看護は，病院内外を問わず，また，患者の病態が内因性・外因性かにかかわらず，急性症状を起こしたり生命の危機状況に陥るあらゆる場で展開される。

1）病院内

　病院内で急性症状を呈したり，生命の危機状況が起こるのは，一般外来，救急外来，集中治療室（intensive care unit：ICU），一般病棟，手術室，術後回復室，検査室などすべての部署である。特に，救急外来，集中治療室，手術室，術後回復室は，急性期またはクリティカルな状態にある患者への専門的な対応が求められる部署である。救急外来では，急性症状を発症して独歩で来院する患者もいれば，救急車で搬送される救急患者もいる。手術室または回復室では，手術侵襲によって急性期にある患者が治療や看護を受けている。一般病棟であっても，術後患者，急変患者など，様々な急性症状を示す患者がいる。クリティカルな状態にある患者の多くは，集中治療室や救命救急センターで治療や看護が行われる。

　集中治療室とは，内科系，外科系を問わず呼吸，循環，代謝その他の重篤な急性機能不全の患者を収容し強力かつ集中的に治療・看護を行うことにより，その効果が期待できる部門である。集中治療室は，さらに，患者の病態や対象の特性に応じて機能分化し，現在では表1-1のように分類される。

　救命救急センターは，救急外来から集中治療までカバーできる救急医療施設の一つである。日本の救急医療施設は，救急患者の重症度に応じて初期，第二次，第三次と多層的な階層レベルになっている。救命救急センターは第三次救急医療施設に位置づけられる。ここでは，生命の危機に瀕した重症救急患者として，重症外傷，広範囲熱傷，急性中毒，脳血管障害，虚血性心疾患などの患者の治療を行っている。

第Ⅰ章　急性・クリティカルケア看護の特徴

表1-1 病態や特性に応じた集中治療室

病態や特性に応じた集中治療室	対象となる疾患や病態
CCU（coronary care unit）	循環器系，特に心臓血管系の疾患の重篤な急性期患者を集中治療・看護する
SCU（stroke care unit）	脳卒中の急性期患者を集中治療・看護する
SICU（surgical intensive care unit）	全身麻酔による外科手術直後の患者を容体が安定するまで短期間（当日〜2日程度）管理する
PICU（pediatric intensive care unit）	心臓病をはじめとする難治疾患をもつ小児の急性期患者や，救急搬送された重篤な小児患者を集中治療・看護する
NICU（neonaital intensive care unit）	極低出生体重児や新生児仮死など様々な問題をもった，いわゆるハイリスク新生児を集中的に治療・看護する
HCU（high care unit）	ICUから一般病棟に移動させる前に，経過を観察したりする
救命救急ICU	救命救急センターに設けられており，急病や外傷など救急医療で搬送された重症患者を集中的に治療・看護する

2）病院外

　病院外で急性症状を呈したり，生命の危機状況が起こるケースもある。学校，職場，自宅，在宅医療の場，公共の場など，人間が生活するあらゆる場といっても過言ではない。ケアの領域としては，プレホスピタルケア（病院前救護），地域医療での看護でもある。

　学校では，養護教諭などが健康管理にあたっており，けがや急病への対処も行っている。最近では，学校救急看護学会が設立され，教員のみならず，児童生徒を対象に一次救命処置（basic life support：BLS）の教育が行われるなど，学校保健の分野でも救急看護の認識が高まっている。

　職場での健康管理は，従業員の人数に応じて，産業医・産業保健師・衛生管理者がその任を担っている。近年，職業性疾病は減少傾向にあるものの，脳・心疾患による労災認定数は増加している。いずれも急性疾患を患い，急性症状への対応やクリティカルケアが必要になることがある。

　自宅で急性症状を呈することも多い。この場合，患者本人が救急外来に行くこともあるが，救急車で病院に搬送されることもある。自宅での急性症状だけでなく，不慮の事故などによる外傷への対応として，救急搬送は救急医療の柱の一つとなっている。救急搬送では，病院での治療が開始されるまでのプレホスピタルケアが施される場として，看護がかかわる機会が増えている。プレホスピタルケアの一つとして病院などが所持するドクターカーが医師や看護師を乗せて病院から現場へ出動し，いち早く治療を始めるシステムが導入されている。最近では日本救急看護学会がドクターカーナース養成セミナーを開催している。また，より早くより遠くの救急現場に出動するものとして，救急医療用ヘリコプター（通称ドクターヘリ）がある。ここに搭乗するナースをフライトナースとよび，日本航空医療学会のドクターヘリ講習会で養成されている。プレホスピタルケアは，マンパワーや資機材も限定されるため，プレホスピタルケアの場で活動するためにはより高度な知識と技術が求められる。在宅医療領域では，地域包括ケアシステムの推進，DPC（診療群分類包

4

括評価）導入，在院日数の短縮化などによって，訪問看護の需要が増加している。以前よりもケア度や医療依存度が高い療養者も増加していることから，在宅療養中に急変するケースもあり，急性・クリティカルケア看護の場として関心が高まっている。

　公共の場では，バイスタンダー（bystander：救急現場に居合わせた人）の役割が重要であり，一般市民にも迅速な応急処置のスキルが求められている。2004年から一般市民による自動体外式除細動器（automated external defibrillator：AED）の使用が認められるようになり，駅や劇場，公園など不特定多数の人が集まる場所にはAEDが配備されるようになった。こうしたバイスタンダーの応急処置を引き継ぎ，プレホスピタルケアから専門的治療に至る継ぎ目のない医療においても看護が実践されている。

　日常的な場以外にも，急性・クリティカルケア看護が必要となる事態として，災害急性期看護がある。大規模災害の場合は，被災地域全体が災害急性期看護の対象になることもある。そこでは，災害トリアージ，救急処置，救急搬送の3つを柱とした災害医療活動（triage，treatment，transportationの3T）において，看護が展開される。

文 献

1）山勢博彰・山勢善江編：疾患の看護プラクティスがみえる 救命救急ディジーズ，学研メディカル秀潤社，2015.
2）山勢博彰編著：救急看護の知識と実際＜臨床ナースのためのBasic&Standard＞，メディカ出版，2009.
3）山勢博彰編：クリティカルケアアドバンス看護実践－看護の意義・根拠と対応の争点，南江堂，2013.
4）前川剛志監，山勢博彰・早坂百合子編：急変・救急時看護スキル－その根拠とポイント，照林社，2004.
5）山勢博彰編著：クリティカルケア看護のQ＆A，医学書院，2006.
6）山勢博彰編著：院内エマージェンシー －急変時に対応するための知識と技術，メヂカルフレンド社，2004.
7）山勢博彰編著：救急・重症患者と家族のための心のケア－看護師による精神的援助の理論と実践，メディカ出版，2010.
8）山勢善江編：救急・クリティカルケアにおける看取り＜Nursing Mook 49＞，学研，2008.

2 急性・クリティカルケア看護の対象と看護技術

学習目標
● 急性・クリティカルな状態にある患者・家族の特徴を説明できる。
● 急性・クリティカルの場での看護技術に迅速性と確実性が求められる意味を理解できる。

1 患者と家族の特徴

1）患者の特徴

（1）身体的特徴

急性症状は，臓器の系統を問わず，あらゆる部位に生じる。急性疼痛，呼吸困難，意識障害，ショック，けいれん，運動障害，嘔吐，下血など症状は様々である。クリティカルな状態では，呼吸・循環・代謝・脳神経機能などの主要臓器の働きが急激に低下することが特徴である。しかもこれらは単独ではなく，連鎖してあらゆる機能低下をきたすことがある。こうした症状には，生体侵襲反応として，神経系，内分泌系，免疫系の影響によって引き起こされるものも含む。

急性症状やクリティカルな状態を示す病態は，急性呼吸不全，急性循環不全，急性肝障害，急性腎不全，脳卒中などの急性疾患の発症によるものが多い。さらに，慢性疾患の急性増悪も急性症状を呈し，クリティカルな状態に変化することがある。慢性疾患は生涯にわたりコントロールを必要とするもので，適切に管理が行えていれば，急激な症状の変化はない。しかし，たとえば慢性閉塞性肺疾患や慢性心不全患者が，何らかの感染を契機とし，急性呼吸不全や急性心不全に陥ることもあり，その場合には病状の悪化が急激で重篤な病態に陥る。

手術侵襲によっても身体の急激な変化によって様々な急性症状を示す。予定手術で侵襲が大きくない手術であっても，術後疼痛に代表される苦痛症状が生じる。また，急性疾患で緊急手術が必要な患者，心臓や大血管の手術患者，基礎疾患をもつ患者などが手術を受けた場合には，手術操作や麻酔によって自律神経系・内分泌系・免疫系に過大な侵襲が加わり，クリティカルな状態になることがある。

外傷の場合は，創傷，出血，骨折，臓器損傷などによって多種多様な症状・病態を示す。軽症では疼痛，軽度の腫脹や変形などを引き起こすものの，回復は早く身体的障害を残すことはほとんどない。重症外傷では，ショック，意識障害，外傷性の呼吸不全，腹腔臓器損傷，多発骨折などにより，外見の変化はもちろん生命の危機状況に陥ることもある。

以上のような症状または障害による運動制限やADLの低下は，日常生活に影響を与える

身体的特徴の一つである。

（2）心理社会的特徴

①情動反応

軽度な急性症状であっても，突然の変調により心理的に不安定な状態になる。不安，恐怖心，心配感情，抑うつ状態，否認，喪失感など様々な感情を表出する。クリティカルな状態では，意識レベルが低下して明確な感情を表さないこともあるが，パニック，強烈な不安，死への恐怖，悲嘆，無力感，ボディイメージの障害などの強い感情を表出する場合がある。

②コミュニケーションの障害

呼吸・循環・代謝・脳神経系に一次的・二次的に障害を受けた場合，意識レベルの低下によって通常の言語的コミュニケーションが困難になることが少なくない。意識低下を原因としなくとも，精神的に不安定になっている状態によってもスムーズなコミュニケーションがとれなくなることもある。

③心理的危機状態

自分に起こっている出来事に圧倒され，精神的危機に陥ることもある。感情失禁，攻撃，寡黙，拒否など情動的反応は様々であるが，いつもしている習慣的な対処では対応できない状況である。

④精神医学的問題

クリティカルな状態では，精神医学的な対応が必要になることもある。代表的な病態に，せん妄がある。せん妄は，認知機能または意識レベルの障害で，可逆的な一過性に生じる状態である。精神状態の変動と急性変化，注意力欠如，意識障害，幻覚・妄想・錯覚，無秩序思考を伴う。

⑤社会的役割の中断

急性症状の出現またはクリティカルな状態になれば，何らかの医療処置が必要となる。病院の外来で診察を受けたり，入院を余儀なくされたり，自宅療養が必要であったりと，多かれ少なかれ日常生活に支障をきたす。重症であればあるほど支障をきたす期間は長くなり，社会的役割の中断や変更をしなければならない。家庭内の役割，会社での役割，地域での役割などに影響を及ぼす。

⑥倫理的問題

突然の発症や急激で重篤な病状の変化によって，患者本人への十分なインフォームドコンセントができないまま治療や処置が行われることがある。医療者は善行の原則に従って治療や処置を行ったとしても，患者にとっては自律の原則を脅かすといった葛藤が起こる。これによって，患者・家族と医療者間で認識の不一致が生じ，医療不信に至ることもある。その他，クリティカルケアでは，脳死臓器移植，心肺蘇生を行わないこと（do not attempt resuscitation：DNAR），尊厳死，家族の代理意思決定など様々な倫理的問題が存在する。

2）家族の特徴

①情報が少ないことによるいらだち

病院内外を問わず，患者の状況や病状の急な変化は，家族に不安をもたらす。特に，家

族と離れたところで緊急入院という事態になった場合は，患者に関する情報が少なく，悪い想像ばかりが膨らみ不安は大きくなる。また，病状が重篤であればあるほど，集中的な治療や処置が必要になるため，家族が患者とすぐに面会できるわけではない。このため，不安やいらだちが一層募ることになる。

②慣れない人や環境に対する不安

急性・クリティカルな状態で入院する場合，かかりつけ医や入院経験のある病院で治療を受けられるとは限らない。そのため，初めての慣れていない病院に入院することもある。きちんとした治療を受けられるのか，誰に何を訪ねたらいいのかなど，慣れない環境で心理的負担や不安を経験することになる。

③心理的ストレス反応

患者の急激で重篤な状態を目の当たりにした家族は，それだけで心理的苦痛を覚える。さらに，家族役割の変更や社会的役割の中断，経済的負担などストレス反応を引き起こす多数の要因が，短時間で一気に家族に押し寄せる。失神や嘔吐，パニック発作などの身体的な急性ストレス反応を伴うこともある。

④悲嘆反応

クリティカルな状態にある患者に対し，懸命な治療を施したにもかかわらず救命できないことも少なくない。家族は，十分な予期悲嘆を体験しないままにその死を受け入れなければならない。身内の死を経験した家族は，急性悲嘆反応を示し，その後の日常生活に支障をきたすこともある。

2 急性・クリティカルケア看護の役割と看護技術

1）看護の役割

（1）直接的看護

直接的な看護には，急性症状に対する処置，日常生活援助，心理的ケアなどがある。身体情報を中心とした観察とアセスメント，患者の健康問題の明確化，ケア方法に関する計画立案，看護実践，評価の看護過程のプロセスを念頭に置いた看護実践が基本である。その場で完結する対症療法的な対応もある。

（2）治療の介助

急性・クリティカルケアでは医療処置が多く，医師の行う治療介助の役割は大きい。創処置の介助，注射や点滴の介助，検査の介助，ライン・ドレーン挿入時の介助，手術時の介助など様々である。

（3）家族看護

外来治療で対応できる急性疾患や外傷，あるいは短期間の入院で済む状況であれば，家族看護にかける割合は少なくてすむ。しかし，クリティカルな状態にある患者の家族は様々な心理社会的問題に直面する。こうした家族のニーズには特徴があり，家族ニーズを満たす看護のかかわりが必要となる。

（4）医療チームの調整

急性・クリティカルケアでは，多くの医療職がかかわる。そのため，医療チーム内の調

整をすることも看護師の役割として重要である。医師，診療放射線技師，臨床検査技師，薬剤師などとスムーズな連携が取れるようにコーディネートする。

（5）倫理的問題への対応

クリティカルケアで生じる様々な倫理的問題に対応する必要がある。脳死患者へのかかわり，意識のない患者へのインフォームドコンセント，終末期医療でのかかわり，家族の代理意思決定支援などがある。

2）看護技術

急性・クリティカルケア看護で実施する看護技術は，多種多様である。救急時の看護技術には，止血，創処置，血管確保，酸素投与，注射，点滴などがあり，心肺停止時には，心肺蘇生法を実施しなくてはならない。医師の行う医行為の介助が多いが，看護師自らが行う救急処置としての看護技術もある。

クリティカルケア看護では，集中治療で行われる治療と管理に関する技術が多くを占める。呼吸管理における吸引，人工呼吸管理，呼吸理学療法，循環管理における心電図モニター，動脈カテーテル管理，スワン-ガンツカテーテルの管理などがある。また，輸液管理，栄養管理，鎮静・鎮痛管理もある。

手術を受ける患者への看護技術としては，術前，術中，術後の周手術期における看護技術がある。術前の呼吸訓練や，麻酔導入の介助，ガウンテクニック，術後のドレーン管理，疼痛管理，術後創管理などがある。

こうした急性・クリティカルケアの看護技術は，侵襲的な技術が多く，患者への身体的な負担や影響が大きい。そのため，安全に十分配慮した的確な看護技術の実践が求められる。また，これらの看護技術は，新たな知見や根拠によって更新・修正されるのも特徴である。現状の技術に満足するのではなく，新しい工夫を取り入れたり，最新の研究成果などを参照し，臨床実践に生かす。

文　献

1）山勢博彰・山勢善江編：疾患の看護プラクティスがみえる 救命救急ディジーズ，学研メディカル秀潤社，2015.
2）山勢博彰編著：救急看護の知識と実際<臨床ナースのためのBasic & Standard>，メディカ出版，2009.
3）山勢博彰編：クリティカルケアアドバンス看護実践－看護の意義・根拠と対応の争点，南江堂，2013.
4）前川剛志監，山勢博彰・早坂百合子編：急変・救急時看護スキル－その根拠とポイント，照林社，2004.
5）山勢博彰編著：クリティカルケア看護のQ＆A，医学書院，2006.
6）山勢博彰編著：院内エマージェンシー －急変時に対応するための知識と技術，メヂカルフレンド社，2004.
7）山勢博彰編著：救急・重症患者と家族のための心のケア－看護師による精神的援助の理論と実践，メディカ出版，2010.
8）山勢善江編：救急・クリティカルケアにおける看取り <Nursing Mook 49>，学研，2008.

第Ⅱ章

救急時の看護技術

1 心肺蘇生法

学習目標
- 救急蘇生法の概要について説明できる。
- 心停止アルゴリズム（一次救命処置，二次救命処置）について理解する。
- 一次救命処置（気道確保，人工呼吸，胸骨圧迫心臓マッサージ，AED，気道異物除去）の方法について習得する。
- 二次救命処置（半自動除細動器，気管挿管，緊急気管切開）の方法について理解する。

1 救急蘇生法

　特殊な資格をもっていない一般市民が行う救急蘇生法には，ファーストエイドと一次救命処置がある。心停止以外の傷病者に対して，一時的な悪化を防ぐために行われる最小限の処置をファーストエイドという。ファーストエイドには出血に対する圧迫止血，熱傷に対する処置，回復体位などが含まれる。

　外傷や内因性疾患により，突然，心停止をきたした際に，胸骨圧迫心臓マッサージ（以下，胸骨圧迫），および人工呼吸を行うことを心肺蘇生（cardiopulmonary resuscitation：CPR）という。傷病者を救命するために，CPR，自動体外式除細動器（automated external defibrillator：AED）を用いた除細動，異物で窒息をきたした場合の気道異物除去の3つを合わせて，一次救命処置（basic life support：BLS）という。一次救命処置は特殊な器具や医薬品を用いずに行うものであり，特別な資格がなくても誰でも行うことができる。

2 一次救命処置の意義

　図1-1は，カーラーの救命曲線といい，心停止，呼吸停止，大量出血の経過時間と死亡率の目安を示したものである。心停止後では3分，呼吸停止では10分，多量出血では30分で死亡率が50％となる。したがって，心肺停止の傷病者に対しては，できるだけ早期に一次救命処置を行わなければならない。

　突然の心停止の原因は心疾患が多く，心室細動（心臓が細かく震える）によって生じることが多い。この場合，心臓の動きを戻すには電気ショックによる「除細動」が必要となる。心停止から除細動の実施までにかかる時間が，傷病者の生死を決定する要因となる。心室細動になってから除細動までの時間が1分遅れるごとに社会復帰率が7〜10％低下するといわれている（図1-2）[1]。救命率を上げるには，できるだけ早期（心停止から5分以内）

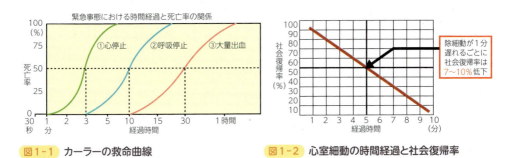

図1-1 カーラーの救命曲線　　　　図1-2 心室細動の時間経過と社会復帰率

の除細動が必須であり，救急車到着を待っていては手遅れの状態となるため，現場にいる市民がAEDを用いて除細動を行うことが重要である。

3 救命の連鎖

　病院内，病院外に関係なく，傷病者を救命し社会復帰させるためには，「救命の連鎖（図1-3）」をつなげる必要がある。この救命の連鎖は4つの輪で構成されており，その輪を迅速，かつ的確につなげることで効果が現れる。しかし，一つでも輪が欠けてしまうと救命が難しくなる。

1）心停止の予防
　成人の突然死の原因は，急性心筋梗塞や脳卒中などがあり，生活習慣病ともいわれている。その予防には，食生活や運動習慣，休養，喫煙，飲酒などの生活習慣の見直しなどがあがってくる。しかし，ここでの救命連鎖の心停止の予防は，急性心筋梗塞や脳卒中の初期症状の段階で救急車を要請することであり，早期に治療することで，突然死の予防を図ることができる。

2）心停止の早期認識と通報
　心停止を即時に認識するためには，突然倒れた人や反応のない人に対し，まず，心停止を疑うことである。心停止の可能性を認識したら，119番通報とAEDの手配を行う。

3）一次救命処置
　3つ目の輪は，一次救命処置（CPRとAED）を開始することである。突然の心停止の原因が心疾患であることが多いため，胸骨圧迫に重点を置き，絶え間ない胸骨圧迫を行うこ

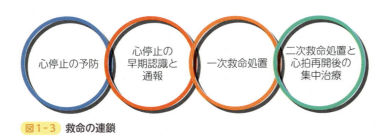

図1-3 救命の連鎖

13

とが重要である．心停止から3～4分以上，心肺蘇生が開始できなければ脳の回復は困難となるため，脳の回復も含め迅速な心肺蘇生を行わなければならない．

また，日本の救急対応システムでは，119番通報をしてから救急車が現場に到着するまでに平均して約9.4分（2021年）かかる．心室細動の時間経過と社会復帰率（）をみてもわかるように，救急隊が到着した後に，AEDを装着しても救命することは難しい状況である．傷病者の救命には，バイスタンダー（第1発見者）によるCPRとAEDの施行が救命の必須条件となる．

4）二次救命処置と心拍再開後の集中治療

救急救命士や医師は，一次救命処置と併用して，気管挿管，薬剤投与などの二次救命処置（advance life support：ALS）を迅速に行う．心拍が再開した場合は，専門の医師による体温管理療法（targeted temperature management：TTM）などの集中治療が行われる．

4 心停止アルゴリズム

1）BLSのアルゴリズム

成人に対するBLSの基本的な要素として，心停止の認識，119番の通報，質の高いCPRそしてAEDの実施となる（図1-4）．周囲の安全を確認し，傷病者の反応がなければすぐに，緊急通報とAEDを要請する．呼吸の確認では，気道確保を行わず，胸と腹部の動きを見て呼吸の確認と頸動脈を触知して脈拍の有無の確認を同時に行う．「正常な呼吸がなく，脈拍も触知できない」または，「異常な呼吸（死戦期呼吸）と判断した場合」，もしくは，「正常な呼吸かどうか判断に迷う，あるいは，脈拍を確実に触れることができない場合」は，ただちに胸骨圧迫を開始する．人工呼吸用デバイスの準備ができ次第，人工呼吸を開始する．胸骨圧迫と人工呼吸は，30：2の比で実施する．

質の高いCPRとは，「強く」「早く」「しっかり戻す」ことがポイントである．「強く」とは，胸骨圧迫の深さが約5cm沈む程度とし，6cmを超えないようにする．「早く」とは，1分間あたり100～120回の速さで圧迫することである．「しっかり戻す」とは，胸骨を圧迫した後，胸壁が完全に戻るように解除することである．

心停止から除細動までの時間が長いほど，救命率は低下する．そのため，迅速な除細動の実施は必須であり，また，除細動による成功の確率を上げる因子として，胸骨圧迫の有効性が示唆されている．それは，できるだけ胸骨圧迫の中断（心電図の解析・除細動実施，二次救命処置のための処置など）を最小限にすることである．

2）ALSのアルゴリズム
（1）ＡＬＳ

BLSのみで心拍再開ができなければ，ALSを行う．ALSにおいても心拍再開のために絶え間ない胸骨圧迫は必須である．その間に，心停止に至った状況や既往歴，身体所見，動脈血ガス分析，電解質などの検査結果から検索を行う．

末梢静脈路を確保し，その後血管収縮薬を投与する．心停止の波形がVF/VTの場合は抗

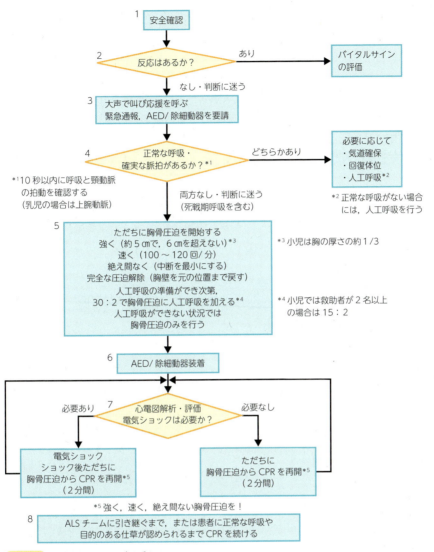

図1-4 医療用BLSアルゴリズム
ALS：二次救命処置，CPR：心肺蘇生，AED：自動体外式除細動器
日本蘇生協議会監：JRC蘇生ガイドライン2020，医学書院，2021，p.51より転載

不整脈薬も考慮する。静脈路確保が困難な場合は骨髄路を確保する。気道確保においては気管挿管を行い，その後の胸骨圧迫は1分間に100〜120回のテンポで中断なく行う。人工呼吸は1分間に10回として過換気を避けるようにして行う。

呼気二酸化炭素モニターを使用することは，確実な気管挿管の確認ができ，また，持続的なモニタリングとして役に立つ。

（2）心拍再開後のモニタリングと管理

心停止の原因検索は，心拍再開（return of spontaneous circulation：ROSC）後も引き続き行う。突然の心停止の可逆的原因として，急性冠症候群や致死性不整脈は十分考えられる病態であるため，12誘導心電図，心臓超音波検査は必要である。臨床的背景から心筋虚血が疑われれば，再灌流療法として経皮的冠動脈形成術（percutaneous coronary intervention：PCI）を考慮する。脳障害を遺さないためには酸素投与は重要であるが，高酸素血症でも脳障害を起こすことがあるので注意を払う。循環不全の場合は，輸液管理や血管収縮薬，抗不整脈薬の持続投与，大動脈内バルーンパンピング（intra-aortic balloon pumping：IABP）などの補助循環装置が使用される。心原性（疑いも含む）でROSC後の循環動態が安定している昏睡状態の成人患者はTTMが適応される。また，院外心停止患者で初期心電図波形がVF/無脈性VT（除細動の適応波形）の場合には，TTMを行うことが推奨されている。心静止/PEA（除細動の非適応波形）においても弱い推奨とされており，院内心停止については心電図波形にかかわらず弱い推奨として提案されている。

看護技術の実際

A 一次救命処置（BLS）

- 目　　的：突然の心停止や呼吸停止，および気道異物により窒息した患者に対しCPRとAEDの実施，気道異物の除去を行い救命する
- 適　　応：（1）突然の心停止や呼吸停止の患者
　　　　　　（2）気道異物により窒息した患者
- 使用物品：人工呼吸デバイス（バッグバルブマスク），AED，酸素流量計，背板

1）医療従事者が実施するBLS（院内における対応と方法）

	方　法	留意点と根拠
1	患者に近寄る前に，その場所が安全で，救急処置の実施できるスペースがあるのか短時間で確認する 浴室やトイレの場合は，脱衣所や通路に速やかに患者を移動する	●救命処置を迅速，かつ効果的に実施するために安全なスペースを確保する。同時に処置を行う看護師が安全に実施できる場所を選択する
2	感染防御策を実施する 可能であればガウンや手袋，マスクなどの個人防護具を装着し，標準予防策に準じて対応する	●血液や体液に接触する可能性がある場合は感染に注意する ●病院内の場合には標準予防策を講じたうえで対応するのが基本である
3	患者の意識（反応）を確認する 1）肩を軽く叩き，「大丈夫ですか？」と大声で呼びかける 2）何らかの応答や体動がなければ，「反応なし」（➡❶）と判断する	❶突然の心停止直後には，全身にけいれんが起こることもある。反応の有無の判断に迷う場合は「反応なし」として対応する❶。
4	患者の反応がなければその場から離れず，ナースコールで応援を要請する。ナースコールがない場所であれば，大声で「誰か来てください！」と応援を要請する 人員の応援（コードブルーなど施設で取り決められた通報手段に準じる）と，必要となるAED，救急カートを要請する	●発見者はCPRの手順を継続するため，現場を離れない ●突然の心停止の際にみられる心室細動に最も効果のある治療法は除細動であり，早期除細動は不整脈による心停止からの生存の可能性を高める❷ため，AEDを要請する ●院外の場合は，救急通報（119番通報）とAEDの手配を依頼する
5	呼吸と脈拍の有無から患者の心停止を判断する（5〜10秒以内） 1）患者を仰臥位とし，胸と腹部の動きに注目して呼吸状態を評価する。呼吸がない，または普段どおりではない（死戦期呼吸）場合（➡❷），あるいはその判断に迷う場合は心停止とする	●心停止に対するCPRの開始を遅らせないために，呼吸と脈拍の確認に10秒以上かけてはいけない ❷死戦期呼吸とは，突然の心停止から数分間で認められる可能性がある。しゃくりあげるような不規則で弱い呼吸であり，心停止の徴候の1つである❷

方　法	留意点と根拠
2）同時に，患者の頸動脈で脈拍の有無を10秒以内で観察する（医療従事者は原則，脈拍を確認する） ●脈拍がない，または脈拍の有無の判断に迷う場合（➡❸）は，呼吸の観察のみに基づいて心停止と判断する	❸心停止を起こしていない患者に胸骨圧迫を行った場合でも重大な損傷につながることはまれ❶であるため，CPRによる有害事象をおそれることなく，CPRを開始することを推奨する❸
6　心停止と判断した場合には，速やかに胸骨圧迫からCPRを開始する（➡❹） 1）患者の横の位置につく 2）上半身の服をはぎ，前胸部を露出する（➡❺） 3）手の付け根を患者の胸骨上（胸の真ん中），かつ胸骨の下半分の位置（剣状突起を避ける）に置き，もう一方の手を乗せて組む（図1-5）。その際，指先は胸壁から離す（➡❻） 4）1分間に100〜120回のテンポで5cm沈む程度（6cmを超えない），垂直に圧迫する 5）胸骨圧迫のたびに胸郭を元の位置まで完全に戻し（胸骨圧迫と胸郭の戻りの時間はほぼ等しくする），次の圧迫に入る（➡❼）	❹最初の胸骨圧迫の遅れを避けるために，CPRは胸骨圧迫から開始する ❺迅速にAEDを実施するために前胸部を露出しておくことが望ましい ❻胸壁から指先を離すことで，胸骨上の手の付け根に圧迫する力が集中するため，効率的により深く圧迫できる。手指は必ずしも組まなくてもよい ●剣状突起に圧迫が加わると腹部臓器を損傷する可能性がある。また，患者に骨折などの障害が発生する可能性が高まるので6cmを超える圧迫は避ける❶ ●心停止の間，血液と酸素を脳に送り続けるために，胸骨圧迫の強さと速さ，胸郭の戻りを的確に保ち（図1-6），質の高いCPRを行うことが重要である。 ❼胸骨圧迫と胸骨圧迫の間，胸壁が完全に元の位置に戻ることにより，血液が心臓に流れ込む（胸部へ還流する）❸

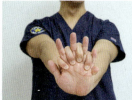
両手を組み，手の付け根が胸骨上に位置する

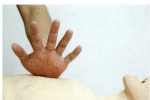
胸骨の下半分の位置を圧迫する

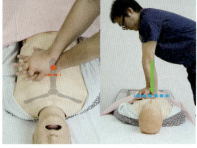
垂直に圧迫する

図1-5　胸骨圧迫の位置

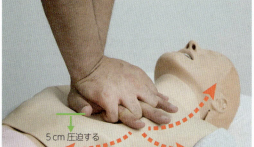
5cm圧迫する
圧迫時

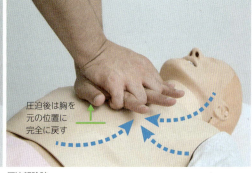
圧迫後は胸を元の位置に完全に戻す
圧迫解除時

図1-6　胸骨圧迫の深さと胸郭の戻り

第Ⅱ章　救急時の看護技術

方　法	留意点と根拠
6）背板が準備できたら患者の背部に挿入する（→❽）。エアマットレスを使用している場合は，「CPR」と記載された接続部を解除し（図1-7），速やかに脱気する（20〜30秒で脱気される）	❽背板を入れることで安定した強度で胸骨圧迫を行うことができる ●圧迫の力が逃げないためベッドなど柔らかいところでの胸骨圧迫に効果的である。通常，背板は救急カートの後面に配備されている

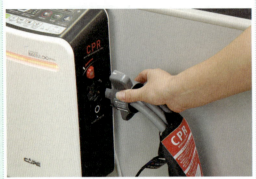

写真提供：株式会社ケープ

図1-7　エアマットレスの緊急脱気

7　胸骨圧迫30回後，気道確保し人工呼吸を2回行う バッグバルブマスクがその場にない場合は，胸骨圧迫のみのCPRを継続し（→❾），準備ができ次第，人工呼吸を開始する 1）バックバルブマスクを使用した人工呼吸は患者の頭側から行う。ベッド上でCPRを行う場合，頭側のベッド柵を取りはずす 2）15L/分の酸素をバッグバルブマスクに接続し，リザーバーバッグに酸素を供給（バッグが膨らむのを確認）する	❾人工呼吸用デバイスが届くまでは胸骨圧迫を続ける。数分であれば胸骨圧迫のみのCPRでも生存率に影響はなかったため，強く推奨される❸ ●人工呼吸デバイスはいくつか存在するが，院内において患者に人工呼吸を行う場合，通常バッグバルブマスク（図1-8）を使用する ●酸素化を図るため，15L/分（100%）の酸素を送気する

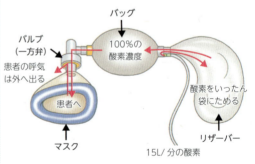

図1-8　バッグバルブマスクの構造

3）患者の顔にマスクを密着させ口と鼻を覆う。そのまま頭部後屈あご先挙上法で気道を確保（EC法）し，2回換気する（図1-9） 4）患者の胸部が軽く挙上する程度（目視で確認しながら調節する）の送気量で，1回の送気に1秒かけて行う（→❿） 5）2回の人工呼吸にかける時間は10秒以内とし，胸骨圧迫の中断時間を最小限とする。10秒を超えそうな場合は，人工呼吸をあきらめて，すぐに胸骨圧迫を再開する（→⓫）	●人工呼吸を効果的に行うために，気道を十分に確保し，患者の顔にマスクを確実に密着させる ❿過換気（過剰な送気量）は，胸腔内圧を必要以上に上昇させて静脈還流を阻害するため，胸骨圧迫による心拍出量を低下させる❶ ⓫胸骨圧迫比率（胸骨圧迫を行っている時間）は患者の転帰に正の関連があるといわれている❶。そのため，胸骨圧迫の中断時間は10秒未満とすることが望ましい❸

18

方法	留意点と根拠
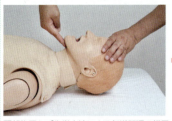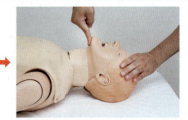　頭部後屈あご先挙上法による気道開通の様子 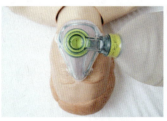Cの指でマスクを保持　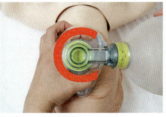　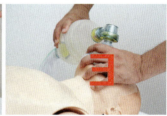Eの指であごを挙上 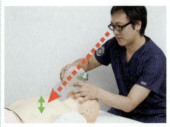　頭部後屈あご先挙上法とEC法によるバッグバルブマスク換気の方法	

🟡 図1-9　バッグバルブマスクを使用した頭部後屈あご先挙上法とEC法による人工呼吸

	方法	留意点と根拠
8	対象が成人患者の場合，胸骨圧迫30回：人工呼吸2回を1サイクルとして質の高いCPRを継続する（図1-10） 救助者が複数であれば，1〜2分（または5サイクル）ごとに，胸骨圧迫と人工呼吸の役割を交代する（➡⓬） 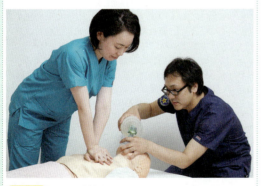　🟡 図1-10　CPR 2人法	⓬胸骨圧迫を2分以上継続した場合，疲労により胸骨圧迫の速さと深さが不十分になる可能性がある ●救助者が2人以上の場合は，胸骨圧迫の深さと速さ，胸壁の戻り，人工呼吸が的確に実施されているか相互にチェックする❷
9	AED（図1-11）が到着次第，迅速に除細動を施行（図1-12）する（➡⓭）	⓭AEDが到着してから30秒以内に実施できるようにする❷。目撃された成人の心停止にみられる心電図波形は一般的に心室細動である❸。これに対して最も治療効果の高い除細動を一刻も早く施行する

| 方法 | 留意点と根拠 |

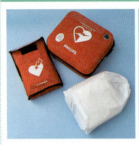 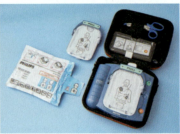 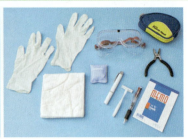

図1-11　AEDおよびそのキット

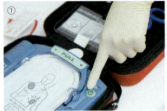 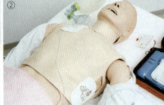 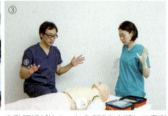

① 電源を入れる　　② パッドを貼る　　③ 自動解析が始まったらCPRを中断して患者から離れる

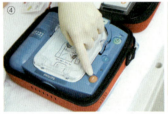 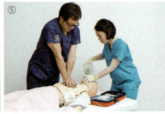

④ 充電完了ランプの点滅　　⑤ ただちに胸骨圧迫からCPRを再開する

図1-12　AED操作手順

1) 本体の電源を入れる
電源を入れた後は音声ガイドの指示に従って, 後続の手順を実施する
2) 患者の右前胸部と左側胸部 (左腋窩5〜8cm下) にパッドを装着する (➡⑭)
3) コネクターを本体に差し込む
4) 心電図の自動解析を示す音声ガイドが始まれば, 「解析中です。CPRをいったん中断 (➡⑮) してください」と指示し, 誰も患者に触れていないことを確認する
AEDは除細動が必要かどうかを数秒間 (5〜15秒) で自動的に心電図を解析し, 適応があればその指示を音声でガイドする (➡⑯)
5) 除細動の適応があると, 音声ガイドから「ショックします。離れてください！」と周囲に注意を喚起する
除細動が不要とガイドされた場合, 脈の確認ではなくただちに胸骨圧迫からCPRを再開する
6) 充電完了ランプの点滅後, 「自分離れている。周囲も離れている」と安全確認を行い, 「ショックを行います！」と周囲に知らせながら施行する

● AEDには様々なモデルがあり, それぞれに若干の違いがあるが基本的な操作は共通しており, AEDの音声ガイドに従ってパッドの装着, 心電図の自動解析, 除細動を行う
⑭ パッドは, 通電効果を高めるために心臓を挟み込むように貼る。特に左側胸部のパッドを左腋窩5〜8cm下の位置に貼ることで心臓をはさむことができる
⑮ CPRの中断を最小限するため, 心電図の自動解析が始まるまでは胸骨圧迫を継続する。解析中は誤解析のおそれがあるため胸骨圧迫をいったん中断する
⑯ 心停止の波形には, 除細動の適応がある波形 (心室細動) と適応がない波形がある。AEDは自動で波形を解析し適応を判断する

＜AED実施における注意事項❷＞
以下に示すような特殊な状況下では, AEDを使用するときに追加の処置が必要な場合がある
・胸毛が濃い場合, パットを強く押し付けても貼り付かなければ, 予備のパッドを使用し除毛する
・前胸部にペースメーカーが埋め込まれている場合, ペースメーカー本体の膨らみ部分を避けてパッドを貼る

方　法	留意点と根拠
	・胸の上が濡れている場合には，通電効果が減少するため速やかに拭き取る。完全に乾かす必要はない ・経皮的貼付薬の上にパッドを貼らない。貼付薬をはがし，手早く拭き取ってからパッドを貼付する
10　除細動を施行後，ただちに胸骨圧迫からCPRを再開（➡⑰）する（音声ガイドに従う） 　　AEDは2分ごとに心電図の自動解析を繰り返す。そのたびに以下に示すいずれかの音声ガイドが流れる。この音声ガイドに沿って処置を継続する。除細動ごと（2分ごと）に胸骨圧迫と人工呼吸の役割を交代する 　　1）除細動の適応ありの場合：除細動を施行し，ただちにCPRを再開する 　　2）除細動の適応がない場合：ただちにCPRを再開する	⑰直前の胸骨圧迫からAED実施までの時間が短いほど，自己心拍再開の確率が高くなる❷。また，除細動後に脈をチェックすることは胸骨圧迫の再開を遅らせるため行う必要はない❷ ●ショック施行後，パッドを取りはずしたり，電源を切ったりしない ●CPR中，脈拍を確認するために胸骨圧迫を中断しない。明らかに自己心拍が再開したと判断できる反応（正常な呼吸や目的のあるしぐさ，体動）が出現しない限り胸骨圧迫を中断しない
11　二次救命処置（チーム）へ継続する	●CPRは，心拍が再開する，または二次救命処置チームが到着するまで絶え間なく継続する

❶日本救急医療財団心肺蘇生法委員会監：救急蘇生法の指針2020医療従事者用第6版，へるす出版，2022，p.18-38.
❷American Heart Association：BLSプロバイダーマニュアル，AHAガイドライン2020準拠，シナジー，2022，p.13-41.
❸一般社団法人日本蘇生協議会監：JRC蘇生ガイドライン2020，医学書院，2022，p.18-46.

2）窒息の解除

方　法	留意点と根拠
1　**気道異物による窒息サインを確認する** 　　1）「何かのどに詰まったのですか？」と尋ねる 　　2）窒息のサインや症状を確認する（➡❶） 　　母指と示指で頸部をつかむしぐさは窒息を表すサインである	●気道異物による窒息の場合，患者は口がきけない，咳ができないなどの症状のほかに，万国共通の窒息サイン（ユニバーサルチョーキングサイン）を示すのが特徴である（図1-13） ❶窒息による気道閉塞の症状には軽度から重度があるが，このサインは重度の気道閉塞を意味する **図1-13　ユニバーサルチョーキングサイン**
2　その場から離れず，「誰かいませんか！」と大声で呼ぶ，またはナースコールで応援を要請する	●気道異物は緊急度が高く，窒息後は数分で意識を消失し，心停止へ移行するため，その場を離れず，迅速に異物除去の処置を行う
3　背部叩打法やハイムリッヒ法（腹部突き上げ，胸部突き上げ）を用いて（➡❷）異物除去を試みる（図1-14）	❷ハイムリッヒ法は最も安全性が高く，最も効果的で最も単純な方法として推奨される。ただし，妊婦や肥満（実施者の手が患者の胴に回らない）の人には胸部突き上げ法，背部叩打法で対応する❶

方　法	留意点と根拠

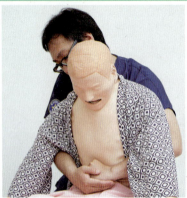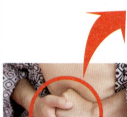

実施者側から見た握りこぶし

握りこぶしのつくり方

図1-14　ハイムリッヒ法（腹部突き上げ法）

1)「いまからあなたの後ろに回って助けますからね」と，処置することを説明する（➡❸） 2) 患者の背後に回って身体を支え，患者の胴に両腕を回す（➡❹） 3) 片方の手で拳をつくり，拳の母指側を患者の腹部中央（胸骨から十分に下，臍のやや上）に押し当てる（➡❺） 4) 拳をもう一方の手で握り，力を込めて手早く腹部を突き上げる 異物が除去されるか，患者の反応がなくなるまで，一連の手技をすばやく反復的に実施する	❸患者はパニック状態であるため，これから救命のための処置を行うことを伝え，協力を得る ❹処置中に患者は意識を消失する可能性があるため，しっかりと身体を支えておく ❺気道異物を除去するためには押し出す力が必要となる。ハイムリッヒ法は，強い力で手早く一気に腹部を圧迫することで異物を押し出す力を生じる ●気道異物が解除された場合も，腹部を強く圧迫したことで腹腔内臓器などの損傷を生じている可能性があるため，損傷の有無について精査が必要となる
4　気道異物が解除されず，患者の意識（反応）がなくなれば，すぐに胸骨圧迫からCPRを開始する 　1) 患者を臥床させる 　2) 胸骨圧迫を30回行う（➡❻） 　3) 人工呼吸時の気道確保の際，のどの奥の異物を確認する ・異物が確認でき，取り除けるようであればそれを取り除く。盲目的に指を入れて取り除こうとしない（➡❼） ・胸骨圧迫30回：人工呼吸2回のCPRを継続する	❻胸骨圧迫により，腹部圧迫法と同程度の力が生み出され，異物の排出に役立つ可能性がある❶ ●通常のCPRと窒息時のCPRの相違点は，気道確保のたびにのどの奥の異物を確認することである ❼のどの奥に詰まった異物を，盲目的に指で掻き出そうとする「盲目的指掻き出し法」は異物がさらに奥に入ってしまうおそれがあるため行ってはならない❶
5　二次救命処置（チーム）へ継続する	●CPRは二次救命処置チームが到着するまで継続する

❶American Heart Association：BLSプロバイダーマニュアル，AHAガイドライン2020準拠，シナジー，2022，p.13-41.

B　ACLS

- **目　　的**：ACLS（advanced cardiovascular life support）には，心停止を防ぐ処置，心停止の治療，心拍再開（ROSC）後の治療が含まれる。心停止例では，救命の連鎖を円滑に引き継ぐことが重要であり，迅速に開始された質の高いBLSの実施から，医師やその他の医療従事者の協力によるACLSに速やかに移行させる。ACLSでは，高度な気道確保（気管挿管など），静脈路の確保と薬剤の投与，心停止となった原因の検索とその治療，心拍再開後のモニタリングと管理が実施される
- **適　　応**：心停止の患者に対し，BLSで心拍再開がみられないときACLSに移行する。また，心停止を防ぐために緊急的に心血管治療が必要な患者（重症不整脈，脳卒中，急性冠症候

群）も適応となる
- 使用物品：心電図モニター，除細動器，救急カート（高度な気道確保器具，バッグバルブマスク，静脈路確保，薬剤各種などの物品），輸液ポンプ，シリンジポンプ，聴診器，タイマー，酸素飽和度（SpO_2）モニター，呼気終末二酸化炭素分圧（$ETCO_2$）モニター

方法	留意点と根拠
1　BLSからACLSへ移行する ・質の高いCPR（胸骨圧迫30回：人工呼吸2回）をBLSから継続する ・人工呼吸にはバッグバルブマスクを用いる	● ACLSは医療従事者がチーム（図1-15）となり蘇生を行う。共通のアルゴリズムを理解し，チームダイナミクス（相互のコミュニケーション）が重要となる ● 質の高いCPRはACLSにおいても成功の条件となる 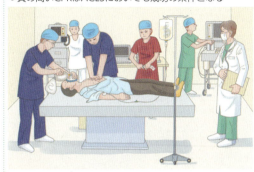 図1-15　医療チームによるACLS
2　心電図モニターを装着し，心停止の波形を確認する（→❶） 1）心電図波形を評価する際は，正しく判断するためにいったんCPRを中断する 2）波形を評価したらただちにCPRを再開する 3）波形によって以下の治療を行う（図1-16） 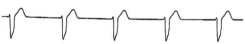 図1-16　心停止の心電図波形 （1）心室細動（VF）と無脈性心室性頻拍（pulseless VT）であれば，ただちに除細動（→❷）を行い，2分間のCPRを再開する （2）無脈性電気活動（pulseless electrical activity：PEA）や心静止（asystole）であれば，除細動の適応はないため，ただちに2分間のCPRを再開する 4）CPRを2分間実施後，再度，波形の評価を行い，除細動の適応の有無を判断し，これらの対応を継続する（→❸）	❶ 心停止の波形によって治療が異なるため，心電図モニターをただちに装着し，心停止の波形を評価する ❷ 心室細動（VF）と無脈性心室性頻拍（pulseless VT）の場合，最も治療効果を期待できる除細動を最優先で実施する❶ ❸ 明らかな体動がない，または心電図モニター上QRS幅の狭い規則正しい心電図波形が出現しなければCPRは中断しない。2分ごとにこのサイクルを継続する

方　法	留意点と根拠
3 **静脈路を確保し，薬剤（血管収縮薬と抗不整脈薬）を投与する** 　1）静脈路確保 ・CPRを継続しながら静脈路を確保する。できるだけ早く確実に穿刺ができる正中皮静脈などの末梢静脈路を第一選択とする ・静脈路の確保が難しい場合，あるいは静脈路の確保に時間を要する場合は骨髄路（脛骨や腸骨が選択される）を確保する（➡❹） 　2）薬剤投与 （1）血管収縮薬 ・アドレナリン1回1ｍｇを3～5分間隔で静脈内投与する （2）抗不整脈薬 ・除細動，および血管収縮薬を投与しても反応しない心室細動（VF）と無脈性心室性頻拍（pulseless VT）に対しては，抗不整脈薬（アミオダロン300mg）を投与する ・アミオダロン塩酸塩が用意できなければ，リドカイン塩酸塩を代用することもある	●末梢静脈路は穿刺時にCPRを中断する必要がなく，投与された薬物も1～2分で全身循環に至る❶ ●心室細動（VF）と無脈性心室性頻拍（pulseless VT）であれば，血管収縮薬と抗不整脈薬は心拍再開を改善する❶❷❸ ●無脈性電気活動（PEA）や心静止（asystole）であれば，可及的速やかに血管収縮薬の投与が考慮される（抗不整脈薬は適応ではない）❶ ❹骨髄路は，蘇生中において安全，かつ効果的に薬物と輸液を投与できる❷。なお，アドレナリンの気管内投与は推奨されていない❶
4 **必要に応じて，医師の指示で気管挿管を実施する**（C気管挿管の介助，p.25参照） ・気管挿管を行う際，胸骨圧迫の中断は最小限にとどめる ・気管挿管後は，胸骨圧迫と人工呼吸を同期させる必要がなく，胸骨圧迫（1分間に100～120回）と換気（1分間に10回）は非同期（それぞれのペース）で行う（➡❺）	●心停止が遷延する場合は，高度な気道確保（気管挿管）が検討される ❺気管挿管による気道確保後は，非同期CPRとなる。胸骨圧迫中に換気を行うことが可能（換気中に胸骨圧迫しても胃に空気は入らない）となるため，胸骨圧迫と人工呼吸を合わせる必要がない
5 **心停止の原因を検索し，治療を検討する** ・血液一般検査や動脈血液ガス分析，院内急変であれば診療カルテやその場に居合わせた医療従事者や家族などから情報を収集し，原因を検討する ・主な原因として"H"で始まる4つと，"T"で始まる4つの原因（4H4T）❶がリストアップされ❷，これらの鑑別を行う（表1-1）	●原因を鑑別し，適切な治療を行うことで救命できる可能性がある ●原因の治療は心停止の再発を防ぎ，血行動態の安定化を図るために不可欠である

表1-1 心停止における治療可能な原因

"H"で始まる4つの原因		"T"で始まる4つの原因	
hypoxia	低酸素血症	tension pneumothorax	緊張性気胸
hypovolemic	循環血液量減少	tamponade	心タンポナーデ
hypo/hyperkalemia	低カリウム/高カリウム血症	toxins	急性中毒
hypothermia	低体温	thrombosis	冠動脈や肺動脈の血栓症

方　法	留意点と根拠
6 **心拍再開後のモニタリングと管理を行う** 心拍再開後，以下の治療を実施する 　1）呼吸管理 酸素化と二酸化炭素の排出状態をモニタリングし，低酸素症を回避するためにコントロールを適正に行う 　2）循環管理 心拍再開後の循環不良に対して，輸液や薬剤投与によって血行動態の安定化を図る 　3）体温管理 心拍再開後の高体温を予防し，心拍が再開した昏睡状態の患者に対して低体温療法を検討する（➡❻）	●心拍再開後に体系的な治療を実施することにより，良好なQOLで患者が生存できる可能性が高くなった❷ ●心拍再開後の治療により，血行動態の不安定性によって引き起こされる早期の死亡，および多臓器不全と脳損傷が減少する可能性がある❷ ❻脳とその他の臓器を保護するため

方　法	留意点と根拠
4）再灌流療法 12誘導心電図や臨床所見から急性冠症候群が疑われれば，経皮的冠動脈インターベーションを検討する 5）原因の検索と治療 心停止に至った原因の検索と治療は心拍再開後も継続して行う	●原因の治療は心停止の再発を防ぎ，血行動態の安定化を図るために不可欠である
7　心拍が再開しなければ，蘇生努力の中止を検討する ・回復可能な原因を短時間で特定できず，患者がBLS・ACLSの治療に反応しない場合，蘇生の中止を検討する ・医師，看護師は家族への支援も同時に行う	●蘇生努力の中止は，様々な要因を考慮して，病院の治療担当医によって決定される❷

❶日本救急医療財団心肺蘇生法委員会監：救急蘇生法の指針2020医療従事者用，第6版，へるす出版，2022，p.39-109.
❷American Heart Association：ACLSプロバイダーマニュアル，AHAガイドライン2020準拠，シナジー，2022，p.115-137.
❸一般社団法人日本蘇生協議会監：JRC蘇生ガイドライン2020，医学書院，2022，p.48-150.

C 気管挿管の介助

- ●目　的：気管挿管は，①心停止時の呼吸管理，②麻酔薬の投与，③人工呼吸器管理を行ううえで必須となる手技である。気管挿管により，クリティカルな状況にある患者への確実な気道の確保と維持，酸素化と換気の促進が行える。また，効果的な気管の分泌物の吸引により，気道クリアランスを改善できる。気管挿管は医師が行い，迅速かつ確実に施行されるよう看護師はその補助を行う

- ●適　応：気管挿管は，蘇生処置における気道管理方法の一つである。気管挿管の要否は，気道・呼吸を適切に評価することによって判断され（**表1-2**），最も確実な気道確保と呼吸管理を要する場合は気管挿管の適応となる。心肺蘇生中に気管挿管を行う際，胸骨圧迫の中断は最小限にとどめる。

表1-2 気管挿管の適応

気道の異常	① 気道開通の維持が困難なとき ② 意識障害による舌根沈下 ③ 顔面・頸部の外傷（出血や腫脹によるもの） ④ 気道分泌物の吸引が必要なとき
呼吸・換気の異常	① 酸素投与のみで酸素化が改善しないとき ② 呼吸・換気の補助が必要なとき ③ 呼吸・換気の維持が困難なとき ④ 無呼吸のとき

- ●使用物品：気管チューブ，喉頭鏡（ハンドルとブレード），スタイレット，バイトブロック，10mL注射器（カフエア注入用），潤滑製剤，キシロカインスプレー，医療用テープ（挿管チューブ固定具），バッグバルブマスク，聴診器，心電図・酸素飽和度（SpO_2）モニター，呼吸終末二酸化炭素分圧（$ETCO_2$）モニター，呼気二酸化炭素検出器，救急カート（静脈路，輸液，薬剤），吸引チューブ（プラスチック製吸引器具），挿管時の円枕，バスタオル

方法	留意点と根拠
1　応援を要請し，使用物品を準備する（図1-17） 　・スタッフに応援を要請し，人員を確保する 　・急変に備え，救急カートを準備する	●迅速で確実な気管挿管のためには必要物品の準備は不可欠であり，いつでも使えるように救急カートを整備しておく

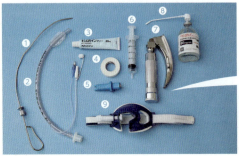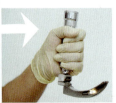

①スタイレット，②気管チューブ，③潤滑ゼリー，④固定用テープ，⑤バイトブロック，
⑥注射器，⑦喉頭鏡，⑧キシロカインスプレー，⑨挿管チューブ固定具

図1-17　気管挿管の必要物品と準備

方法	留意点と根拠
2　気管チューブを選択する 　気管チューブの内径は，男性8.5mm，女性7.5mmを中心に上下ワンサイズのチューブを準備する	●通常，標準体型の場合は左記のサイズを選択する
3　挿管実施前に物品を点検し，準備する（図1-18）（➡❶） 　1）気管チューブ内腔にキシロカインスプレーを吹きかけ，チューブ内にスタイレットを挿入する。気管チューブの先端からスタイレットが出ないように数cm短く調節する	❶挿管中の不備は致死的状況を招くおそれがあるため，物品に不備がないか点検を行う ●スタイレットは適度なチューブの硬度と彎曲をつくることで気管挿管の手技を容易にする。スタイレットによって喉頭や気管が損傷されないように長さを調節する

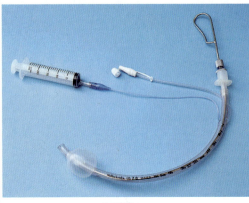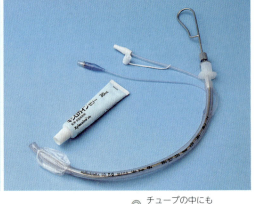

ここから
エアを入れる

カフのエアもれ
がないか確認する

カフが膨れる

チューブの中にも
キシロカインスプレーをし，
スタイレットの
すべりをよくする

これより先に
キシロカインゼリー
を塗る

スタイレットの
先は出ないように

図1-18　気管チューブの確認

方　法	留意点と根拠
2）気管チューブにカフエアを注入し，カフの損傷がないことを確認する 3）気管チューブの挿入を容易にするため，気管チューブの先端にキシロカインゼリーを塗る（→❷） 4）喉頭鏡のライトがつくことを確認しておく 5）吸引チューブ（またはプラスチック製吸引器具）を準備する	●気管チューブの内腔にキシロカインスプレーを吹きかけておくことで，挿管後，スタイレットを抜きやすくする ❷キシロカインゼリーは潤滑油と表面麻酔薬として効果がある ●気道内分泌物や嘔吐物は手技の妨げとなり，誤嚥する危険もある。速やかに吸引できるよう準備を整えておく
4　**患者の準備を整える（薬剤の投与，体位の調整）** 1）義歯の有無を確認し，あれば除去する 2）心電図モニター，酸素飽和度（SpO_2）モニターにより呼吸・循環動態をモニタリングする 3）静脈路を確保する。医師の指示に応じて，鎮静薬・筋弛緩薬を投与する 4）医師は頸部を伸展させたスニッフィングポジション（→❸）（sniffing position：においを嗅ぐ姿勢）に調節する（図1-19）。頭部に専用の円枕，または折ったタオル（8〜10cmの高さ）などで頸部の位置や角度を維持できるように介助する	●呼吸・循環動態の変調をきたす可能性がある。モニタリングにより異常の早期発見に努める ●頸部外傷などにより頸椎を後屈できない場合は，頸椎を過伸展することなく挿管を可能とするエアウェイスコープ（図1-20）が用いられる ❸口腔，咽頭，喉頭，気管の軸が一直線に近づき，声帯を視認しやすくなる❶体位である

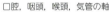

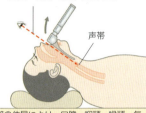

図1-19　気管挿管時の体位

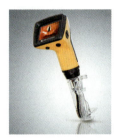

写真提供：日本光電工業株式会社

図1-20　エアウェイスコープ

| 5　**バッグバルブマスクで人工呼吸を行う**
バッグバルブマスクに15L/分の酸素を接続し，酸素飽和度（SpO_2）モニターで酸素化を確認しながら換気を行う | ●挿管中は呼吸が停止しているため，酸素飽和度（SpO_2）が低下する。よって挿管前に十分な酸素化を図る |
| 6　**医師が行う挿管を介助する**
1）医師は左手で喉頭鏡を持ち，喉頭展開する。医師の視線が声門から離れることがないように術者の右手（利き手）に気管チューブを渡す（図1-21） | ●医師は左手で喉頭鏡を持ち，右手で気管チューブを持つため，看護師は医師の右手側から介助する |

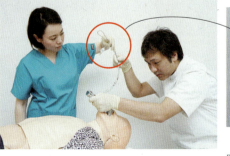
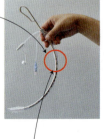

図1-21　医師による喉頭展開の様子と気管チューブを渡す介助

方　法	留意点と根拠
2）医師の指示があれば，いつでも口腔内を吸引できる準備をしておく 3）適宜，呼吸・循環動態をモニタリングし，数値の変動をリアルタイムで医師へ伝える 4）気管チューブの先端が声門を通過したら，（医師の合図で）チューブを押さえながらスタイレットを抜き（図1-22），カフに空気を5〜7mL入れる	●通常，医師は喉頭展開に集中し，モニターの確認ができないため，看護師はリアルタイムで呼吸・循環動態の数値を医師へ伝える ●カフ圧は気管チューブ固定が終了後，改めて調整する（20〜25mmHg）

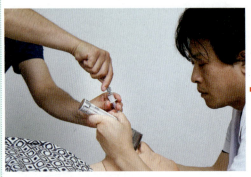 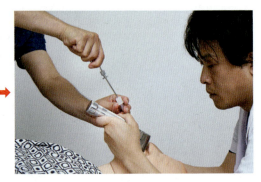

チューブが抜けないように固定しながらスタイレットを引き抜く

図1-22 スタイレットの抜去

7　挿管後の確認（換気の評価）を行う 　1）バッグバルブマスクを気管チューブに接続し，換気を行う 　2）誤挿管の有無を確認するため，胸郭の挙上，気管チューブのくもりを確認し，心窩部・左右呼吸音の聴診（心窩部では胃への空気流入音が聴こえず，呼吸音は左右差と異常音がないか確認する）を行う（図1-23） 　3）呼気二酸化炭素検出器，呼気終末二酸化炭素分圧（ETCO₂）モニター（➡❹）により，二酸化炭素の呼出を確認する	●気管チューブにバッグバルブマスクを接続する際は，マスクを取りはずして準備しておく ●挿管後の確認において，心窩部で空気流入音があれば食道挿管，呼吸音に左右差（呼吸音消失）があれば片肺挿管と判断し，すぐに再挿管が必要となる ❹呼気二酸化炭素検出器の変色，または呼気終末二酸化炭素分圧（ETCO₂）モニター（図1-24）で一定の波形（数値）が認められた場合は，気管チューブが気管内に挿入されたことを意味する

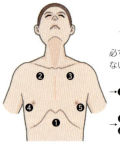

必ず胃のところ（❶）で音がしないかを聴く

→❶で音がしたら食道挿管

→❷と❸　❹と❺　で差があったら片肺挿管

胸郭の挙上と聴診部位

空気を入れたら胸が上がるのを見る

図1-23 気管挿管後の確認（胸の上がりと聴診）

方法	留意点と根拠
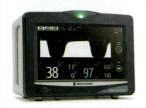　写真提供：日本光電工業株式会社　図1-24　ETCO₂モニター	
8　気管チューブを確実に固定する 　1）口角，または門歯で気管チューブの挿入された長さを目盛りで確認する。男性では22〜23cm，女性では20〜22cm程度❶とする 　2）バイトブロックと医療用テープ，または固定器具を用いて確実に固定する 　3）胸部X線により気管チューブの位置を確認する	●気管チューブの先端が気管分岐部の2〜4cm上（鎖骨頭下縁を結んだ線をチューブの先端が1cm程度超えた位置）であるか，胸部X線により確認を行う（図1-25） ●最終的に指示された気管チューブの固定位置を記録する 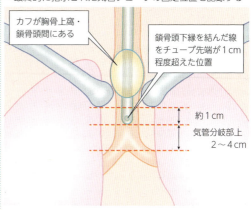　図1-25　気管チューブ固定位置
9　人工呼吸を継続する 　1）高流量酸素（15L/分）で人工呼吸を継続する。または人工呼吸器へ接続する 　2）気管内分泌物があれば気管吸引を行う	●挿管後はモニタリングの継続と，動脈血血液ガス分析により呼吸状態を適宜評価する

❶Stoelting RK, Miller RD：Airway management and tracheal intubation. Basics of Anesthesia, 4th ed, Churchill Livingstone, 2000, p.148-167.

D 緊急気管切開介助

- ●目　　的：気管切開は，非緊急的な気管切開（長期の気道管理や呼吸管理）と緊急的な気管切開に分類される。気道の確保ができなければ低酸素脳症だけでなく，患者の生命予後も絶望的になり得る。緊急気管切開は救命を最優先とする手段であり，輪状甲状靱帯を切開，または穿刺して酸素化と換気を改善する目的で行われる。ここでは，緊急気管切開（輪状甲状靱帯切開）の介助について述べる。輪状甲状靱帯切開が間に合わない場合や，12歳以下の小児の場合は，血管留置針（14G）による輪状甲状靱帯穿刺を行う
- ●適　　応：確実な気道確保の適応があるにもかかわらず経口気管挿管ができないか，無呼吸あるいは低換気の患者にバッグバルブマスク換気を行っても酸素飽和度を90％以上に維持できない場合に適応となる

第Ⅱ章　救急時の看護技術

●使用物品：気管切開セット（メス，曲がりペアン鉗子など），輪状甲状靭帯切開キット，6mm（5～7mm）の気管チューブまたは気管切開チューブ，救急カート（静脈路，輸液，薬剤），消毒，穴あき滅菌布，バッグバルブマスク，10mL注射器（カフエア注入用），気管チューブ（または気管切開チューブ），酸素流量計，心電図・酸素飽和度（SpO₂）モニター，無影灯

方　法	留意点と根拠
1　応援を要請し，使用物品を準備する 1）スタッフに応援を要請し，人員をそろえる 2）輪状甲状靭帯切開に使用する物品，および救急カートを準備する	●気道閉塞は最も緊急を要する状態であり，数分で呼吸停止，心停止となるおそれがある。スタッフの応援を要請し，使用物品を迅速に準備する
2　バッグバルブマスクで人工呼吸を行う 1）バッグバルブマスクに15L/分の酸素を接続し，酸素飽和度（SpO₂）モニターで酸素化を確認しながら換気する 2）気道狭窄，閉塞の状態（分泌物の状況や吸気性喘鳴（➡❶）の有無）を経時的に評価する	●輪状甲状靭帯切開まで，可能な限りバッグバルブマスクで酸素化と換気を維持する ❶吸気性喘鳴（ストライダー：stridor）は気道の狭窄を示す徴候であり，緊急度が高い状態を意味する
3　患者に処置を行う準備を整える 〈医師が行う手技〉 1）患者へ説明する 2）頸部を消毒し，以後は清潔操作で行う 3）患者が意識清明であれば，局所麻酔を行う 〈看護師が行う介助〉 1）静脈路を確保し，医師の指示にて，鎮静薬・鎮痛薬の投与，局所麻酔を準備する 2）医師は患者の右側からアプローチ（➡❷）するため，そのスペースを確保する 3）必要に応じて肩枕を置いて頸部伸展位とする 4）使用する物品を全て滅菌布の上に開封するとともに，消毒や使用物品の準備を整える 5）意識レベル，心電図モニター，酸素飽和度（SpO₂）モニター，自動血圧測定などのバイタルサインを継続的に観察する 6）無影灯で術野の視界を最適に調整する	●患者の容態が急変する可能性が高いので，静脈路を確保し，呼吸・循環動態のモニタリングと意識レベルの変化を継続的に観察する ❷通常，輪状甲状靭帯切開は患者の右側，輪状甲状靭帯穿刺は患者の左側から医師はアプローチするため，そのスペースを確保する ●輪状甲状靭帯切開部への手技を容易にするため，医師の指示に応じて頸部が伸展するように調節する（図1-26） 甲状軟骨 甲状軟骨と輪状軟骨の間の靭帯を切開する 輪状軟骨 **図1-26　輪状甲状靭帯切開の部位**
4　輪状甲状靭帯切開の介助を行う 〈医師が行う手技〉 1）医師は患者の右側から手技を行う 2）医師は左手で甲状軟骨をしっかり固定し，輪状甲状靭帯を確認後，皮膚を切開する 3）皮膚と輪状甲状靭帯を切開し，曲がりペアン鉗子で切開孔を広げる 4）気管チューブ，または気管切開チューブを切開部から挿入する	●医師が手技に集中できるように，看護師はモニターの数値をリアルタイムで伝える ●看護師は，医師の処置が迅速，かつ的確に実施されるよう予測的視点をもちながら介助するとともに，患者を励ますような声をかけ，できる限り不安の軽減に努める

30

方　法	留意点と根拠
〈看護師が行う介助〉 1）処置に必要な物品があれば医師の指示に応じて迅速に準備する 2）患者の呼吸・循環動態をモニタリングし，リアルタイムに医師へ伝える	
5　換気を行い，気道の開通と酸素化を確認する 1）カフを膨らませてチューブを固定し，バッグバルブマスク（酸素流量15L/分）で換気する（図1-27） 2）換気による胸の上がりと両側の呼吸音，酸素飽和度（SPO₂）の上昇などを確認する。同時にバイタルサインを確認する 3）気管チューブ，または気管切開チューブを頸部に固定する 4）気管内を吸引し，気道内分泌物や出血の観察，および気道の開通を促す（→❸）	●気管チューブにバッグバルブマスクを接続する際は，マスクを取りはずして準備しておく ❸血液の誤嚥，出血あるいは血腫形成，皮下組織への誤挿入，食道裂傷，気管・喉頭損傷，甲状腺損傷などの合併症の出現に注意する

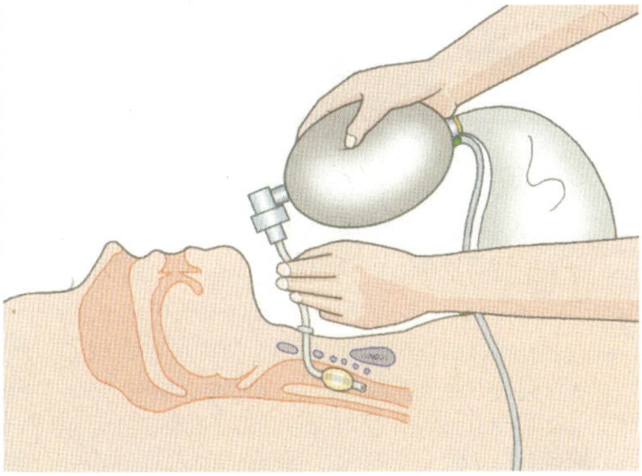

図1-27　輪状甲状靭帯切開時のバッグバルブマスク換気

E 除 細 動

● **目　　的**：心室細動（ventricular fibrillation：VF）や無脈性心室頻拍（pulseless ventricular tachycardia：pulseless VT）のような心筋の無秩序な収縮に対し，直接電気を流すことにより規則正しい心筋の収縮運動（洞調律など）を生じさせる
　　　　　　＊除細動器は，ほかにもAED機能，同期電気ショック（カルディオバージョン），経皮的ペーシングが可能であるが，ここでは除細動（パドル使用した方法）について述べる

● **適　　応**：心停止波形のうち，除細動が適応となる心室細動（VF）や無脈性心室頻拍（pulseless VT）のある患者

● **使用物品**：除細動器，導電性ゲルパッドまたは除細動専用ジェル
　　　　　　※手動式除細動器には，直流電流の通電方法によって単相性（monophasic）波形方式と，二相性（biphasic）波形方式がある。近年では，通電方法が優れている（除細動成功率が高い❶）二相性波形方式の除細動器が一般的となってきているが，単相性波形方式の除細動器も存在する。両者の相違点は至適エネルギー量が異なる点である。よって，使用する除細動器の通電方法のタイプは事前に把握しておく

方法	留意点と根拠
1　心停止の患者に対して質の高いCPRを実施する	
2　心電図モニター（ここでは除細動器の心電図モニターで説明する）を装着し，除細動の適応であるか心停止の波形を確認する 　1）除細動器には手順を示す番号が明記されている 　2）"1"と記載してあるダイヤルを回して電源を入れる（図1-28） 　3）心停止の患者に心電図モニターの電極を貼り，速やかに波形を確認する	● 心室細動（VF）や無脈性心室頻拍（pulseless VT）の場合は，一刻も早い除細動が必要となる。除細動をより早期に実施することで，その効果が期待できる（波形は B ACLS，p.22参照）

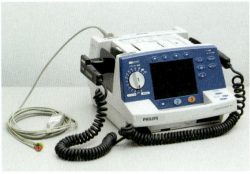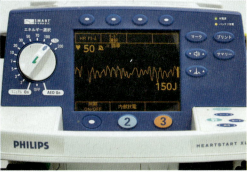

1のダイヤルを「マニュアルON」に回して電源を入れ，1のダイヤルでエネルギー量を設定する

図1-28 電源とエネルギーダイヤル

3　除細動の適応があれば，速やかに充電する 　1）エネルギー量を設定する。"1"のダイヤルを"150J"に合わせる（図1-28）。 　2）除細動を実施する者は「除細動をします。離れてください！」と周囲へ知らせ，CPRをいったん中断する 　3）除細動器のパドルを，心臓をはさみ込むように右前胸部（鎖骨の下）と心尖部に置く。胸部の熱傷を予防するため，同部位に導電性ゲルパッドを貼る 　4）"2"の充電ボタンを押して充電を開始する（図1-29）	● 除細動の至適エネルギー（二相性の場合）は，世界基準では120〜200J，日本では150Jが推奨されている❶。 ● パドルにはそれぞれに「STERNUM」「APEX」と明記してある。「STERNUM」は前胸部（右鎖骨と胸骨の間），「APEX」は心尖部に置く ● 危険防止のため，除細動器から取り出したパドルはすぐに患者の胸部に置いてから充電を開始する。空中での充電は禁忌である ● 除細動専用のジェルを使用してもよい。ただし，超音波検査用のジェルは通電効果が低いため，使用してはいけない
4　充電が完了したら安全確認を行い，除細動を実施する（図1-30） 　1）充電が完了したら除細動することを周知し，"4つの安全"を声に出して確認する （1）自分よし！ 自分が患者から離れていることを確認する （2）酸素よし！ バッグバルブマスクを十分に患者から離しているか確認する（→❶） （3）周りよし！ 誰も患者に触れていないことを確認する （4）最終波形よし！ 直前に波形の変化がないか確認する 　2）"3"のショックボタンを押して除細動を実施する（図1-29参照）	● 救急現場はチームで処置にあたるため騒然としている。除細動を実施するにあたり，CPR実施者や静脈路を確保しているスタッフは患者から離れているか，実施者は声に出して十分に安全を確認したうえで実施する ● ショックボタンを押す直前に除細動の適応ではない心停止の波形に変わっている可能性もあるため，ショックボタンを押す直前に確認する ❶ 高流量酸素投与中のバッグバルブマスクは患者から離すように指示する。酸素供給装置の近くでパドルを使用して除細動を行った際，電気スパークが引火する可能性がある❷

方法	留意点と根拠
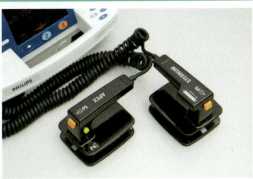	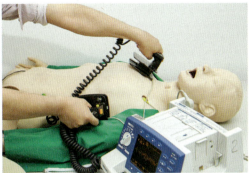
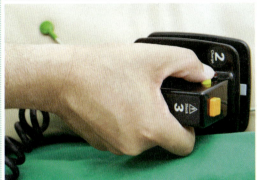 「2」黄色のボタン：充電ボタン	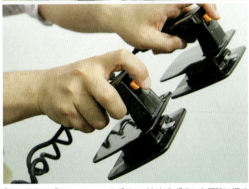 「3」橙色のボタン：ショックボタン（左右のボタンを同時に押すと放電される）

図1-29 除細動のパドル

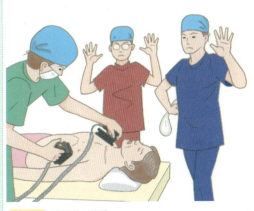

図1-30 除細動の実際

| 5 | 除細動後はすぐに胸骨圧迫からCPRを再開する
放電後はただちに胸骨圧迫から2分間のCPRを再開する | ●除細動（CPRの中断）は10秒未満で実施するのが理想である |

＜粘着性パッドを使用した除細動のメリット＞
　使い捨ての粘着性パッドを使用した除細動が推奨されている．パドルを使用した除細動の場合，パドルを患者の胸の上に置いた時点からCPRが中断されるが，使い捨ての粘着性パッドを使用すれば充電中もCPRが可能となる．これによりCPRの中断時間を最小限にすることができるためである[1]

[1] American Heart Association：ACLSプロバイダーマニュアル　AHAガイドライン2020準拠，シナジー，2020, p.66-90.
[2] 日本救急医療財団・日本蘇生協議会監：JRC蘇生ガイドライン2020，医学書院，2022, p.95-104.

第Ⅱ章 救急時の看護技術

文 献

1）日本救急医療財団心肺蘇生法委員会監：救急蘇生法の指針2020医療従事者用第6版，へるす出版，2022.
2）American Heart Association：BLSプロバイダーマニュアル，AHAガイドライン2020準拠，シナジー，2022.
3）一般社団法人日本蘇生協議会監：JRC蘇生ガイドライン2020，医学書院，2022.
4）American Heart Association：AHA心肺蘇生と救急心血管治療のためのガイドライン2010，シナジー，2012.
5）濱元淳子・苑田裕樹：気管挿管の介助と挿管後のケア，山勢博彰編，クリティカルケアアドバンス看護実践，南江堂，2013，p.8-18.
6）高橋栄治：気管挿管，勝見敦，佐藤憲明編，急変時対応とモニタリング，照林社，2009，p.114-119.
7）菅野敬之：気管挿管の適応，清水敬樹編，ICU実践ハンドブック，羊土社，2012，p.38-42.
8）諸江雄太：除細動，勝見敦・佐藤憲明編，急変時対応とモニタリング，照林社，2009，p.134-139.

2 救急時の応急処置

学習目標
- 救急時の患者の観察の視点について理解する。
- 救急時の患者の緊急度・重症度を判断する意義を理解する。
- 救急患者に行われる応急処置の概要について理解する。
- 救急患者に行われる援助技術について習得する。

1 救急患者の観察と留意点

　人間は，中枢神経の指示系統を経て酸素を取り込んで呼吸し，血液を循環することによってあらゆる臓器へ酸素を運搬，供給している。この一連の流れのどこが障害されても生命維持は困難となる（図2-1）。救急患者は意識，呼吸，循環などが障害されることにより，生命への危機的状態にある。

　救急患者の観察では，患者の生理学的徴候を観察しながら生命維持の状態を総合的に把握する。その際，どのような状況下であっても，まずは対応する医療者自身の安全対策を講じることが重要である。周囲の状況を見て危険物はないか，新たな事故発生の危険性はないかを確認し，二次災害を予防する。また，対応する要員が十分であるかを確認し，必要な場合は応援要請の判断も行う。

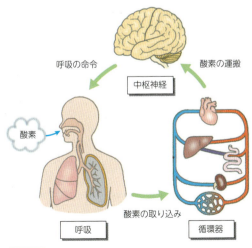

図2-1　生命維持の仕組み

2 緊急度・重症度の判断

　緊急度とは，生命の危機的状態が差し迫っている度合いを示すものである。一方，重症度とは，生命の危機的状態がどの程度であるかの度合いであるといえる。一刻を争う救急時には，的確で迅速な観察と判断を行い，必要な応急処置とその優先順位を決めなければならない。このように，対象の状況を観察し，緊急度・重症度を見きわめ，処置の優先順位を判断することをトリアージという。これには，災害時のトリアージと院内トリアージがある。災害時のトリアージは，限られた医療資源しかない状況で，多数傷病者に対して最善の医療を施すために行う。一方，院内トリアージは，受診受付をした順番に診察をするのではなく，緊急度を判断したうえで診察や処置の優先順位を決定するために行う。多くの救急外来では，日本版緊急度判定支援システム（Japan Triage and Acuity Scale：JTAS）を用いた院内トリアージが行われている。JTASでは，第一印象から受ける重症感，来院時

表2-1　トリアージレベル

レベル状態		例
レベル1 蘇生レベル	生命または四肢を失うおそれ（または差し迫った悪化の危険）があり，積極的な治療が直ちに必要な状態	・心肺停止（あるいは心肺停止に近い状態） ・重度の呼吸障害 ・ショック（臓器の重篤な低灌流を認めるもの） ・高度な意識障害（GCS 3～8，けいれん重責など） ・重症外傷　など
レベル2 緊急	潜在的に生命や四肢の機能を失うおそれがあるため，迅速な治療が必要な状態	・重篤な喘息発作 ・中等度の呼吸障害 ・心原性が疑われる胸痛 ・突然発症の激しい頭痛 ・中等度の意識障害（GCS 9～13） ・強い腹痛，バイタルサインが不安定な消化管出血 ・アナフィラキシー　など
レベル3 準緊急	重篤化し救急処置が必要になる潜在的な可能性がある状態。強い不快症状を伴う場合があり，仕事を行ううえで支障がある。または日常生活にも支障がある場合	・けいれん発作（止まっている，意識正常である） ・息切れ（軽度の呼吸困難） ・頭痛（NRS 4～7/10の中等度の痛み） ・腹痛（NRS 4～7/10の中等度の痛み） ・上肢の外傷　など
レベル4 低緊急	患者の年齢に関連した症状，苦痛や悪化の可能性がある症状で，1～2時間以内の治療開始や再評価が望ましい状態	・見当識障害 ・上気道感染の症状 ・息切れを伴わずバイタルサインの安定した胸痛（心疾患の既往なし） ・軽度の外傷（軽度の骨折，捻挫，打撲傷，擦過傷，裂創など） ・慢性的な背部痛　など
レベル5 非緊急	急性期の症状だが緊急性のないもの，および増悪の有無にかかわらず慢性期症状の一部である場合	・脱水を伴わない嘔吐または下痢 ・包帯交換 ・処方希望　など

日本救急医学会・日本救急看護学会・日本小児救急医学会・日本臨床救急医学会・日本在宅救急医学会監修：緊急度判定支援システム　JTAS 2023ガイドブック，へるす出版，2023，p.24-27. を参考に作成

の症状やバイタルサイン，既往歴の聴取，その他のフィジカルアセスメントの結果を踏まえて，最も緊急度の高い蘇生レベル（レベル1）から非緊急（レベル5）までの5段階で判断する（**表2-1**）[1]。

3 救急患者の応急処置

　外傷，中毒，内因性疾患の急変など，救急時の応急処置を必要とする症例は多岐にわたる。救急患者に対しては，まず生命への危機的状況を回避するための処置を行う。救急時に行われる応急処置には，**表2-2**に示すものがある。

　迅速な対応のために，看護師は実施される処置の目的や必要物品，方法などをあらかじめ理解しておく。処置の介助をするだけでなく，処置後の観察なども看護師の重要な役割である。また，多くの処置は侵襲を伴うものであり，患者の身体的苦痛はもとより，不安や恐怖などの心理面にも配慮して，苦痛を軽減する援助が求められる。

1）移送・搬送

　意識レベルが低下している患者，ショック状態またはショックが疑われる患者，外傷患者，病態が不明な患者など，自力での歩行や車いすへの移動が不可能な患者を必要な処置や検査が実施できる場所まで移動する手段である。一般的にはストレッチャーが用いられるが，災害時やストレッチャーが使用できない場合には担架を用いたり，シーツで代用し

表2-2 救急時に行われる応急処置

	救急時に行われる応急処置
意識の障害	●意識レベルの評価：ジャパンコーマスケール（Japan Coma Scale：JCS），グラスゴーコーマスケール（Glasgow Coma Scale：GCS） ●頭蓋内圧亢進症状の予防：30度程度の頭側挙上，気道確保とPaO$_2$/PaCO$_2$の管理，血圧のコントロール，穿頭血腫除去術
呼吸の障害	●気道確保：頭部後屈あご先挙上法，下顎挙上法，経口・経鼻エアウェイの挿入，気管挿管，輪状甲状靭帯穿刺・切開，気管切開術，気管吸引 ●異物除去：腹部突き上げ法，背部叩打法 ●酸素投与 ●補助換気 ●胸腔ドレナージ，緊張性気胸の場合の緊急脱気
循環の障害	●輸液ラインの確保，輸液投与 ●循環動態のモニタリング ●出血部位の止血処置 ●閉塞性ショックに対する胸腔ドレナージ，心嚢ドレナージ，血栓除去術
外傷	●創処置 ●ギプス・シーネなどによる固定
その他	●緊急検査：血液検査，動脈血ガス分析，12誘導心電図，尿検査，胸部X線撮影，超音波検査，CT，血管造影，MRI検査，内視鏡検査，気管支鏡検査 ●移送・搬送 ●保温，冷却 ●導尿，浣腸 ●胃洗浄

たりすることもある（➡看護技術の実際Ⓐ Ⓑ，p.40に記述）。

2）酸素投与

各臓器への酸素供給が障害され，低酸素状態にある患者や，生命の危機的状態にある患者に対し，大気中の酸素よりも濃度の高い酸素を吸入させることで動脈血酸素分圧（PaO$_2$）を上昇させ，組織への酸素供給を改善するために行う（➡看護技術の実際Ⓒ，p.44に記述）。

3）血管確保

迅速な薬剤投与が必要な患者に対し，輸液や輸血の投与ルートとして静脈路を確保する。静脈路における第一選択部位は末梢静脈であるが，急速に大量の輸液が必要となるショック状態の患者や外傷患者などの場合には，中心静脈路の確保が選択されることもある（➡看護技術の実際Ⓓ，p.48に記述）。

4）止　　血

外傷などによる活動的な外出血を止める手技を指す。止血の方法には，出血部位を直接手で圧迫する方法と，出血部位よりも中枢側の動脈を圧迫して血流を遮断する方法があり，出血の部位や程度によって止血の方法を検討する（➡看護技術の実際Ⓔ Ⓕ，p.51に記述）。

5）ギプス固定

固定は骨折部の動揺を防ぐことにより，骨折端による筋肉や血管，神経などに対する二次的な損傷を防止する。シーネやギプス固定があり，損傷や痛みの程度によって使い分ける。シーネは足首・手首などの捻挫や骨折の応急処置など短時間用いる。ギプス固定は2関節以上にまたがる骨折や複雑な骨折，捻挫や靭帯損傷など長期間の固定に用いる（➡看護技術の実際Ⓖ，p.55に詳述）。

6）創　洗　浄

創傷は皮膚組織に損傷が加わり，破壊や欠損が生じた状態である。皮膚は外層から順に表皮・真皮・皮下組織から構成され，物理的刺激や化学的刺激，微生物に対する保護作用というバリア機能をもっているが，創傷があると皮膚のバリア機能は損なわれる。創洗浄は損傷による創面の壊死組織・滲出液・外用薬などの残留物を除去することである（➡看護技術の実際Ⓗ，p.57に詳述）。

7）胃　洗　浄

胃洗浄とは，洗浄液を用いて胃の中を洗浄することである。低体温や高体温時に体温調節の目的で温めたもしくは冷やした生理食塩水を注入することもある。救急時の応急処置としての胃洗浄は，薬物中毒や消化管出血の際の治療前の処置として行うことが多い（➡看護技術の実際Ⓘ，p.59に詳述）。

4 救急外来の感染対策

　救急外来はあらゆる年齢，疾患が対象となるため，医療者自身の感染対策はもちろんのこと，感染の疑いがある場合には他の患者や職員との接触が最小限ですむような感染対策が必要である。来院する患者の十分な情報がないことも多いため，新型コロナウイルス感染症に限らず，全ての患者が病原体を保有していると想定したうえで対応する。対策の基本は標準予防策（スタンダードプリコーション）の徹底である。血液，患者の汗を除く体液，分泌物，排泄物，健常でない皮膚，粘膜を感染症の可能性のあるものとして取り扱う。また，感染経路を考慮しながら，適切な個人防護具（personal protective equipment：PPE）の使用と手指衛生の徹底を行う。これに加えて，感染経路の原理を理解した対応が必要である。新型コロナウイルス感染症では，飛沫感染対策と接触感染対策，および処置などによるエアロゾルの発生を想定した対策が必要となる。

　発熱などの感染症を疑う症状や，確定感染者との接触歴のある場合など，感染症が疑われる場合は専用の待合室を準備したり適切な場所で診察や処置を受けたりすることができるようにする。病原体に汚染されている区域と汚染されていない区域をゾーニングするこ

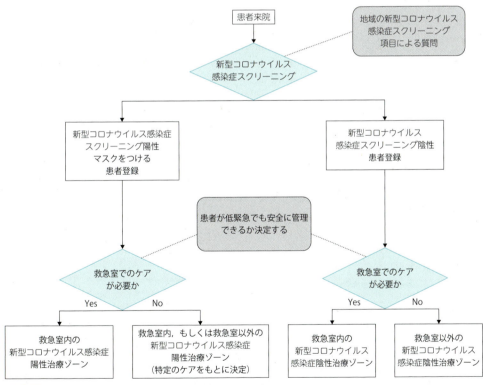

図2-2　感染リスク評価のスクリーニングとゾーニングの例

ACEM（Australasian College for Emergency Medicine, 10 November. 2021）：Clinical Guidelines for the management of COVID-19 in Australasian emergency department. Emergency Department Design Layout.
〈https://acem.org.au/Content-Sources/Advancing-Emergency-Medicine/COVID-19/Resources/Clinical-Guidelines/Emergency-Department-Design-Layout〉（アクセス日：2024/1/23）を参考に作成

とで，安全な医療の提供と感染拡大の防止を図る。ゾーニングの境界にはパーテーションや衝立など物理的な区分けを基本とするが，床にテープを貼るなど工夫しながら誰もがわかるように明確に区分けする。様々な職種がかかわる救急外来では，PPEの着脱の順番や患者や医療者の動線なども，掲示物を活用しながらわかりやすくすることで感染対策を徹底するようにする。また，患者に使用する物品も感染症が疑われる患者とそうでない患者で分けることも効果的である。

　適切な感染対策を行うためにも，来院した患者に対しては感染に対するリスクのスクリーニングを最初に行う。これらのスクリーニングの結果は，使用するPPEの選択や診療場所の選択を行うための指標となる。新型コロナウイルス感染症患者について，感染リスク評価のスクリーニングによるゾーニングの例を示す（図2-2）。

看護技術の実際

A ストレッチャーでの移送・搬送

- 目　　的：自力では移動できない，または安静が必要な患者を，ストレッチャーを用いて安全・安楽に目的地へ移動する
- 適　　応：（1）自力歩行ができない，または治療・検査上の理由から自力歩行を制限されており，座位をとることが不可能な患者
　　　　　　（2）意識障害がある患者
　　　　　　（3）ショック状態，もしくはショックの可能性がある患者
　　　　　　（4）外傷患者，もしくは受傷機転がはっきりしない患者
　　　　　　（5）痛みなどの症状が強い患者
- 使用物品：ストレッチャー，シーツや大きめのバスタオル，かけもの（必要時：携帯型モニター，酸素ボンベ，バックバルブマスク，輸液，固定用器具など）

方　法	留意点と根拠
1　患者の状態を把握する ・意識レベル ・バイタルサイン ・患者の訴え（疼痛のある部位，呼吸困難感の有無など） ・外出血の有無 ・ライン類の挿入部位と種類，固定状況 ・安静度	●移動に伴い全身状態が変化する可能性があるため，移送前に状態を把握しておく ●患者の状態から適切な移送手段を選択する
2　移送に必要な物品を準備する 1）ストレッチャーへの移動に必要な物品を準備する 2）ストレッチャーでの移送による患者の状態変化など，緊急時に対応できるように物品を準備する	●酸素療法を行っている患者の場合，酸素ボンベとともに移動することがある。移送中に酸素がなくなることがないように，酸素ボンベの残量を確認しておく ●呼吸状態，循環動態が変化する可能性のある場合は，心電図，血圧，経皮的酸素飽和度（SpO_2）が測定できる携帯型のモニターを準備する

	方法	留意点と根拠
3	患者に説明する（➡❶） 1）患者や家族，関係者に対してストレッチャーで場所を移動すること，目的地などを説明する 2）移送先（検査室，手術室，病棟など）へは事前に患者の状況（バイタルサイン，酸素投与の有無，輸液ラインの有無など）を伝達しておく	❶患者に移送の目的などを理解してもらうことで理解と協力が得られ，患者と看護師の両方にとって安全・安楽に移送できる ●身体が持ち上がることで患者に恐怖心を与えることもあるため，移送，搬送の方法についても十分説明する
4	スレッチャーに移動するために必要な要員を集める	●患者が成人の場合，最低でも3人の要員が必要であるが，呼吸状態，循環動態などが不安定な場合は，より多くの要員を集める ●人数が確保できない場合は，移動補助具（スライディングボードやスライディングシート）の使用などを検討する
5	ストレッチャーへの移動の準備をする 1）移動に必要なスペースを確保する（➡❷） 2）患者に装着されているモニター，ライン類を整理する 3）必要時，患者の身体の下に大きめのバスタオルやシーツを敷く（移動補助具を用いることもある）（図2-3） 4）患者をベッドの端まで寄せる	❷十分なスペースを確保することで，移動のための作業がしやすく，安全に患者を移動することができる ●ライン類を最小限にすることで，ストレッチャーへの移動の際に引っかかったり，ライン類が抜けてしまうことを防ぐことができる ●バイタルサインが不安定な場合は，モニター類は移動の直前まで装着し，状態把握ができるようにしておく

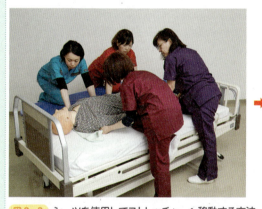 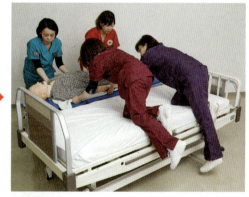

図2-3 シーツを使用してストレッチャーへ移動する方法

	方法	留意点と根拠
6	ストレッチャーを適切な高さに調整（➡❸）し，患者の横に設置する	●必ずストッパーがかかっていることを確認し，転落防止と安全確保に努める ❸看護師が作業しやすいようにベッドとストレッチャーを同じ高さに調節することで，安全で安楽な移動につながる
7	患者をストレッチャーに移動する 1）要員を配置する 2）患者の身体の下に上肢を差し入れて保持する 3）バスタオルやシーツを患者の身体の近くまで手繰り寄せて把持する（➡❹） 4）リーダーの合図で患者の身体を持ち上げ，ストレッチャーに移動する	●リーダーを決めておくとよい。リーダーは要員をどこに配置するかを決定したり，移動の際の合図をかけたりする役割を担う ●頭部，胸部，腰部・殿部，大腿部など荷重のかかる部位に要員配置を工夫することで，看護師の負担を軽減する ❹バスタオルやシーツを用いる場合，より患者の身体の近い部分を引き上げることで，力を効果的に使うことができる（図2-3）

	方　法	留意点と根拠
8	**患者の体位を整える** 1）ストレッチャーの柵（サイドレール）を上げる 2）患者を安楽な体位に整える 3）患者の安全が保てない場合は，固定具などを利用して転落防止と安全確保に努める 4）準備した携帯型モニターを装着する 5）掛け物をかける	●移送時に患者の転落を予防することができる ●心不全患者や呼吸困難があり起座呼吸をしている患者の場合，仰臥位になると呼吸困難感が強まることがあるため座位の状態で移送することもある ●腹痛のある患者の場合，膝の下に枕や毛布などを入れて両膝を曲げることで痛みが緩和することがあるため，患者の安楽な体位を保持する ●ストレッチャーへの移動に伴い全身状態が変化した場合，早急に対処できるようにする ●掛け物をかけることで，移送中の患者の保温とプライバシーの保護に努める
9	**ストレッチャーへの移動後の患者の状態を観察する** ・意識レベル ・バイタルサイン ・患者の訴え（疼痛のある部位，呼吸困難感の有無など） ・外出血の有無 ・ライン類の挿入部位と種類，固定状況	●ストレッチャーへの移動に伴い，全身状態が変化した可能性があるため，移動前の状況と比較し，評価する
10	**目的地へ移送する** 1）最低限，頭側に1名，足側に1名配置する 2）基本的には足側を先頭に移送する 3）移送中は，患者への声かけをしながら観察を行う	●頭側に位置する者は移送のスピードを指示したり，患者への声かけを行う ●移送中も患者の状態が変化する可能性を念頭に置いて，患者の表情，バイタルサインの変化を観察する ●移送に伴う不安が最小限となるように努める ＜外傷患者の場合の注意点＞ ●外傷患者の場合，全ての患者に対して脊椎・脊髄損傷の可能性を念頭に置いて対応しなければならない ●移送時は必要に応じてバックボードや頭部固定器具（ヘッドイモビライザー），体幹固定器具（体幹固定用ベルト），頸部固定器具（頸椎固定カラー）による固定が必要となる（図2-4）

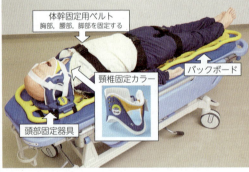
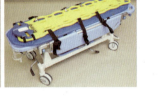

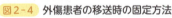
図2-4 外傷患者の移送時の固定方法

●バックボードを用いない移送の場合は，身体のねじれに注意し，頭部，体幹，四肢がまっすぐになるようにして体位を変える必要がある

B 担架での移送・搬送

- ●目 的：災害時や救急時に，自力で歩行することができない患者を必要な処置ができる安全な場所へ移動する
- ●適 応：（1）自力歩行ができない，または治療上の理由から自力歩行を制限されている患者
  （2）エレベーターが使用できない状況下での患者の上下階への移動など，患者の搬送にストレッチャーを使用できない場合
- ●使用物品：担架，掛け物，（必要時）固定用抑制帯

	方　　法	留意点と根拠
1	患者の状態を把握する	●ストレッチャーでの移送と同様に，患者の状態が変化する可能性を考慮して状態を観察する
2	患者に移動することを説明する 1）患者や家族，関係者に対して担架で場所を移動すること，目的地などを説明する 2）移送先へは事前に患者の状況を伝達しておく	●担架での搬送では，振動などにより患者の苦痛や不安を高める場合がある。事前に移送方法，目的地などについて説明を行うことで，不安の緩和に努める
3	担架に移動するために必要な要員（通常4人）を集める	
4	患者の横に担架を置く	
5	患者を担架に移動する 1）担架を置いた反対の患者側に3人が並び，1人は担架側に位置する 2）患者側に並んだ3人で患者を持ち上げる（図2-5）	●リーダーを決めておくとよい。リーダーは要員をどこに配置するかを決定したり，移動の際の合図をかけたりする役割を担う ●やむを得ず3人で搬送しなければならない場合は，足側に1人，頭側に2人が位置する

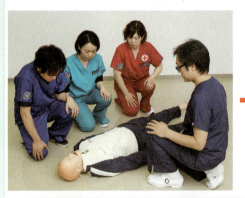
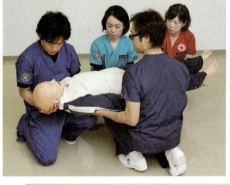
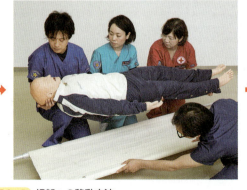
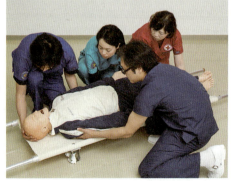

図2-5 担架への移動方法

方　法	留意点と根拠
3）患者の身体が持ち上がったら担架側の1名が担架を患者の下に移動させ（➡❶），反対側から支える 4）リーダーの合図で，患者を担架に下ろす	❶持ち上げた患者を担架に移動するのではなく，持ち上がった患者の身体の下に担架を移動させることで，身体の揺れなどを最小限にすることができる
6　患者の体位を整える 1）患者の安楽な体位に整える 2）掛け物をかける	●必要時，抑制帯などを用いて身体を固定し転落防止と安全確保に努める ●患者の保温とプライバシーの保護に努める
7　担架を持ち上げる 1）患者の頭側に1人，足側に1人，左右に1人ずつ位置する 2）リーダーの合図で担架を持ち上げる	●担架を持ち上げる際は腰への負担が大きくなり負傷しやすい。腰を十分に下ろし，背筋を伸ばして姿勢を正しくして持ち上げると負担を軽減できる ●外傷患者の場合，身体を持ち上げるとき，下ろすときに体幹を水平に保ったまま垂直方向に持ち上げる。特に頸椎損傷などが疑われる場合は，要員を集め脊椎保護のため脊椎軸をまっすぐに保ったままからだを持ち上げるフラットリフトを検討する
8　目的地へ移送する 1）基本的に足側を先頭に移送する 2）階段や傾斜のある場所を移送す場合，昇る場合は頭側を先頭に，下る場合は足側を先頭にする	●担架に振動を伝えないように普段より狭い歩幅で歩き，担架を水平に保つようにする（図2-6） ●3人で移送する場合，決して全員が足をそろえて歩かない（➡❷） ❷足側と頭側で歩き出す足を変えることで，担架の振動を軽減することができる

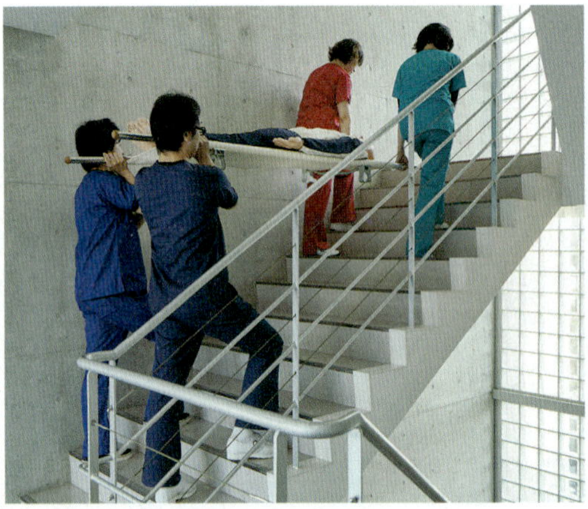

昇りの場合 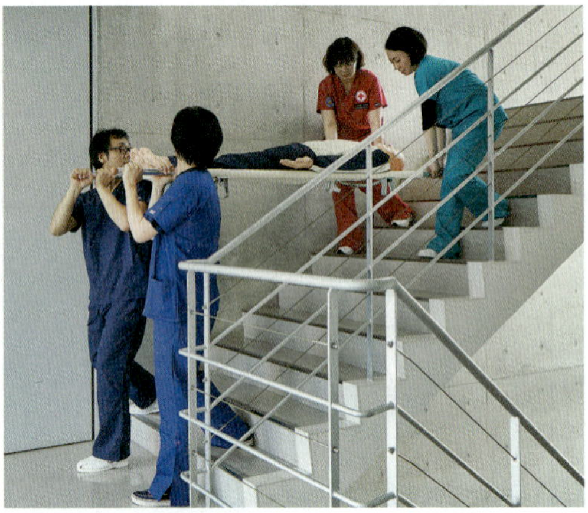　　　　　　　　　　　下りの場合

図2-6　担架の搬送方法（階段や傾斜のある場所の場合）

方　法	留意点と根拠
9　移送後の患者の状態を観察する	●ストレッチャーでの移送と同様に，移送に伴う患者の状態変化の有無について観察を行う

C 酸素投与

●目　　　的：細胞や組織が正常な代謝活動をするのに十分な酸素を供給するために，吸気の酸素濃度を高めて適量の酸素を投与することで，呼吸困難感や低酸素血症を改善および予防する

●適　　　応：（1）動脈血酸素分圧（PaO_2）60Torr未満，動脈血酸素飽和度（SaO_2）90％未満の低

酸素血症の患者

（2）低酸素による症状（頻呼吸，呼吸困難，チアノーゼ，発汗など）がある患者

（3）ショック状態や著しい貧血など，組織への酸素供給が阻害されている患者

（4）発熱，けいれん，代謝亢進があり酸素消費量の多い患者

（5）術後患者

●必要物品：酸素流量計，酸素投与器具（**表2-3**），湿潤器，滅菌蒸留水

表2-3 酸素投与器具の特徴

種　類		使用時の酸素流量（L/分）		特　徴
低流量システム	鼻カニューレ	1～6		<利点> ○低い酸素流量での使用が可能 ○マスクタイプよりも患者の閉塞感，不快感が少ない ○会話や食事に支障がない <欠点> ●酸素流量を上げると鼻の粘膜への刺激が強いため，高濃度の酸素投与はできない ●口呼吸をしている患者には効果がない 写真提供：エム・シー・メディカル株式会社
	簡易酸素マスク	5～8		<利点> ○鼻カニューレよりも高濃度の酸素を供給できる ○口呼吸をしている患者にも使用可能 <欠点> ●鼻と口を覆われるため不快感が生じやすい ●声がこもって会話しにくかったりする。食事の際は鼻カニューレに変更するなどの工夫が必要 ●5L/分以下の酸素流量ではマスク内に呼気の二酸化炭素が蓄積し，再吸入してしまう可能性がある ●酸素流量を上げても，酸素濃度は60％以上にはならない 写真提供：エム・シー・メディカル株式会社
高流量システム	ベンチュリーマスク			<利点> ○ベンチュリー効果を利用し，一定濃度の酸素を供給することができる ○ダイリュータを替えることで酸素濃度を調節することができる（24～50％）ため，COPDなど正確な酸素濃度の管理を必要とする患者に用いられる <欠点> ●30L/分以上の高流量になるように設定しないと，吸入酸素濃度は低下してしまう ●マスクの穴を塞いだりすると，適切な酸素濃度が得られない 写真提供：エム・シー・メディカル株式会社

第Ⅱ章 救急時の看護技術

リザーバーシステム	リザーバー付き酸素マスク	6〜10	写真提供：エム・シー・メディカル株式会社	**＜利点＞** ○マスクの下に酸素をためるバッグが付いており，呼気の再吸入や周囲からの空気の流入が制限されるため，高濃度の酸素投与（60〜99％）が可能 **＜欠点＞** ●リザーバーバッグがきちんと膨らんでいないと効果がない ●リザーバーバッグ内に貯留した呼気の二酸化炭素の再吸入を予防するため，6L/分以上に設定する必要がある
開放型酸素マスク	オープンフェースマスク™	1〜10	写真提供：アトムメディカル株式会社	**＜利点＞** ○同じ酸素濃度でも，簡易酸素マスクよりも酸素濃度の高いガスを投与できる ○5L/分未満の酸素投与量でも使用できる ○大きな開口部があるため呼気の再吸入が少ない ○声がこもりづらく，マスクを装着したままでもコミュニケーションがとりやすい ○マスクを装着したままでも，開口部から飲水でできる ○湿気がこもりづらく装着時の不快感が少ない **＜欠点＞** ●横からの風（空調など）に弱い
ハイフローセラピー	ネーザルハイフロー（F&P AIRVO™ 2）	0＊〜60 ＊酸素流量が0L/分の場合，ルームエアー100％での送気	写真提供：フィッシャー＆パイケルヘルスケア株式会社	**＜利点＞** ○流量設定により，最大60L/分の高流量での混合ガスの投与が可能。混合ガスの酸素濃度は21％（ルームエアー）〜100％の任意の濃度が可能 ○加温加湿器も組み込まれているため，気道の乾燥を予防できる ○鼻カニューレタイプで装着時の負担が少なく，会話や飲食が可能 **＜欠点＞** ●酸素を高流量・高濃度で投与した場合，酸素費用が高額になる ●高い流量では患者が飲み込みづらさを感じる場合があるため，注意して嚥下の評価を行う必要がある

	方　法	留意点と根拠
1	**患者の状態を観察する** ・患者の訴え，呼吸困難感の改善の有無 ・呼吸回数，呼吸パターン ・SpO$_2$値のモニタリング ・チアノーゼの有無	●酸素投与開始前の状態を観察し，記録することで酸素投与の評価を行うことができる
2	**必要物品を準備する**	●それぞれの酸素投与器具の特徴（表2-3）を把握し，患者の状態から適切な酸素投与器具を選択する。加湿の有無や使用する酸素投与器具によっても使用物品が異なるため，確認しながら準備する
3	**患者に酸素投与の目的，方法を説明する（➡❶）**	❶酸素吸入の開始は重篤な状態を連想させ，患者の不安を高めることになるため，不安を取り除くことができるよう説明する

方　法	留意点と根拠
4　環境，患者の体位を整える 1）周囲に火気がないことを確認する 2）体位制限のない場合は，患者に最も安楽な体位になってもらう	● 酸素に火を近づけると火災ややけどの危険性がある ● 肺うっ血や気管支喘息による呼吸困難感がある場合は，起座位にすることで症状が軽減することが多い
5　手洗いをする	
6　酸素投与器具を組み立てる 1）湿潤器の上限水位まで滅菌蒸留水を入れ，酸素流量計に取り付ける 2）酸素流量計の調節ダイアルを左に回し，酸素の流出がない状態にしておく	● 酸素加湿用の閉鎖式専用ボトルが使用される（➡❷）こともある ❷水の管理や衛生面での理由から，閉鎖式専用ボトルの使用も増えている。湿潤器内の水が時間経過や継ぎ足しによって汚染されることが指摘されている ● 酸素の加湿については，鼻カニューレでは3L/分まで，ベンチュリーマスクでは吸入酸素濃度40％まで加湿は必要ない。加湿が必要ない場合は，湿潤器には滅菌蒸留水を入れずに使用する。気管切開患者や手術などにより鼻腔の加湿能力の低い患者に対しては加湿は必要である❶
7　中央配管のアウトレット，もしくは酸素ボンベに酸素投与器具を取り付ける 〈中央配管の場合〉 1）中央配管のアウトレットのバルブを開ける 2）酸素流量計と湿潤器の間を持つ	● 中央配管（図2-7）には酸素流出口以外に吸引用のインレットが付いている。誤接続防止のため，アウトレットの色や凹凸によって区別していることがあるが，アウトレットの外観は施設によって異なるため，酸素用のアウトレットを必ず確認しておく
	 図2-7　中央配管の例
3）アウトレットに酸素流量計のアダプターをカチッと音がするまで差し込む	● アダプターを差し込んだ際，「カチッ」と音がしたことを必ず確認する。音がしなかった場合は正しく接続できていないため，適切な酸素投与ができない
〈酸素ボンベの場合〉 1）酸素ボンベの残量を確認し，酸素ボンベを専用の架台に固定する 2）酸素流量計付き圧力調整器を酸素ボンベに取り付ける	
8　酸素の流出を確かめる 1）酸素流量計の調節ダイアルを右に回し，酸素を流出する 2）酸素流出口のあたりに手を当てるなどの方法で，酸素が流出していることを確認する 3）酸素流量計の調節ダイアルを左に回し，酸素の流出を止める	● 中央配管からの酸素の流出状況を確認しておく
9　患者に適切な酸素投与器具を装着する 1）酸素チューブの接続部にゆるみ，はずれがないか，閉塞していないかを確認する	

方　法	留意点と根拠
2）簡易酸素マスク，リザーバー付き酸素マスク，ベンチュリーマスク，開放型酸素マスクを使用する場合は，ゴムの長さを調節して顔とマスクが密着するように装着する	●鼻カニューレやネーザルハイフローを使用する場合は，チューブによる耳介の皮膚損傷に注意する。固定が困難な場合は，医療用テープなどで固定することもある
10　酸素流量を調整する 　1）医師からの指示を確認する 　2）酸素流量計の流量調整ツマミを右にゆっくり回し（➡❸），指示された酸素流量に設定する	●酸素流量計のフロートは，ボール型とコマ型がある。それぞれ目盛をどの部分で合わせるか異なるため確認をしておく ❸勢いよく酸素が流出し，患者に不快感を与えることがあるため
11　患者の状態を観察する 　・患者の訴え，呼吸困難感の改善の有無 　・呼吸回数，呼吸パターン 　・SpO₂値のモニタリング 　・チアノーゼの有無 　・チューブ類の接続部のゆるみ，はずれ，屈曲・閉塞の有無	●酸素投与開始前後を比較し，酸素投与の評価をする
12　記録を残し，報告する 　・酸素投与開始時間 　・酸素流量 　・酸素投与方法 　・患者の訴え，呼吸状態についての観察結果	

❶日本呼吸器学会肺生理専門委員会・日本呼吸管理学会酸素療法ガイドライン作成委員会編：酸素療法ガイドライン，日本呼吸器学会，2014，p.27.

D 血管確保

●目　　的：留置針を静脈内に穿刺し，輸液ラインと接続する静脈路を確保することで水や電解質の補給，治療や検査のための薬剤の投与を行う

●適　　応：（1）緊急処置としてワンショットで薬剤を血管内に投与する場合
　　　　　（2）水分や電解質の補給が必要な患者
　　　　　（3）輸血/血液製剤の投与が必要な患者

●使用物品：静脈留置針18〜23G（レギュラーベベル），延長チューブ，三方活栓，輸液セット，指示された輸液，アルコール綿，フィルムドレッシング材，医療用テープ，駆血帯，処置用シート，針廃棄容器，点滴スタンド，ディスポーザブル手袋

方　法	留意点と根拠
1　患者に静脈路確保の目的と方法を説明し，同意を得る アルコールによるアレルギーがあるか，皮膚トラブルの経験について確認する（➡❶）	●意識障害がある場合でも必ず声をかけて行う ❶アレルギー反応を避けるため
2　点滴の予定時間を伝え，排泄を促す	●意識障害がある場合は，尿失禁を考慮しておむつを装着する ●輸液によって尿量が増すため，排泄間隔や排泄方法についてアセスメントする
3　環境を整える 穿刺部位に応じてカーテンやブランケットを用い，不必要な露出を避けるとともに保温に努める	

方　法	留意点と根拠
4	穿刺部位に応じた適切な体位にする 一般的には仰臥位もしくはファーラー位とする	●血管迷走神経反射（➡❷）による突然の気分不良に備える ❷針が刺さる恐怖や痛みによるストレスで、血管に分布している迷走神経を刺激して血管が拡張し、循環血液量が減少することで血圧低下，冷汗，気分不良，顔面蒼白，頻拍，失神などが起こる
5	手指消毒後，ディスポーザブル手袋を装着する	●輸液の作成は無菌操作を徹底し，感染予防に努める
6	輸液ラインの接続と調節を行う 1）延長チューブ，三方活栓，輸液セットを清潔操作でしっかりと接続し（➡❸），指示された輸液をプライミング（ルート内に薬剤を満たすこと）し，輸液ラインを作成する。終了後，クレンメは閉めておく 2）穿刺側に点滴スタンドを設置し，輸液ボトルをかけ，穿刺部位より80〜100cmの高さ（➡❹）になるように調節する	❸輸液ラインの各部がはずれたりゆるんだりすると，確実な与薬が行えないだけでなく，感染源になったり，出血や空気塞栓の原因になる ❹低すぎると圧が低くなり，手動で投与する場合は効果的に輸液が実施できないため
7	穿刺部位を選定する	●刺入部位は安定が図れる部位（➡❺）を選ぶ ❺シャント側，麻痺側，乳がんを切除した側，熱傷や外傷がある側は避ける ●できるだけ利き手とは逆の前腕部（➡❻）を選択する ❻前腕部は，静脈が浅く走行し，神経や腱の上に皮下組織が豊富に存在している ●表在性の静脈全てに対して血管確保は可能であるが，一般的に橈側皮静脈，尺側皮静脈，前腕正中皮静脈（➡❼），手背静脈が用いられる（図2-8） ❼これらの血管は太く弾力性があり，蛇行していないため血管確保が行いやすい

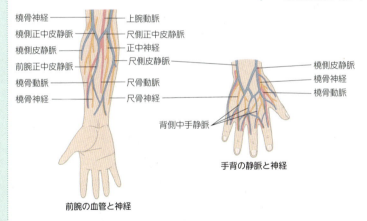

図2-8 前腕の血管と神経の走行

| 8 | 穿刺を行う
1）処置用シーツを穿刺部位の下に敷く（➡❽）
2）穿刺部位を露出し，伸展位をとる
3）穿刺部位より5〜7cm中枢側（➡❾）に駆血帯を過度に締めつけない程度（➡❿）に巻き，穿刺部位をアルコール綿で消毒する | ❽穿刺の際の出血による汚染を防ぐ
❾留置針の刺入の長さ3〜5cmに支障がないよう5〜7cm上部に巻く
❿駆血帯は，動脈の血行を妨げず，かつ静脈の還流を遮断できる程度に巻く。締め過ぎによって深部動脈の血流を妨げない |

方　法	留意点と根拠
4）示指で静脈を横切るように触診する（➡⓫） 5）静脈が触知できない場合は，手を握ったり開いたりを繰り返すように指示する（➡⓬） 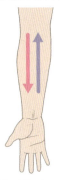 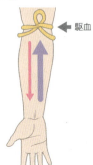 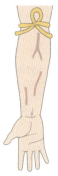 ➡動脈：末梢へ向かって流れる　　静脈は駆血によってせき止められ，静脈に血液が ➡静脈：体幹に向かって戻る　　　たまり血管が見えやすくなる 図2-9　駆血による原理 6）駆血帯は2分以上締めつけない（➡⓭）❶ 7）針を持っていないほうの手で，穿刺部位より5cmほど下の皮膚を，穿刺と逆方向に伸展させる（➡⓮） 8）約15〜30度の角度（➡⓯）で留置針の刃面を上にして穿刺（➡⓰）する。穿刺の際は「刺します」と針を刺すことを患者に伝える（図2-10） 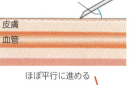 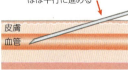 図2-10　血管への留置針の刺し方と進め方 9）穿刺部の異常な痛みや，穿刺部位より先端のしびれなどの知覚異常の有無を確認する 10）血液の逆流を確認した後，留置針を血管と平行になるようにし（➡⓱），そのまま外筒の根元まで血管内に侵入させる 11）駆血帯をはずした後に外筒の先端より少し先の部分を指で軽く押さえながら（➡⓲）内針を抜き（➡⓳），輸液ラインを接続する 12）針刺し事故防止のため，抜いた内筒はリキャップせず針廃棄容器に廃棄する 13）輸液ラインのクレンメをゆるめ，滴下の状態と穿刺部位の腫脹の有無，痛みなどを確認する	⓫穿刺前に静脈が触知できることを確認することで，静脈穿刺の成功率を高めることができる ⓬静脈内に血流が流入することで，静脈が拡張し，触知が可能になる（図2-9） ⓭駆血部のしびれ感やうっ血を防ぐ ⓮皮膚を伸展することで，血管が動かないように固定できる ⓯刺入角度が深い場合は，動脈や神経を損傷する ⓰静脈の損傷と血腫形成のリスクを最小限にできる ⓱血管を突き破らず，留置針を血管内へ刺入することができる ⓲血管を圧迫することで血液の逆流を防ぐ ⓳駆血したまま内針を抜くと血液の逆流が多くなり，駆血帯をはずすと逆流が少なくてすむ ●血管内に留置されたことを確認する

注射する部位の皮膚を指で伸ばしながら，針の断面を上にして約15〜30度くらいの角度で刺す。血管に針が入ると，血液が逆流してくる

血液の逆流を確認した後，留置針を血管と平行になるようにねかせ，そのまま外筒の根元まで血管内に侵入させる

方　法	留意点と根拠
9　輸液ラインを固定する 　1）問題がなければ，フィルムドレッシング材を用いて（→❷⓿）穿刺部を固定する 　2）輸液ラインはループをつくり，余裕をもたせて医療用テープで固定する（図2-11） 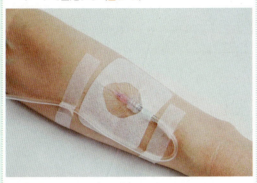 図2-11　輸液ラインの固定方法	❷⓿刺入部位の観察が可能になる ● ラインが引っかかるなど，事故による抜去を防ぐ
10　輸液ポンプの設定 　1）輸液ポンプを使用する場合は，1時間当たりの輸液量を入力する 　2）手動で投与する際は，1時間当たりの輸液量から1分間の滴下数を計算し，投与する 　3）手動で投与する際は，輸液速度に変化がないか定期的に観察する（→㉑）	● 1分間の滴下数＝総量（mL）×輸液セット1mLの滴下数÷時間（時）×60（分） ㉑患者の姿勢や，輸液ボトルの高さにより輸液圧力が変化し，1分当たりの滴下数が変わってしまうため，適宜観察が必要になる
11　患者の全身状態を観察する 穿刺部位の腫脹，疼痛，点滴速度，患者の全身状態を適宜観察する。また，痛みなどが発生した場合は，すぐに知らせるように伝える	

❶Flynn JC：Proper procedures for venipuncture, In：Procedures in Phlebotomy，2nd ed, WB Saunders co, 1999，p.87-113.

E 直接止血

- 目　　的：外傷などによる出血部位を直接圧迫することで出血を止め，出血に伴う傷害を最小限にする
- 適　　応：外傷などによる外出血のある患者
- 使用物品：滅菌ガーゼ，圧迫用枕子，弾性テープ，保温用ブランケット，手袋，エプロン，必要時ゴーグルやマスクなどスタンダードプリコーション（標準予防策）を厳守する

方　法	留意点と根拠
1　清潔な手袋，エプロンを装着し，スタンダードプリコーション（標準予防策）を厳守する	

方　法	留意点と根拠
2　出血部位を直接，もしくは厚みのある清潔なガーゼを用い，片手もしくは両手で圧迫する（図2-12） 出血部位を十分に覆うことのできる大きさのガーゼを用意する **図2-12 直接止血**	●組織や血管の損傷程度，出血部位（➡❶）によって，出血量が異なることを理解しておく（図2-13） 出血部位が複数個所の場合　500mL 血胸 1,000～3,000mL 骨盤骨折による後腹膜出血 1,000～4,000mL 床や衣類の30cm四方の血液 100mL 上腕骨骨折 300～500mL 腹腔内出血 1,500～3,000mL 大腿骨骨折 1,000～2,000mL 下腿骨骨折 500～1,000mL **図2-13 出血量の推定** ❶血管の出血部位によって次の特徴がある ・動脈性出血：吹き出すような出血である。細い血管であっても真っ赤な血が拍動に合わせ吹き出す。大きな血管からの出血では，瞬時に多量の血液を失い出血死に至るおそれがあり，迅速な止血が必要となる ・静脈性出血：湧き出るような出血である。赤黒い血がじわじわと持続的に出血する。静脈であっても大きな血管からの出血では出血量は多量となり，止血が遅れると循環血液量減少性ショックに陥る ・毛細血管性出血：にじみ出るような出血である。擦過傷のように傷口から血がにじみ出す。通常，圧迫止血で止血することができる
3　四肢からの出血の場合は，出血部位を心臓より高い位置に上げる（➡❷）	❷出血部位への血流を減らし，出血量を減少させる目的で実施する
4　止血中は，常に患者に声をかける（➡❸）	❸出血を目にした患者は恐怖や不安を感じるため，その軽減を図る
5　止血を阻害しないよう途中でガーゼをはずして出血部位を確認したりしない	
6　ガーゼの上層部まで出血が及んだ場合は，ガーゼをはがさず（➡❹），その上に新しいガーゼを追加する	❹古いガーゼをはがすことで凝血塊まではがれ，再出血してしまうことを防止する
7　身体を冷やさないようブランケットをかけ，保温に努める（➡❺）	❺低体温による出血の助長を防止する
8　止血できたら，圧迫用枕子を圧迫部に当て，弾性テープで固定する	
9　圧迫部位より末梢の脈が触知できるか，しびれや知覚障害の有無を確認する（➡❻）	❻末梢の循環障害を未然に防ぐ目的で実施する

	方　法	留意点と根拠
10	圧迫用枕子で圧迫後も，止血できているか適宜確認する	
11	以下の項目について観察する 1）顔色/表情 ・顔面蒼白（➡❼） ・冷汗（➡❽） ・チアノーゼ（口唇） ・目はうつろ/昏迷/意識低下（➡❾）	●出血性ショックの徴候を早期に発見するために観察する（表2-4） ❼血管収縮と赤血球不足により発症する ❽汗腺へのカテコラミン作用により発症する ❾脳の低酸素により発症する

表2-4 出血量からみたバイタルサインとショックの重症度（体重70kgを想定した場合）

	Class1	Class2	Class3	Class4
出血量（mL）	750mL以下	750～1,500mL	1,500～2,000mL	2,000mL以上
出血量（%）	15％以下	15～30％	30～40％	40％以上
脈　拍	100以下	100以上	120以上	140以上または徐脈
血　圧	不変	収縮期圧不変 拡張期圧↑↑	収縮期圧↓↓ 拡張期圧↓↓	収縮期圧↓↓ 拡張期圧↓↓
脈　圧	不変または上昇	低下	低下	低下
呼吸数	14～20	20～30	30～40	40以上か無呼吸
意識レベル	軽度不安	不安	不安，不穏	不穏，無気力

American College of Surgeons Committee on Trauma : Trauma Evaluation and Management (TEAM) Program for medical students, American College of Surgeons, 1999, p.12.より引用

	方　法	留意点と根拠
	2）全身状態 ・尿量減少（➡❿） ・身体は小きざみに震える ・意識は不安➡不穏➡低下していく（➡⓫）	❿腎血流量の低下により発症する ⓫交感神経緊張により発症する 　収縮期血圧が低下する前に意識状態の変化（不穏状態）をとらえ，迅速に対応することでショックを回避できる
	3）バイタルサイン ・呼吸は弱く早い（➡⓬） ・脈拍数100回/分以上（➡⓭） ・収縮期血圧100mmHg以下（➡⓮） ・脈圧30mmHg以下	⓬低容量，低酸素，カテコラミン作用により発症する ⓭心臓へのカテコラミン作用により発症する ⓮心臓の代償作用の限界を超えた低容量状態により発症する
12	指示があるまで圧迫をはずさないこと，出血部位，圧迫部位を動かさないように説明する	
13	小血管が露出している場合の処置 1）小血管が露出している場合は，滅菌した止血鉗子を用いて医師による出血点の直接クランプが行われる 2）直接クランプ後，創部の消毒を行う 3）医師による結紮止血，縫合のために局所麻酔薬を準備する 4）医師による局所麻酔の後，結紮止血，縫合が行われる	

F 間接止血

●目　　　的：出血部位への血流を阻害することで止血し，出血量を減少させる

●適　　　応：開放骨折を伴う出血などの直接止血が適応でない場合や，止血困難な末梢側の出血がある患者

第Ⅱ章 救急時の看護技術

- 使用物品：滅菌ガーゼ，止血帯（綿包帯：タニケット，エスマルヒ駆血帯：エスマルヒ止血ゴム帯），保温用ブランケット，手袋，エプロン，必要時ゴーグルやマスクなどスタンダードプリコーション（標準予防策）を厳守する

	方　法	留意点と根拠
1	清潔な手袋，エプロンを装着し，スタンダードプリコーション（標準予防策）を厳守する	● 組織や血管の損傷程度によって，出血量や出血時間が異なることを理解しておく
2	出血部位より心臓に近い部位の止血点を手や指で圧迫し，止血する（図2-14）	● 止血の際は，動脈血管を対向する骨に向かって押し当てる（図2-15）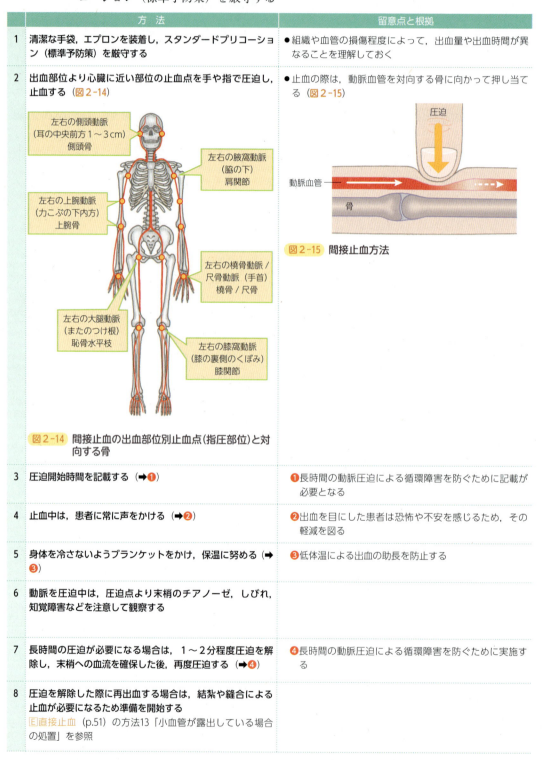 図2-15 間接止血方法
3	圧迫開始時間を記載する（➡❶）	❶長時間の動脈圧迫による循環障害を防ぐために記載が必要となる
4	止血中は，患者に常に声をかける（➡❷）	❷出血を目にした患者は恐怖や不安を感じるため，その軽減を図る
5	身体を冷さないようブランケットをかけ，保温に努める（➡❸）	❸低体温による出血の助長を防止する
6	動脈を圧迫中は，圧迫点より末梢のチアノーゼ，しびれ，知覚障害などを注意して観察する	
7	長時間の圧迫が必要になる場合は，1～2分程度圧迫を解除し，末梢への血流を確保した後，再度圧迫する（➡❹）	❹長時間の動脈圧迫による循環障害を防ぐために実施する
8	圧迫を解除した際に再出血する場合は，結紮や縫合による止血が必要になるため準備を開始する E 直接止血（p.51）の方法13「小血管が露出している場合の処置」を参照	

図2-14 間接止血の出血部位別止血点（指圧部位）と対向する骨

	方 法	留意点と根拠
9	バイタルサインを測定する（→❺）	❺出血による影響を確認するため
10	〈止血帯を用いた止血〉 1）出血部に近い中枢側の部位に止血帯（図2-16）を巻き、動脈を圧迫する	●通常、上腕もしくは大腿部に止血帯を巻く ●きるだけ幅の広い（3cm以上の）三角巾や包帯を用いる
	写真提供：日本衛材株式会社 図2-16 止血帯 2）圧迫開始時間を記載する 3）30分に1回駆血をゆるめ、1～2分血流の再開を図る	●血流再開の確認は、駆血帯より末梢の四肢の色が赤みを帯び、出血部位から血液がにじむ程度とする❶
11	〈タニケット〉 1）出血部に近い中枢側の部位に綿包帯を巻き、その上にタニケットを巻いて動脈を圧迫する 2）医師が指示した圧で駆血する 3）圧迫開始時間を記載する 4）30分に1回駆血をゆるめ、1～2分血流の再開を図り、血流再開の確認を行う	●通常、上腕もしくは大腿部に止血帯を巻く ●一般的に、上肢は300mmHg、下肢は450mmHgまでの圧で駆血の指示が出される ●血流再開の確認は、駆血帯より末梢の四肢の色が赤みを帯び、出血部位から血液がにじむ程度とする❶

❶American Heart Association in collaboration with the International Liaison Committee on Resuscitation : Guidelines 2000 for cardiopulmonary resuscitation and emergency cardiovascular care, *Supplement to Circulation*, 102(8), 2000.

G ギプス固定

- ●目　　的：患肢の安静、不良肢位の予防、骨折の転位予防、変形の矯正、脱臼の整復位の保持、疼痛の軽減のために行う
- ●適　　応：外傷などによる骨折があり、保存的治療が必要な患者
- ●必要物品：ストッキネット、キャストライト®・α（ギプス用綿包帯）、水硬性キャスト、綿包帯、

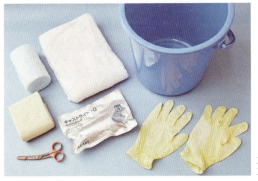

ストッキネット、綿包帯、温タオル、はさみ、キャストライト®・α（ギプス用綿包帯）、バケツ、ディスポーザブル手袋

図2-17 ギプス固定の必要物品

第Ⅱ章 救急時の看護技術

水を張ったバケツ，ディスポーザブル手袋，はさみ，医療用テープ，処置用シーツ，温タオル，ギプス用カッター（ギプス用はさみ）（図2-17）

方　法	留意点と根拠
1　患者に説明をする	●固定の目的，固定方法，所要時間，固定中の不快感への対応，異常時の対応，固定後のADLについて説明し，了解と協力を得る ●十分な説明を行い，不安の除去を図る ●キャストで固定するため，皮膚や関節にギプスが当たることで痛みや摩擦を起こすこともある。固定中は患者の訴える症状が大事な異常徴候の発見になる
2　必要物品を準備する 　1）ワゴン車に必要物品を乗せ，処置がただちに行えるようにする 　2）キャストは患肢に形状を合わせ水で濡らして柔らかいうちに固定するため，水を準備する	 ●キャストには温度が高いと発熱するものもあるため，製品に合った温度の水を準備する
3　患者の準備を行う 　1）患者に排泄をすませてもらう（➡❶） 　2）患肢以外は，バスタオルなどで覆う（➡❷） 　3）処置用シーツを患肢の下に敷く 　4）患肢以外の服が汚れないようにまくし上げるか，ビニールなどで覆う（➡❸） 　5）患肢を温タオルで清拭し（➡❹），汚れを取り，皮膚の状態や痛みの部位を観察する（➡❺）	❶ギプス装着中は体位が固定されるため ❷露出は最小限とし，保温やプライバシーの保護を行う ❸水で濡れたり，汚れたりするのを防ぐ ❹固定中は患肢の清拭ができないため，保清を行っておく ❺患肢の皮膚状態を観察することは，固定中の疼痛や合併症の判断をするうえでも重要となる
4　ギプス固定を行う（図2-18） 　1）患肢を保持する 　2）良肢位に保持するように手掌で確実に保持する（➡❻） 　3）患肢全体をストッキネットで覆う（➡❼） 　4）綿包帯を巻く 　5）ディスポーザブルゴム手袋を装着し（➡❽），施行直前にキャストを袋から取り出して，バケツの水に5秒ほど浸し，水中でもんで浸み込ませる。その後，キャストを絞り，医師に渡す 　6）医師がギプスを巻くため，肢位を手掌で支え，圧迫部はないかを患者に確認する 　　キャストの使用数に応じて，水（温湯）に浸し医師に渡す。キャストは巻いた上を一層ごとによくこすって空気を追い出す 　7）キャストの辺縁部は外側に折り返し，皮膚に直接当たらないようにする 　8）露出部の皮膚を清拭し，患者に終了を告げ，衣服を整える	●固定する部分に創傷がある場合は，医師の指示のもとで創処置を行い，保護材などで覆う ❻神経障害の防止と関節の拘縮予防 ❼皮膚を保護し，神経損傷を防止する ●ギプスの端で折り返せるように5cm程度余裕をもって長めにカットしておく ●ストッキネットはしわやゆるみがないように被せる ●骨の突出部，神経の皮膚表面に近い部分は，クッション性をもたせるために重層にして綿包帯を巻く ❽キャストは皮膚に付着すると皮膚炎を起こすことがあるので，ディスポーザブル手袋を装着する ●キャストは水に浸すと硬化するので，手早く取り扱うが，医師とタイミングを合わせて袋から取り出す ●中央に向かって圧縮するように軽く絞ると水分を均等に含ませることができる ●キャストは乾燥するまで10～15分程度かかり，手指で支えると，圧痕がつき変形のもととなるため，枕などを用いて，広い面で支えるようにする ●ギプスの形を整え，効果的に患肢の保護になるように整える ●キャストの辺縁部による皮膚の接触や圧迫で疼痛や損傷が生じないようにする

方 法	留意点と根拠

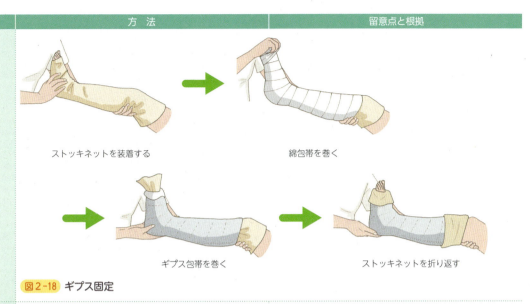

ストッキネットを装着する　　綿包帯を巻く

ギプス包帯を巻く　　ストッキネットを折り返す

図2-18 ギプス固定

5	**物品の後片づけをする** 1) 廃棄する物品は，決められた廃棄方法で捨てる 2) キャストを浸した水は医療用汚水槽へ廃棄する 3) 共用の物品はアルコールクロスで清拭し，元の場所へ収納する	
6	**処置内容を記録する** 固定部位，使用したギプス材料，固定前後の症状，末梢の皮膚状態，末梢の運動状態，痛みやしびれの有無について記載する	● ギプス固定の状況や皮膚状態を記録する ● 医師から安静度について注意点がある場合は，患者・看護師ともに共通認識をしておく ● 固定中は，皮膚と神経の圧迫に注意する。ギプスより末梢の皮膚の状態から，腫脹・浮腫・冷感，疼痛やしびれなどの知覚異常，手指や足趾の運動障害の有無を観察する。ギプスの固定側に創傷がある場合は，熱感や悪臭，固定中の感染の有無も観察する

H 創 洗 浄

- ● 目　　　的：創内および創周囲皮膚に付着している異物や細菌を可能な限り洗い流して排除する
- ● 適　　　応：（1）外傷による創傷がある患者
　　　　　　　（2）異物や細菌が創面に付着している汚染創や細菌が増殖している感染創がある患者
　　　　　　　（3）創洗浄により，創傷治癒過程の促進が望める患者
- ● 使用物品：個人防護具（マスク・洗浄水の飛び散りを防止するガウン，ディスポーザブル手袋，ゴーグル），洗浄物品；洗浄水（水道水か滅菌整理食塩水），18注射針（留置針でもよい），水道水の場合は，シャワーボトル，防水シーツ，吸水パッド，ビニール袋，滅菌手袋，滅菌菌ブラシ，滅菌穴あきシーツ，外用薬，ドレッシング材，指示により局所麻酔薬，10mL注射器，25～26G注射針，消毒薬（ポビドンヨード液），滅菌ガーゼ，消毒用滅菌綿球，モニター

第Ⅱ章 救急時の看護技術

方　法	留意点と根拠
1 患者への説明 医師から創洗浄の目的・処置内容について説明してもらい，その後補足説明を行う	● 外傷など突然の負傷で痛みを伴っていることが多い。不安の軽減のためにも十分に説明し，協力を得る
2 必要物品の準備 1）必要物品をワゴン車に載せ，処置室に運ぶ 2）感染管理の面から，清潔物品と汚染物品の区別を行うように，物品の配置や役割分担を決める 3）汚染物品を廃棄する箱やビニール袋を十分に準備する（➡❶） 4）医師に確認して洗浄水を準備する	● 創洗浄時は汚染物品を触った手で清潔物品に触れやすい状況にある。物品を触れる際には汚染担当，清潔担当と介助する者の役割分担を決めておく ❶ 洗浄水には細菌や汚染物資が混在しており，周囲へ飛び散ることにより環境や医療者を汚染する可能性がある ● 汚染物品を置く場所を確保する ● 洗浄水は滅菌生理食塩水を使用することが多い。しかし，表在性軟部組織損傷に対しては水道水による洗浄でも感染の危険性に影響はなく，多量に使用する点や利便性から水道水が推奨されている❶
3 患者の準備 1）呼吸や循環に問題のある場合は，モニターを装着する。処置前のバイタルサインを測定する 2）体位は基本的には仰臥位をとり，創部を十分に観察できるように露出する。下肢や上肢の場合は，枕などを使って安定するように工夫する 3）創の下に防水シーツや吸水シーツを十分に敷き込む（➡❷） 4）疼痛の強いときや，協力の得られない場合は，医師の指示により鎮痛薬を使用することがある	● 痛みを伴う処置であるため，自律神経刺激により呼吸促迫や頻脈，血圧上昇などに注意する ● 創の視野を確保し，患者にとって安楽な体位をとる ● 頭部の創は創縁から遠ざかる方向へ毛髪をとかして見えるようにする。視野の確保が困難な場合は，はさみで短くカットする ❷ 汚染を広げないようにする ● 鎮痛薬を使用する場合は，使用前後のバイタルサインを測定し，鎮痛薬の効果について観察する
4 創洗浄 1）創部を十分に観察する。創部の大きさ，深さ，色調，出血の有無，滲出液の性状，異物混入の有無（➡❸） 2）洗浄水をかけるときは患者へ声をかける（➡❹） 3）洗浄水を創部へかける 4）必要量の洗浄水で洗浄を行う 5）洗浄は創周囲の皮膚も行う 6）擦過傷などの創に砂・泥・油などが付着し汚染されている場合は，滅菌ブラシを用いて異物を除去する	● 創部にガーゼなど被覆材が貼ってあり，除去できない場合は，無理にはがさず，洗浄水をかけながら除去する ❸ 内部組織の損傷の見逃しや異物の残存を防ぐ ❹ 痛みを増すことがあるため，施行前に声をかけて恐怖心を軽減する ● 洗浄前の消毒は組織傷害性があり，創の治癒を妨げるため使用しない ● 創内の異物を除去し，正常組織を損傷することなく細菌数を減じるためには，8～15 pis（pound/square inch）の水圧で洗浄することが推奨されている❶ ● 洗浄方法は滅菌生理食塩水のボトルか，水道水の入ったシャワーボトルをかけるか，30～50mLの注射器に洗浄水を吸いその先端に留置針の外套を付ける方法がある。いずれも創部の大きさや深さにより医師が方法を決める ● 洗浄液の量は創の部位，大きさ，血流，汚染度などから決める。外傷創1cm長に対して50～100mL程度が必要とされており❶，創に付着した異物や壊死組織が十分に洗い流せ，排液の濁りがない程度が目安となる ● 洗浄液が多い場合は，吸水パッドを適宜交換する ● 凹凸のある擦過傷は滅菌ブラシでブラッシングによる異物除去を行う

58

	方　法	留意点と根拠
5	**洗浄後の創処置** 1）洗浄後，創周囲の汚染水をガーゼで拭く 2）医師の指示のもと，縫合が必要でない創はワセリン基材の軟膏を塗布してガーゼで覆う（➡❺） 3）縫合が必要な場合は，縫合糸やスキンステープラーやサージカルテープなどで創縫合を行う（➡❻）	●滅菌ガーゼで拭き，清潔を保つ ❺創傷治癒促進のため，創部の湿潤環境を保つことは，適当な温度（37℃）とpH（7.2～7.3）を維持した治癒環境を整えることができる❷ ❻創洗浄により，感染のリスクのない状態を維持でき，増殖能をもつ細菌が創に定着するゴールデンタイムにある創は，縫合による一時閉鎖が可能で，一次治癒が生じる❷ ●縫合直後はワセリン基材とガーゼにより被覆し，湿潤環境を保ち，治癒環境を整える
6	**破傷風予防** 破傷風の免疫歴（予防接種の有無・時期）を確認する	●破傷風トキソイドや破傷風免疫グロブリンの投与により，破傷風予防を行う必要がある（➡❼） ❼外傷創は，感染源となりやすいため
7	**処置終了後の対応** 1）洗浄と創傷管理後，患者のバイタルサインや痛み，症状の観察を行う 2）患者の体位や着衣を整える	●創処置前後の状態変化がないかを観察する ●ねぎらいの声をかけ，不安感への配慮をする
8	**後片づけを行う** 1）洗浄液の付着した防水シーツや吸水パッド，ディスポーザブル製品，針などは指定の場所へ破棄する（➡❽） 2）処置台やワゴン車，床は清掃し，使用した物品はアルコールクロスで拭く（➡❾）	●廃棄は規定されたとおりに確実に行う ❽排液には異物や細菌が含まれており，環境や医療者を汚染するため ●共用の物品は清拭してもとの場所へ保管する ❾汚染水の飛び散りや曝露防止のため
9	**記録・報告する** 創洗浄の時間・部位・方法，使用物品，使用薬剤，創状態について記録し，報告する（➡❿）	❿創の治癒状態により洗浄方法の変更や，薬剤の効果を確認するためにも必要である

❶Stevenson TR, Thacker JG, Rodeheaver GT, et al：Cleansing the traumatic wound by high pressure syringe irrigation, *JACEP*, 5（1）：17-21, 1976.
❷野村好美：急性創傷の管理と看護ケア，重症集中ケア，19（5）：47-54, 2010.

Ⅰ 胃 洗 浄

● **目　　　的**：（1）急性薬物中毒時など上部消化管に薬物が貯留している場合の原因物質の除去
（2）上部消化管出血の疑いのある際の胃内容物の除去

● **適　　　応**：（1）大量の薬物を経口的に内服したことが明らかで，服薬から1時間以内の患者
（2）上部消化管出血に対する血液を含む胃内容物の除去と冷水による止血を必要とする患者

● **禁　　　忌**：（1）病歴より食道静脈瘤が存在する可能性がある場合
（2）胃切除後で吻合部に穿孔のリスクがある場合
（3）消化管穿孔のある場合
（4）原因薬物が石油系溶剤で食道損傷や誤嚥性肺炎のリスクがある場合

● **必要物品**：（1）実施者の準備：個人防護具（ディスポーザブル手袋，防水エプロン，ゴーグル，マスク），聴診器
（2）患者の準備：処置用防水シーツ，枕，ガーグルベースン，掛け物（毛布・バスタ

第Ⅱ章　救急時の看護技術

オルなど）

（3）胃管挿入の準備：胃管（12 〜 18Fr），キシロカイン®ゼリー，医療用テープ，膿盆，ティッシュペーパー，イリゲーターもしくは50mL注射器2本，舌圧子，ペンライト

（4）洗浄・排液の準備：ピッチャー，クランプ鉗子，洗浄液（37 〜 38℃に温めた水道水，もしくは生理食塩水），排液用バケツ，イリゲーター用スタンド，モニター

（5）意識レベルの悪い場合は，気管挿管の準備を行う

方　法	留意点と根拠
1 **患者および家族に処置の目的，方法，所要時間などを説明する（➡❶）**	❶処置に対する不安を軽減し，理解や協力を得るため ●薬物中毒や消化管出血が疑われ，患者の意識の状態が悪い場合は，十分に配慮しながら家族へ説明する
2 **使用物品をワゴン車にそろえ，処置室かベッドサイドに準備する** 　1）洗浄液はピッチャーに準備するか，イリゲーターに入れる 　2）イリゲーターに入れる場合は，接続チューブをクランプ鉗子で止め，点滴スタンドにかけておく（➡❷）	●必要物品は処置がしやすいようにひとまとめにしておく ●洗浄液は37 〜 38℃程度に温めた水か冷却した水，または生理食塩水を医師に確認し，使用する ❷イリゲーターの接続チューブを閉塞させ，洗浄液が流れないようにしておく
3 **患者の準備を行う** 　1）患者にモニターを装着し，バイタルサインを測定する 　2）意識レベルの低下がある場合は，気管挿管を行う（➡❹） 　3）患者の頭側下や前胸部は処置用シーツで覆う（➡❺） 　4）下肢側は掛け物で覆う（➡❻） 　5）ガーグルベースンを患者の顔の近くに置く（➡❼）	●呼吸・循環の観察のためモニタリングを行い，処置前の意識レベルの確認とバイタルサインを測定する（➡❸） ❸意識レベルの低下や循環状態に影響が出る場合もあるため ❹呼吸管理，誤嚥予防，胃管の気管内への誤挿入予防のため ❺汚染防止のため ❻不必要な露出を避け，プライバシーの保護や保温を行う ❼胃管挿入や挿入中の嘔吐に備えておく
4 **胃管の挿入の介助を行う** 　1）経口か経鼻からの胃管挿入となるため，医師の説明に立ち会い，補足説明を行う 　2）患者の体位は可能な限りファーラー位にして，頭部が前屈しやすい体位をとる（➡❽） 　3）キシロカイン®ゼリーを胃管の先端に塗布する（➡❾） 　4）医師が胃管を挿入している間は，患者のからだを支えながら，励ましの声をかける（➡❿） 　5）胃管が挿入されたら，医師に注射器を渡す 　6）経鼻から挿入した場合は，患者の口腔内に管がとぐろを巻いていないか，ペンライトと舌圧子を用いて確認する 　7）胃管が胃内に挿入されたか確認した後は，医療用テープで胃管を口角か鼻に巻き付けて固定する	●胃管が咽頭部を通過する際に吐き気が生じやすいことや唾液を飲み込むように嚥下するように説明する ❽胃管の挿入しやすい体位をとる ❾キシロカイン®ゼリーは，胃管が粘膜を通過しやすくする潤滑剤の役目をし，粘膜刺激を少なくする ❿胃管が咽頭を通過する際に嘔吐反射を誘発し，不安や苦痛により体位が安定しないため ●胃管は成人では歯列・鼻腔の入り口から50cmで胃に到達するため，50 〜 55cm程度挿入される ●胃内容物が胃管から流出している場合は，注射器で吸引し，胃内容物の観察を行う ●胃管が胃内に入っているかどうかの確認は，心窩部に聴診器を当て，胃管から空気を注射器で20mLほど注入し，その音（気泡音）を聴診器で聴取または胃液や胃内容物が吸引できることで確認ができる。以上のことでも不明なときは，胸部X線撮影を行って確認をする方法もある
5 **胃洗浄の介助を行う** 　1）患者の体位を左側臥位にする（➡⓫）	⓫左側臥位にすると，十二指腸側への薬剤の流出予防と誤嚥予防になる

60

方　法	留意点と根拠
2）胃チューブに微温湯の入ったイリゲーターを接続する 　3）イリゲーターの高さを40〜50cmに調節し，排液用のバケツは15cm程度に設置する（➡⑫） 　4）1回の洗浄液量は成人では200〜300mL（小児では10〜20mL/kg）を注入する（➡⑬） 　5）イリゲーターが空になる前にクランプし，排液を行う 　6）胃洗浄中の患者の表情に注意し，モニターの変化に注意する 　7）排液の性状（色，混入物の有無・量）を観察する 　8）排液が透明になるまで洗浄を繰り返す	●高低差により流入速度が決まる。洗浄液が早く入ると胃に圧が加わり，胃粘膜刺激により嘔吐を誘発する ⑫落下による排液を促進する。排液は強い吸引よりも弱い陰圧のほうが排液しやすい ⑬500mL以上を注入すると，胃内容物を腸内に押し進めることになる ●空気が入る前にクランプする ●胃管による苦痛や洗浄液が胃に注入される刺激で自律神経反射による徐脈，不整脈，低血圧を起こすこともある ●洗浄は排液が透明になるまで行う。洗浄は最低1〜2L，通常は5〜20L行う ●排液量が少ない場合は，胃内に貯留していることが考えられるため，胃管の位置を動かしたり，体位を仰臥位に変えたり，心窩部のマッサージなどで排出を促す ●薬物中毒の場合，毒物の吸着のため胃洗浄後に活性炭（成人で50〜100g）の注入が行われる
6　医師の指示で胃洗浄を終了する 　1）患者に終了したことを説明し，バイタルサインの測定，不快感の有無などの観察を行う 　2）医師が胃管を抜去する際は，医療用テープをはずし，患者に胃管抜去時に息を止めるように説明する（➡⑭） 　3）患者を安楽な体位にし，着衣を整え，含嗽の介助や顔拭きを行う（➡⑮）	●ねぎらいの言葉をかける ⑭胃からの排液が気管に流れ込むのを防ぐ ⑮整容と咽頭・口腔内の不快感を軽減する
7　使用した物品の後片づけを行う 　1）排液は検体の提出がないかを確認し，所定の場所に廃棄する 　2）検体がある場合は，適切な容器に必要量を採取して提出する 　3）体液や排液の付着した処置用シーツやディスポーザブル物品は，周囲へ曝露しないように，防護具を装着し医療用の排水処理へ廃棄する（➡⑯） 　4）洗浄が必要な器具類は薬液で洗浄後，乾燥させて所定の位置に収納する 　5）その他使用した物品は，アルコールクロスで拭き，もとの場所に収納する	⑯排液には毒物が混入したものもあるため ●共同で使用するものは汚染を拭き取り，収納する
8　記録し，報告する 実施時間，実施者，洗浄液量，排液量と排液の性状，混入物の有無，中毒の場合は活性炭注入の量，患者の状態（処置前・中・後のバイタルサイン，意識状態，モニター変化，症状など）	

文　献

1）日本救急医学会・日本救急看護学会・日本小児救急医学会・日本臨床救急医学会・日本在宅救急医学会監修：緊急度判定支援システム　JTAS 2023ガイドブック，へるす出版，2023，p.24-27.

2）坂口将文・竹熊与志：胃管挿入と胃洗浄，救急医学，36（4）：422-424，2012.

3）日本中毒学会（Japanese Society for Clinical Toxicology）ホームページ 消化管除染（1）胃洗浄. jsct.umin.jp/page042.html [2014.Sep.25]

4）デブラ・J・リン-マッカーレ・ウィガン，キャレン・K・カールソン編：AACN（米国クリティカルケア看護師協会）クリティカルケア看護マニュアル 原著第5版〈看護学名著シリーズ〉，エルゼビア・ジャパン，2007，p.660-667.

第Ⅱ章 救急時の看護技術

5）柚木知之：創の洗浄とデブリードマン，救急医学，36（4）：433-435，2012.
6）荷原隆之：急性創傷の治療，重症集中ケア，9（5）：47-54, 2010.
7）越智隆弘・福岡富子・安井夏生・他編：整形外科ナーシングプラクティス，文光堂，2003，p.16-21.
8）石原晋：実践 外傷初療学－生死を分ける最初の1時間，改訂第2版，永井書店，2005，p.236-237.
9）加藤文雄・加賀良子・大沼 扶久子・他：整形外科エキスパートナーシング，改訂第3版，南江堂，2003，p.141-155.

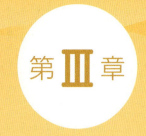

第Ⅲ章

集中ケアの看護技術

1 呼吸管理

学習目標
- 呼吸不全の定義と分類を理解する。
- 呼吸不全患者に必要な対処と看護について理解する。
- 呼吸不全患者に対して行われる口腔・気管吸引，口腔ケア，呼吸理学療法，体位ドレナージ，人工呼吸療法に関する看護技術を習得する。

1 呼吸不全の定義

呼吸不全は「呼吸機能障害のため動脈血ガス（特にO_2とCO_2）が異常値を示し，そのため正常な機能を営めない状態であり，室内空気呼吸時の動脈血酸素分圧（PaO_2）が60Torr以下となる呼吸器系の機能障害，またはそれに相当する状態」と定義されている[1]。呼吸不全は，PaO_2が60Torr以下で$PaCO_2$が45Torr以下のⅠ型呼吸不全と，PaO_2が60Torr以下で，$PaCO_2$が45Torrを超えるⅡ型呼吸不全に分類される（表1-1）。

（1）Ⅰ型呼吸不全

Ⅰ型呼吸不全の病態は，換気血流不均衡，肺内シャント，拡散障害により酸素化（ガス交換）機能が低下し，低酸素血症となる状態である。

（2）Ⅱ型呼吸不全

Ⅱ型呼吸不全の病態は，高二酸化炭素血症を呈し，肺胞低換気を伴い換気不全の状態である。Ⅱ型呼吸不全には，低酸素血症を伴う場合と伴わない場合がある。

2 呼吸不全のある患者の治療と看護

呼吸不全の治療では，原因疾患に対する治療をはじめ，呼吸不全への対処として気道管理，循環管理，栄養管理，感染対策，深部静脈血栓予防，褥瘡予防などがある。また，原

表1-1 呼吸不全の分類

急性呼吸不全		慢性呼吸不全
Ⅰ型呼吸不全 （低酸素血症呼吸不全）	Ⅱ型呼吸不全 （低換気性呼吸不全）	
$PaO_2 < 60$Torr もしくは，$SpO_2 < 90\%$ $PaCO_2 < 45$Torr	$PaO_2 < 60$Torr もしくは，$SpO_2 < 90\%$ $PaCO_2 > 45$Torr	呼吸不全の状態が1か月以上続く

因疾患に対する薬物療法による副作用や免疫の低下もあり，様々な合併症も生じる。呼吸不全患者にかかわる看護師は，病態を理解し，患者の呼吸機能や循環動態など全身状態を観察すると同時に，合併症が起きていないか，患者の苦痛がないかなど幅広く観察しケアする。以下に特に看護師が関与することについて述べる。

1）酸素療法

酸素療法は，血液酸素化が十分でないときに，動脈血酸素飽和度の改善を目的に行う。PaO_2 60Torr以下の呼吸不全患者では，酸素ヘモグロビン解離曲線の傾きが大きくなり，組織への酸素供給が急激に減少し，低酸素症状などが出現する。このため，患者の低酸素血症の程度に合わせて酸素投与を行う。酸素投与する酸素供給システムには，低流量システム（経鼻カニューレ，単純酸素マスク，リザーバー付き酸素マスクなど）と高流量システム（ベンチュリーマスクなど）がある。

急性期では，酸素療法は換気血流不均衡な肺に対して行い，広範囲にシャントが発生した状況では，PEEP（呼気終末陽圧）を含めた陽圧人工呼吸を行う。

2）人工呼吸療法

人工呼吸器は，患者の呼吸機能の停止あるいは低下した際に人工的に換気を行い，呼吸を補助する生命維持装置である。急性期に行う人工呼吸療法には，気管挿管や気管切開などの侵襲的処置で人工呼吸器を装着するIPPV（侵襲的陽圧換気）と，侵襲的処置を伴わないNPPV（非侵襲的陽圧換気）がある。

❸ 急性呼吸障害のある患者の看護のポイント

呼吸不全をきたした患者では，まず酸素を供給し，同時に酸素消費量を最小限にする低酸素状態の改善を行う。呼吸状態が悪化すると，代償的に呼吸数・血圧・脈拍数の増加があることからバイタルサインにも変化が認められる。呼吸障害のある患者のフィジカルアセスメントでは，呼吸様式，異常呼吸音の聴取，呼吸音の減弱などに注意して観察する。人工呼吸器装着患者は，身体的苦痛，コミュニケーションがとれないことの苛立ち，死への恐怖など精神的苦痛を伴うこともあり，身体的なケアだけでなく心理的なケアも重要である。気管チューブや呼吸困難からくる苦痛や不安を抱いている患者には，患者の訴えを傾聴し緩和に努めるよう精神的ケアが必要である。

❹ 呼吸不全患者に必要な看護技術

1）吸　　引

呼吸不全の患者は，治療として酸素療法や人工呼吸療法を受ける。しかし，それらによって気道が乾燥し気道分泌物の粘稠化や人工気道を有した場合には，気道分泌物の増加が起こる。また，呼吸不全患者の多くは，通常よりも意識レベルや活動が低下した状態にあるため，排痰する筋力の低下と咳嗽力の低下が起こる。そのような患者に対して痰や分泌物

を取り除き，気道を開通させることが重要である。

（1）口腔内吸引

　口腔内には唾液のほかに，気管支や気管などから分泌された痰や，鼻腔から分泌された鼻汁などが存在する。通常では，意識しないうちに気道分泌物や唾液は食道へ飲み込まれているが，人工呼吸器装着患者や意識障害のある患者では，こうした機能が失われ唾液や痰などが口腔内に多量にたまりやすい。そのままにしておくと口腔内に貯留した分泌物が気管に垂れ込み，誤嚥性肺炎を起こす可能性が高い[2]。そのため，定期的に口腔内を観察し吸引する。また，気道内分泌物を咽頭まで喀出できたが，口腔内への喀出が困難な場合には，咽頭にたまった分泌物を口腔内より除去する。

（2）気管吸引

　呼吸不全患者では，原因疾患や人工気道を有していることによって気管内の分泌物が増加した状態にある。気管吸引は，気道内の分泌物を除去することで換気状態の改善を図り，酸素化を維持する。しかし，気管吸引は，患者にとって苦痛であり生体にとっても侵襲的処置の一つで，低酸素血症や気道粘膜の損傷，出血，冠動脈攣縮などの合併症があり，患者の生命に危険を及ぼすことがある。そのため，気管吸引を必要としている患者の状態をアセスメントし，必要最低限の実施を心がけ，患者の安全と感染に注意しながら実践する。

2）口腔ケア

　口腔ケアは，セルフケアが不足している患者において看護が提供する清潔援助の一つである。呼吸不全患者では，口腔内の細菌が気道内に流れ込んで起こる誤嚥性肺炎や人工気道を有している場合には人工呼吸器関連肺炎が合併症としてある。これらは，口腔内の状態が関連しており，口腔ケアを行って口腔を清浄な状態に保つことが重要である。特に経口的な人工気道を有している場合には，常に開口状態となり，口腔内は乾燥しやすく汚染しやすい状態にある。看護師は，患者の状態をアセスメントし，効果的な援助を行う。

3）呼吸理学療法

　呼吸理学療法による効果は，肺拡張および分泌物の移動と排痰である。呼吸不全に対する呼吸理学療法は，呼吸の改善はもちろん生活の質（QOL）や日常生活活動（ADL）の改善もある。近年，酸素療法や人工呼吸療法を受けている患者は，ベッド上での安静時から呼吸理学療法を取り入れている。それは，臥床を強いられることで，無気肺・肺炎・廃用症候群の合併や人工呼吸器の長期化を防ぐためである。呼吸理学療法は，呼吸療法認定士をもった理学療法士や看護師によって計画され実施されることが多いが，最もベッドサイドにいる看護師によっても実践される。呼吸理学療法時は，患者の呼吸状態だけでなく全身状態を把握し，最も効果的な方法で実施する。

4）体位ドレナージ

　体位ドレナージは，分泌物が貯留している部分が上位になる体位に整え，気道内貯留分泌物の流動性により誘導し排出する方法である。呼吸不全患者では，気道クリアランスによる生体本来の分泌物排出機能が障害されやすく分泌物を貯留しやすい。体位ドレナージ

は，障害された分泌物排出機能の補助や代用手段となる。人工呼吸器装着患者では，状態によっては体位に制限があることや，体位ドレナージにより身体へ影響を及ぼす可能性もある。体位ドレナージ実施前に患者の全身評価を行い，体位ドレナージ中は，心拍数や血圧上昇などの血行動態や酸素消費量の増加など代謝系にも影響を与えるため，患者の全身状態とモニタリングを行う。また，重症患者では，生命維持装置やチューブ類などが多いため，安全確認を徹底し実施する。

5）人工呼吸療法

呼吸不全の重篤な状態では人工呼吸器を要する。人工呼吸器は，陽圧換気方法と陰圧式換気方法に分けられる。一般的に使用されているのは，陽圧式人工呼吸器であり，なかでもIPPV（侵襲的陽圧換気）とNPPV（非侵襲的陽圧換気）が多く使用されている。IPPVでは，確実に換気を行えるが，様々な合併症も併発する。NPPVは，IPPVよりリスクは低いものの生命維持装置であることに変わりはない。また，人工呼吸器は，急性期だけでなく慢性期や在宅の場などでも活用されている。

看護技術の実際

A 口腔内吸引

- 目　的：口腔内の貯留物や気道分泌物を除去する
- 適　応：意識障害や鎮静薬投与などにより意識レベルが低下しており，口腔内の分泌物を嚥下もしくは排出できない患者，自力で痰の喀出が困難な患者
- 使用物品：吸引器，吸引ホース，吸引カテーテル，洗浄用の水（水道水），アルコール綿，手袋，ビニールエプロン，ゴーグル，マスク

	方　法	留意点と根拠
1	石けんまたは速乾性手指消毒薬で手指消毒を行う（➡❶）	❶微生物の伝播を減少させる ●手に目に見える汚れがあるか，嘔吐，下痢の処置後である場合，石けんを用いた流水での手洗いを行う ●上記の場合以外では，速乾性手指消毒薬を用いた方法で手指消毒を行う
2	気道分泌物もしくは口腔内分泌物の貯留をアセスメントする（➡❷） アセスメントの視点は下記の項目 ・胸部聴診で咽頭部に気道分泌物の存在を示唆する異常呼吸音（低調性連続性ラ音：rhonchi）が聴取できる ・咳嗽に伴って気道分泌物の存在を疑わせる湿性咳嗽がある ・口腔内に分泌物の貯留がある	❷吸引は患者に苦痛を与えるため，口腔内吸引の適応があるかどうかを判断する
3	患者にこれから口腔内吸引を行うことを説明する（➡❸） 口腔内吸引の目的と効果など	❸口腔内吸引を効果的に安全に実施するため，患者に同意と協力を得る必要がある ●吸引中は発声が困難となるため，患者が苦しいときに吸引を中断する際の合図を決めておくとよい

方法	留意点と根拠
	●意識レベルが不良な患者の場合にも吸引を実施する声かけを行う
4 適切なサイズの口腔内吸引カテーテルと洗浄用の水，アルコール綿があるか確認する	●吸引カテーテルの一般的なサイズは10〜14Frである（図1-1）

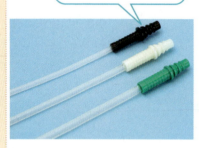

アダプター
吸引ホースとの接続部位の色で，サイズが決まっている

アダプターの色	カテーテルサイズ（Fr）	外径（mm）
薄緑	6	2.00
桃	7.5	2.50
薄青	8	2.67
薄緑	9	3.00
黒	10	3.33
白	12	4.00
緑	14	4.67

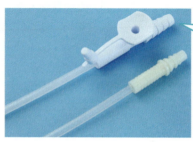

アダプターの種類
吸引調節口があるものとないものがある。あるものは吸引調節口を指で塞ぐことによって吸引圧がかかる

図1-1 吸引カテーテルのサイズと種類

5 速乾性手指消毒薬で手指消毒を行う（➡❹）	❹無菌的処置を行う前であり，微生物の伝播を減少させる
6 手袋，ゴーグル，マスク，エプロンを着用する。未滅菌手袋を両手に着用する（➡❺）	●標準予防策を実施する ❺口腔内はもともと無菌状態の部位ではないため，未滅菌手袋でよい
7 吸引器の作動状況を確認する。吸引器を作動させ，吸引ホースの先端を指で押さえ閉鎖させて，吸引圧を確認する（➡❻）	●設定圧は，26.6kPa（200mmHg）以下に設定する（図1-2） ❻吸引圧が高すぎると，粘膜の損傷を起こす

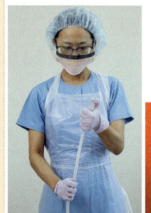
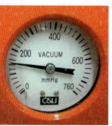

図1-2 吸引ホースと吸引カテーテルを接続し，吸引圧を確認する

	方　法	留意点と根拠
8	患者が指示に応じることができるようであれば，開口を促す	●開口が難しい場合には，左右の口角で，下側になっているほうの口角の内側より愛護的に口角を広げ，視野の確保および吸引動作が行えるようにする
9	吸引カテーテルの一部（アダプターの部分まで）を開く。非利き手で吸引ホースを持ち，利き手で吸引カテーテルのアダプター部分を持ち接続する（➡❼）（図1-3a）	●吸引カテーテルを袋から完全には取り出さず，清潔に保つ ❼吸引カテーテルの先端は清潔のまま保持する必要がある
10	接続部分を非利き手で持ち，アダプター部分を非利き手の親指で折り曲げ，吸引圧がかからないようにする（➡❽）。そのまま吸引カテーテルを包装より引き抜く。吸引カテーテルの先端部分より15cm程度の場所を利き手の親指と中指で持つ（図1-3b）	❽吸引圧がかかると，吸引カテーテルが包装に吸い付いて取り出しにくくなる

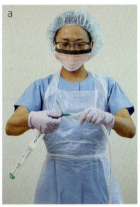

a　非利き手で吸引ホースを持ち，利き手で吸引カテーテルのアダプター部分を持ち接続する

b　吸引カテーテルの先端部分より15cm程度の場所を利き手の親指と中指で持つ

図1-3　吸引カテーテルの接続の方法

11	吸引圧がかからないようにしたまま，吸引カテーテルを口腔内に挿入する（➡❾）（図1-4） 　1）咽頭部分に分泌物貯留音がある場合には，咽頭後壁に向かって吸引カテーテルを挿入する（図1-5） 　2）口腔内分泌物の除去の場合には，流涎もしくは，顔の傾きの下側口角に向かって吸引カテーテルを挿入する	❾挿入時に吸引圧をかけないことによって，過剰な空気の吸い込みと粘膜の損傷を避ける

吸引圧をかからないようにしたまま挿入する

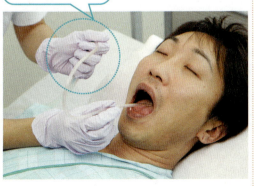

図1-4　吸引カテーテルの挿入方法

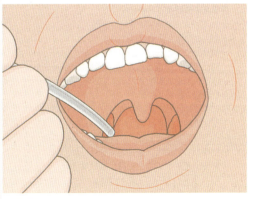

図1-5　喉頭後壁に向かって挿入する方法

第Ⅲ章　集中ケアの看護技術

方　法	留意点と根拠
12　口腔内を観察しながら，吸引カテーテルを口腔内に挿入し，非利き手の親指の力をゆるめ，吸引を開始する	● 1 回の吸引は10 〜 15秒以内に行う ●吸引を開始した際に，咽頭反射により嘔吐を誘発することがある。悪心を訴えた場合には，側臥位や顔を横に向け，誤嚥を予防する。食後や注入後などは特に注意する
13　吸引カテーテルの外側をアルコール綿で拭く アダプターの近くから先端に向かって拭く	●アルコール綿で拭きながら，吸引カテーテル内に貯留した吸引物の性状を確認する
14　水道水を吸引し，吸引カテーテル内を洗浄する（➡⑩）	⑩吸引カテーテル，吸引ホースの洗浄のためであるので，滅菌である必要はない
15　吸引カテーテルを廃棄する	●吸引カテーテルは単回使用とし，使用後は廃棄する（➡⑪） ⑪感染予防の面から再利用はしない
16　患者の呼吸音を聴取し，再度の吸引の必要性を考える。再吸引の必要があれば，「方法 8 」から実施する	
17　患者に吸引が終了したことや結果を説明する（➡⑫）	⑫患者の協力をねぎらい，吸引によって得られた成果を伝え，状態がよくなったことを共有する
18　手袋（両手），マスク，ゴーグル，エプロンを除去し，手指消毒を行う（➡⑬）	⑬微生物の伝播を減少させるため，標準予防策を実施する

B 気管吸引

●目　　的：気道分泌物の貯留を防ぎ，気道を清浄に保つ

●適　　応：気管挿管患者，気管切開患者

●使用物品：吸引器，吸引ホース，吸引カテーテル（開放式と閉鎖式），洗浄用滅菌蒸留水，アルコール綿，手袋，ビニールエプロン，ゴーグル，マスク，パルスオキシメーター

方　法	留意点と根拠
1　石けんまたは速乾性手指消毒薬で手指消毒を行う（➡❶）	❶微生物の伝播を減少させる ●手に目に見える汚れがあるか，嘔吐・下痢の処置後である場合，石けんを用いた流水での手洗いを行う ●上記の場合以外では，速乾性手指消毒薬を用いた方法で手指消毒を行う
2　呼吸音を確認する（➡❷） アセスメントの視点は下記の項目 ・努力性呼吸が強くなっている ・視覚的に気道分泌物が確認できる ・胸部聴診で気管から左右主気管支にかけて気道分泌物の存在を示唆する異常呼吸音（低調性連続性ラ音：rhonchi）が聴取できる ・咳嗽に伴って気道分泌物の存在を疑わせる湿性咳嗽がある ・胸部の触診によって，ガスの移動に伴った振動がある ・人工呼吸器のモニタリングによって，気道分泌物の存在が疑わしい場合。量設定の場合には，気道内圧の上昇がある。圧設定の場合には，換気量の低下がある。フローボリュームカーブで，特徴的な"のこぎり歯状の波形"を認める	❷不必要な吸引は患者に苦痛を与え，合併症を引き起こす可能性があるため，気管吸引の適応であるかどうかを判断する

70

方法	留意点と根拠
3　患者に説明する（→❸）	❸患者はこれから行われる処置がわからないまま実施されると，不安や恐怖を感じる。気管吸引は患者にとって身体的負担が大きいので，十分な説明を行い，理解と協力を得て，不安を少しでも取り除くことが大切である
4　必要物品を確認する ●吸引カテーテルのサイズを確認する（→❹） ●洗浄水は，開放式吸引では，水道水の入ったコップとアルコール綿，閉鎖式吸引では，専用の洗浄水を準備する	●気管吸引には，開放式吸引と閉鎖式吸引（図1-6）とがある ❹適切なサイズの吸引カテーテルはその径が気管チューブの内径の1/2以下のものが推奨される（図1-7）
図1-6　閉鎖式吸引カテーテル（上）と開放式吸引カテーテル（下）	図1-7　吸引カテーテルのサイズの目安 （気管チューブの内径／吸引チューブの外径は，気管チューブの内径の1/2以下／吸引チューブの外径）
5　手指消毒を行い，手袋（両手），マスク，ゴーグル，エプロンを着用する（→❺）	❺生物の伝播を減少させるため，無菌的処置を行う前の手指消毒を行う。標準予防策を実施する
6　吸引器の作動状況を確認する 吸引器を作動させ，吸引ホースの先端を指で押さえて閉鎖し，吸引圧を確認する	●設定圧は，最大で26.6kPa（200mmHg）以下に設定し，これを超えないようにする（→❻） ❻高い吸引圧では，気管壁の損傷・出血，気道にある空気の吸引による低酸素血症・肺虚脱のリスクがある。また，低すぎる吸引圧では，有効な吸引を実施することができないため，事前に吸引ホースを完全に閉塞させた状態で圧の確認を行う
7　吸引前の酸素化を行う（→❼） ●人工呼吸器の設定による方法と徒手的（バッグバルブマスクやジャクソンリース）による方法がある ●パルスオキシメーターで，酸素飽和度を確認する	❼気管吸引操作では，気管内の酸素も吸引され，低酸素血症を生じやすいため，吸引前に酸素化を高めておく ●人工呼吸器の設定で100％濃度の酸素を投与するほうが望ましい（→❽）（図1-8）

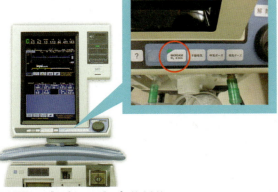

写真提供：コヴィディエン ジャパン株式会社
図1-8　100％フラッシュの画像

第Ⅲ章 集中ケアの看護技術

方 法	留意点と根拠
	❽徒手的方法は，人工呼吸器との接続を替える必要があるため，PEPPが解除されてしまう。また気道内圧を一定にしながら加圧するには熟練した技術が必要である。その他，徒手的方法は，換気不全や低酸素血症，圧外傷を起こすリスクがある
8 口腔内吸引を行う（➡❾） 方法は口腔内吸引の項（p.67）参照	❾口腔内に分泌物が貯留したままで気管吸引を実施すると，バッキングとともに口腔内分泌物が気管に流れ込む可能性があるため，口腔内吸引を先に行う
9 カフ上部吸引ポート付き気管チューブを用いている場合には，吸引ポートよりカフ上部吸引を行う（➡❿）	❿気管吸引実施の前に，口腔内吸引と同様の理由で，気管への流れ込みを防ぐため，カフ上部吸引を行う
10 吸引カテーテルと吸引器を接続する 〈開放式吸引〉 1）無菌操作で滅菌カテーテルのパッケージをアダプターの部分まで一部開け準備する 2）吸引カテーテルのアダプター部分を持ち，吸引ホースとつなげる 3）滅菌手袋を利き手に装着する 4）滅菌手袋を装着した利き手で吸引カテーテルを取り出す 5）回路をはずす 〈閉鎖式吸引〉 1）吸引カテーテルの吸引口と吸引ホースをつなげる 2）コントロールバルブを180度回転させてロックを解除する 3）コントロールバルブを押し，吸引圧がかかることを確かめる	●開放式吸引と閉鎖式吸引とで手順が異なる ●吸引カテーテルは不潔にならないように包装のまま置いておく ●非利き手で吸引圧がかからないようにする ●気管吸引は無菌操作で行うため，吸引カテーテルが不潔にならないよう注意する
11 吸引カテーテルを挿入する 吸引カテーテルをゆっくり挿入し，カテーテル先端が気管分岐部に当たらない位置まで挿入する（➡⓫）。挿入中は吸引の陰圧をかけない	●自発呼吸のある患者では，呼気時にタイミングを合わせて挿入する ⓫吸引カテーテル挿入の深さの目安は，気管チューブの2～3cm先で，気管分岐部の1～2cm上である。気管チューブと吸引チューブの長さから，吸引したときのおおよその挿入位置を決めておくとよい（図1-9） ●もし気管分岐部に当たってしまった場合には，カテーテルを少し引き戻してから陰圧をかけ始める

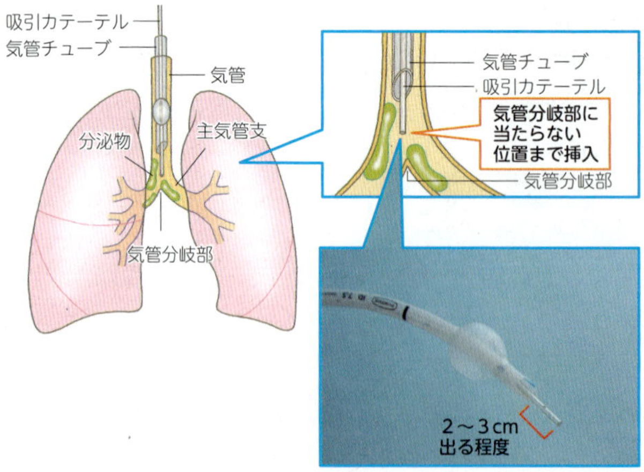

図1-9 吸引カテーテルの挿入の長さ

	方　法	留意点と根拠
12	吸引する 〈開放式吸引〉 陰圧をかけながら，吸引カテーテルをゆっくり引き戻す（➡❷） 〈閉鎖式吸引〉 コントロールバルブを押しながら黒いマーカーが見えるまで引き抜く	● 1回の吸引操作は15秒以上の陰圧をかけない❶ ❷開放式吸引の吸引カテーテルの先端に複数の吸引口がある多孔式では，全ての孔を塞がないと吸引圧が低下する。そのため，利き手の親指と示指の間でカテーテルを回転させて吸引する方法もある
13	吸引カテーテルの洗浄を行い，吸引ホースの分泌物を取り除く 〈開放式吸引〉 吸引カテーテルの外側をアルコール綿で拭き取り，洗浄用滅菌蒸留水で内腔を洗浄する 〈閉鎖式吸引〉 専用の洗浄液を洗浄液注入ポートに接続し，内腔を洗浄する	●閉鎖式吸引では，吸引カテーテルをスリーブ内に適切に引き抜く（➡❸） ❸吸引カテーテルの引き抜きが不十分の場合には，洗浄液がチューブ内腔をとおして気管に流れ込む可能性がある
14	吸引の効果をアセスメントする。パルスオキシメーターで酸素飽和度を確認する（➡❹）	❹実施前にみられた所見が消失もしくは改善しているかを知る。時に吸引によって，呼吸状態や循環状態に異常が生じることがある
15	再吸引の必要があれば，「方法7」に戻り実施する	
16	患者に吸引が終了したことを説明する（➡❺）	❺患者の協力をねぎらい，吸引によって得られた成果を伝え，患者の状態がよくなったことを共有する
17	手袋（両手），マスク，ゴーグル，エプロンを除去し，手指消毒を行う（➡❻）	❻微生物の伝播を減少させる

❶中根正樹・河合佑亮・小野寺悠・他：気管吸引ガイドライン2023〔改訂第3版〕（成人で人工気道を有する患者のための），呼吸療法，41（1）Web版〔公開日：2023年12月27日〕．
〈https://square.umin.ac.jp/jrcm/pdf/41-1/kikanguideline2023.pdf〉（アクセス日：2024/3/4）

C 口腔ケア

- 目　　的：口腔内の環境を清潔に保ち，人工気道を有している場合の人工呼吸器関連肺炎や嚥下障害がある場合の誤嚥性肺炎のリスクを防ぐ
- 適　　応：人工気道を有している患者，意識障害，運動麻痺などでセルフケアが不足している患者
- 使用物品：口腔ケアグッズ（図1-10）；歯ブラシ，スポンジブラシ，水道水の入ったカップ，排唾管，洗浄用注射器，保湿剤，洗口液，清拭用タオル，カフ圧計，手袋，ビニールエプロン，ゴーグル，マスク
    ※口腔ケアグッズをディスポーザブルでキット化した商品包括的オーラルケアシステム（Qケア®）もある

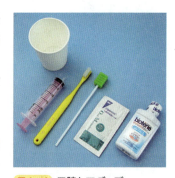

図1-10　口腔ケアグッズ

	方　法	留意点と根拠
1	手指消毒を行う（➡❶）	❶微生物の伝播を減少させる
2	患者に説明する（➡❷）	❷患者はこれから行われる処置がわからないまま実施されると，不安や恐怖を感じる

表1-2 Eilers Oral Assessment Guide (OAG)

Eilers Oral Assessment Guide (OAG) Eilers口腔アセスメントガイド 表

監修：東京医科大学病院 歯科口腔外科 主任教授 近津大地／札幌市立大学 看護学部 講師 村松真澄

2011年6月作成

項目	アセスメントの手段	診査方法	状態とスコア 1	状態とスコア 2	状態とスコア 3
声	・聴く	・患者と会話する	正常	低い／かすれている	会話が困難／痛みを伴う
嚥下	・観察	・嚥下をしてもらう 嚥下テストのために舌圧子を咽頭反射のために舌の奥の方にやさしく当て押し下げる	正常な嚥下	嚥下時に痛みがある／嚥下が困難	嚥下ができない
口唇	・視診 ・触診	・組織を観察し、触ってみる	滑らかで、ピンク色で、潤いがある	乾燥している／ひび割れている	潰瘍がある／出血している
舌	・視診 ・触診	・組織に触れ、状態を観察する	ピンク色で、潤いがあり、乳頭が明瞭	舌苔がある／乳頭が消失しテカリがある、発赤を伴うこともある	水疱がある／ひび割れている
唾液	・舌圧子	・舌圧子を口腔内に入れ、舌の中心部分と口腔底に触れる	水っぽくサラサラしている	粘性があり、ネバネバしている	唾液が見られない（乾燥している）
粘膜	・視診	・組織の状態を観察する	ピンク色で、潤いがある	発赤がある／被膜に覆われている（白みがかっている）、潰瘍はない	潰瘍があり、出血を伴うこともある
歯肉	・視診 ・舌圧子	・舌圧子や綿棒の先端でやさしく組織を押す	ピンク色で、スティップリングがある（ひきしまっている）	浮腫があり、発赤を伴うこともある	自然出血がある／押すと出血する
歯と義歯	・視診	・歯の状態 または義歯の接触部分を観察する	清潔で、残渣がない	部分的に歯垢や残渣がある（歯がある場合、歯間など）	歯肉辺縁や義歯接触部全体に歯垢や残渣がある

*「or」は、「／」で表現しています。

Eilers J, Berger A, Petersen M. Development, testing, and application of the oral assessment guide. Oncol Nurs Forum 1988; 15(3): 325-330. を改変。June Eilers, RN, PhDから翻訳および発行の許可を取得しています。

村松真澄：Eilers口腔アセスメントガイドと口腔ケアプロトコール、看護技術、58(1)：12-16、2012. より転載

口腔ケア プロトコール例

表側のOAGの各項目を1～3点で評価し、それらの合計点によって、口腔ケアプロトコール1～3に分類します。
こちらのプロトコールは、あくまでも1例です。各施設、疾患、患者さんの状態などに合わせて、適宜変更してご使用ください。

項目	プロトコール1 スコア…8点 正常（今後変化が起こる危険性はある）	プロトコール2 スコア…9～12点 軽度の機能障害	プロトコール3 スコア…13点以上 中度～重度の機能障害
アセスメント	・入院時に1回、その後1日1回	・入院時に1回、その後1日2回	・入院時に1回、その後1日3回
ケアの回数	1日 …… 6回 粘膜ケア*1(❶❹) …… 3回 粘膜ケア*1＋歯みがき*2(❶❷❸❹) …… 毎食後3回	1日 …… 7～12回 粘膜ケア*1(❶❹) …… 4～9回 粘膜ケア*1＋歯みがき*2(❶❷❸❹) …… 毎食後3回	1日 …… 12回 粘膜ケア*1(❶❹) …… 10～11回 粘膜ケア*1＋歯みがき*2(❶❷❸❹) …… 1～2回
ケア方法	❶水、またはマウスウォッシュで30秒間うがい。または、マウスウォッシュをつけたスポンジブラシで、口腔粘膜を保湿しながら清掃。 ❷やわらかい歯ブラシにトゥースペーストをつけ、歯みがき。 ❸水、またはマウスウォッシュでうがい。または、スポンジブラシで口腔内全体を清拭。 ❹口唇と口腔内全体にオーラルバランスを薄く塗布。（特に就寝前）	❶マウスウォッシュで30秒間うがい。または、マウスウォッシュをつけたスポンジブラシで、口腔粘膜を保湿しながら清掃。 ❷やわらかい歯ブラシにトゥースペーストをつけ、歯みがき。または、マウスウォッシュをつけたスポンジブラシでみがき。 ❸水、またはマウスウォッシュでうがい。または、スポンジブラシで口腔内全体を清拭。 ❹口唇と口腔内全体にオーラルバランスを薄く塗布。（1日数回。口腔ケア後、または必要時に。）	❶マウスウォッシュで30秒間うがい。または、マウスウォッシュをつけたスポンジブラシで、口腔粘膜を保湿しながら清掃。 ❷マウスウォッシュをつけたスポンジブラシで、または、やわらかい歯ブラシでみがき。 ❸水、またはマウスウォッシュでうがい。または、スポンジブラシで口腔内全体を清拭。 ❹口唇と口腔内全体にオーラルバランスを薄く塗布。（1～2時間毎。口腔ケア後、または必要時に。）
義歯のケア	・毎食後、義歯を取り外し清掃。	・毎食後、義歯を取り外し清掃。 ・義歯を装着する際は、義歯全体にオーラルバランスを薄く塗布。 ・炎症がある場合、義歯を外しておく。	・できる限り義歯を外しておく。 ・義歯を装着する際は、義歯全体にオーラルバランスを薄く塗布。
注意事項	・マウスウォッシュ：うがい、またはスポンジブラシによる清拭を行い、口腔粘膜上の食物残渣や細菌を除去すると同時に湿潤に保つこと。 ・粘膜炎により痛みがある場合には、水または生理食塩水で1対1くらいに薄めて使用してください。 ・痛みや出血がある場合には、無理をしないようにしましょう。歯ブラシやスポンジブラシが粘膜炎に触れないように注意しましょう。 ・誤嚥の危険性がある場合には、吸引器、または吸引付きスポンジブラシや吸引付き歯ブラシの使用をおすすめします。		

*1 粘膜ケア：うがい、またはスポンジブラシによる清拭を行い、口腔粘膜上の食物残渣や細菌を除去すること。
*2 歯みがき：歯や歯ぐきをブラッシングして、食物残渣やプラーク（歯垢）を除去すること。

村松真澄：Eilers口腔アセスメントガイドと口腔ケアプロトコール、看護技術、58(1):12-16、2012.より転載

biotène oralbalance　T&K ティーアンドケー株式会社

方　　法	留意点と根拠
3　手指消毒を行い，手袋（両手），マスク，ゴーグル，エプロンを着用する（→❸）	❸微生物の伝播を減少させる。標準予防策を実施する
4　吸引器の作動状況を確認する。吸引器を作動させ，吸引ホースの先端を指で押さえ閉鎖させて，吸引圧を確認する 設定圧は，最大で26.6kPa（200mmHg）以下に設定する（→❹）	❹高い吸引圧では，気管壁の損傷・出血，気道にある空気の吸引による低酸素血症・肺虚脱のリスクがある。また，低すぎる圧では，有効な吸引を実施することができないため
5　体位を調整する 30度以上のベッドアップとともに，頸部を前屈か回旋させる。もしくは側臥位で頸部を前屈させる（→❺）	❺口腔ケアによる誤嚥を予防するため，流れ込みを起こしにくい体位に調整する必要がある
6　清拭用タオルで口腔周囲の清拭を行う（→❻）	❻口腔外からの細菌やウイルスを口腔内に持ち込ませないことを目的に行う
7　口腔ケア実施前の呼吸音を確認する。分泌物の貯留が疑われれば，気管吸引の手順で実施する	
8　患者の口腔内をアセスメントする（→❼） アセスメントツールとしては，EilersらによるOAG（Oral Assessment Guide）などがある（表1-2，p.74参照）	❼口腔内の状態は全身状態に大きく左右されるため，口腔内の状態をアセスメントし，適切なケアを実施することが重要である
9　患者の口腔内，口唇の乾燥が重度であれば，口腔内や口唇に保湿剤を塗布し，軟化させる（→❽）	❽乾燥したままでは，剥離上皮や痂皮の除去は容易ではなく，ブラッシングによる出血の危険も伴う ●乾燥が強い場合は，あらかじめ保湿剤を塗布し，15分程度軟化させたのちケアを実施する
10　人工気道を有している場合は，カフ圧の調整を行う	●カフ上部吸引機能の付いた気管チューブでは，カフ圧を一時的に40cmH₂Oまで高めておいてもよい（→❾） ❾カフの上部に蓄積した分泌物の流入は，不顕性誤嚥（サイレントアスピレーション）を起こすため，カフ上部吸引機能の付いた気管チューブの使用が勧められている ●カフ上部吸引機能のない気管チューブであれば，適正圧25〜30cmH₂Oに調整する（→❿）（図1-11） ❿カフ圧を高めていてもカフ上にたまった洗浄水を回収することはできないため，カフ圧を高めておく必要はない

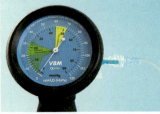

大気圧に開放する

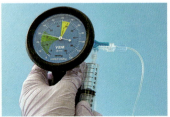

カフ圧計を30cmH₂Oに合わせる

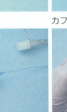

カフ注入孔に接続する

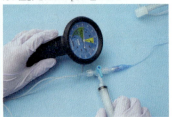

注射器で30cmH₂Oに調整し，患者側へロックして介助する

図1-11　カフ圧管理の手技

	方　法	留意点と根拠
11	経口気管挿管患者であれば，気管チューブの固定のテープを一部除去し，開口できるようにする	● 気管チューブの固定の一部を除去するため，事故抜管に注意する ● 開口が困難な場合には，口角鉤（アングルワイダー）やバイトブロックなどを使用して視野を確保する
12	歯ブラシを用いて，歯のブラッシングを行う（➡⓫）。少なくとも1日2回実施する	⓫ 経口気管挿管患者は，人工気道を有していることに関連した人工呼吸器関連肺炎のリスクを抱えている。人工呼吸器関連肺炎の予防には，歯に付着した歯垢の除去が重要である。歯垢は，機械的刺激によって物理的に破壊しなくては除去できない ● 歯垢のつきやすい「歯と歯の間」「歯と歯肉の境目」「歯の上の溝」の部分を意識して，歯の1本1本をみがく（図1-12） 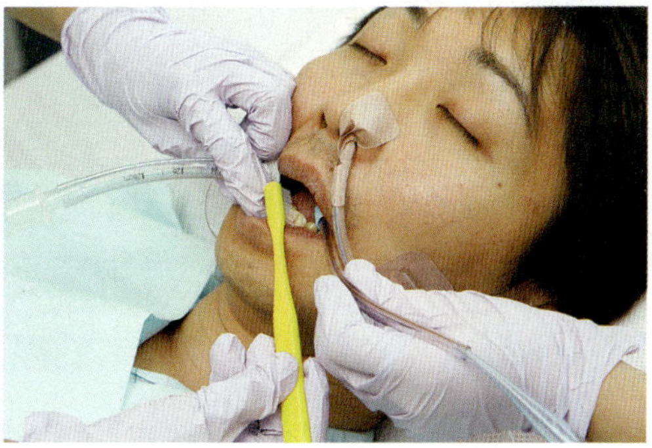 図1-12　ブラッシング
13	口腔内に飛散した汚染物の回収を行う（➡⓬） ・清拭法と洗浄法とがある ・清拭法では，ジェル状の保湿剤をスポンジブラシに塗布し，歯の奥より手前に清拭する。回収したジェルは，ガーゼで拭いながら何度か繰り返す ・洗浄法（➡⓭）では，50mL程度の水道水を用いて，20mLシリンジに3〜5mL程度ずつ吸引し流していく❶	⓬ ブラッシングで飛散した歯垢を咽頭に流れ込ませないように，確実に口腔外に排出することが重要である。誤嚥の危険が高い場合には，洗浄法では汚染物を咽頭から気道へ流し込んでしまう可能性があるため，清拭法により回収を試みる ⓭ 洗浄法では，排唾管を重力の最も下側となった頬粘膜部分に置き，洗浄液の確実な回収を試みる（図1-13） 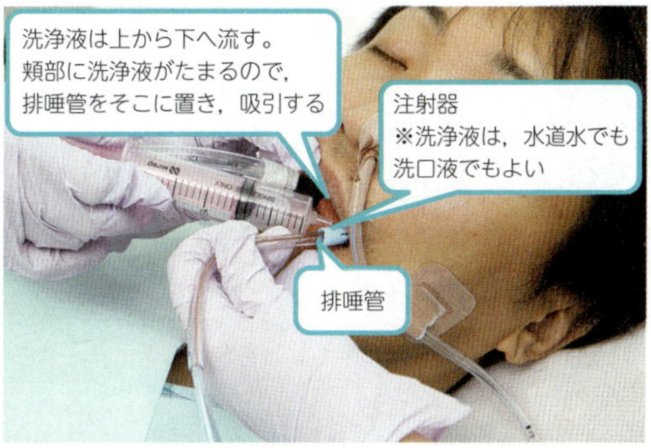 洗浄液は上から下へ流す。頬部に洗浄液がたまるので，排唾管をそこに置き，吸引する 注射器　※洗浄液は，水道水でも洗口液でもよい 排唾管 図1-13　洗浄と吸引
14	咽頭部（カフ上部吸引）を行う（➡⓮）	⓮ 汚染物が咽頭から気道へ流れ込んでいくのを防ぐ
15	経口気管挿管患者の場合は，気管チューブの位置を変更し固定する（➡⓯） 男性患者の場合は，ひげそりを行う（➡⓰）	⓯ 気管チューブの圧迫により口腔内や口唇に潰瘍を生じさせる可能性がある ⓰ ひげが伸びていると，テープがはがれやすくなる

第Ⅲ章　集中ケアの看護技術

方　法	留意点と根拠
	●皮膚の脆弱性や発赤などがあれば，皮膚保護材を利用し皮膚の損傷を予防する
16　人工気道を有している場合は，カフ圧を適正圧25〜30 cmH$_2$Oに調整する（➡⑰）	⑰30cmH$_2$O以上のカフ圧の持続によって，気道粘膜に血流障害を発生させる危険がある
17　保湿ケアを行う（➡⑱） スポンジブラシにジェルタイプの保湿剤を付け，舌，口蓋，口腔粘膜，口唇にまんべんなく塗布する	⑱経口気管挿管患者の場合には，常時開口状態となるため，口腔内が乾燥しやすくなる ●乾燥予防に，気管チューブを通す切り込みを加えて，マスクを装着させる方法もある
18　呼吸音を聴取する。分泌物の貯留が疑われれば，気管吸引の手順で実施する	
19　患者に口腔ケアが終了したことを説明する（➡⑲）	⑲患者の協力をねぎらい，口腔ケアによって口腔内が清潔になったことを共有する
20　手袋（両手），マスク，ゴーグル，エプロンを除去し，手指消毒を行う（➡⑳）	⑳微生物の伝播を減少させる

❶日本クリティカルケア看護学会口腔ケア委員会：気管挿管患者の口腔ケア実践ガイド，日本クリティカルケア看護学会，2021.
〈https://jaccn.jp/assets/file/guide/OralCareGuide_202102.pdf〉（アクセス日：2024/3/4）

D 呼吸理学療法

1）強制呼出法（ハフィング）

●目　　　的：意識的な咳嗽によって，気道クリアランスを保つ
●適　　　応：（1）不十分な咳嗽で痰貯留があるにもかかわらず排痰ができない患者
　　　　　　　（2）意識障害のある患者には適応できない
●禁　　　忌：強制呼出法の利点より病態のリスクのほうが高くなる以下のようなとき
　　　　　　　（1）頭蓋内圧上昇や頭蓋内動脈瘤がある患者
　　　　　　　（2）急性心筋梗塞のように冠動脈の灌流低下がある患者
　　　　　　　（3）急性の不安定な頭部・頸部・脊髄損傷の患者
　　　　　　　（4）分泌物の飛沫によって病原菌が伝播する可能性があり，かつ周囲への伝播の可能性がある患者
●使用物品：聴診器，手指衛生ジェル，パルスオキシメーター，体位変換用枕

方　法	留意点と根拠
1　手指衛生を行う（➡❶）	❶微生物の伝播を減少させるため
2　患者の呼吸状態をアセスメントする（➡❷） ・バイタルサイン ・呼吸回数 ・呼吸様式 ・呼吸の深さ ・胸郭の動き ・異常呼吸音の有無 ・呼吸音の減弱の有無	❷痰が中枢気道まで移動してきている患者に有効である ●努力呼吸や呼吸困難感がある場合は実施しない
3　患者に強制呼出法について説明する（➡❸）	❸不安の軽減となる。患者が主体的に取り組める効果が期待できる

方法	留意点と根拠
4　患者の右または左側に立つ（➡❹）	❹患者の表情や動作を確認する
5　患者を座位とする（➡❺）	❺座位が最大吸気を最も維持できる ●座位ができない場合には，胸部と腹部に適切な圧をかけられる体位へ調整する
6　患者の腕を胸の前で組む形をとり，手のひらを側胸部に密着させる（➡❻）（図1-14）	❻患者自身の上肢によって胸郭へ圧力を与えることで咳嗽の補助となる ●看護師が実際に患者の前でモデルとなって実施して見せるとわかりやすい

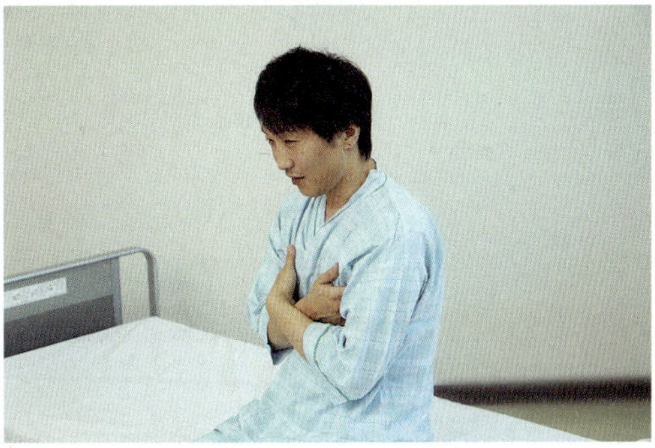

図1-14　手のひらを側胸部に密着させる

7　強制呼出法の方法を説明し，実施する（図1-15） 　1）ゆっくり深呼吸をする 　2）最大吸気で息を止める 　3）「ハッ　ハッ　ハッ」と強く，速く息を吐く（➡❼） 　4）「ハッ」のところで側胸部を手で押さえる（➡❽）	❼「ハッ」と強く呼気を排出することで，口と声門を開放し呼気の流速を早め，分泌物の移動を促進できる ❽胸郭に圧力が伝わり，呼気の排出を増やすことができる

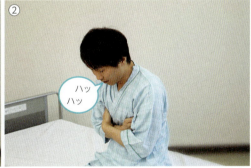

図1-15　強制呼出法の方法

8　痰の喀出があれば，介助する	●上肢の麻痺や意識障害などで自己喀出が難しい場合は，吸引する（口腔内吸引の項，p.67参照）
9　痰の喀出がなければ，楽な呼吸を4〜5回（➡❾），その後深呼吸を促し，再び強制呼出法を行う	❾5回以上繰り返すと疲労を招くため注意する
10　患者の呼吸音を聴取する 　異常呼吸音やケア実施前の呼吸音と比較し，強制呼出法の効果を評価する	
11　患者の寝衣，体位を整える	

第Ⅲ章 集中ケアの看護技術

	方 法	留意点と根拠
12	患者に強制呼出法の実施について説明する（➡❿）。呼吸困難感が出現した場合には看護師に報告するよう伝える	❿患者自身でも取り組める手技であるため

2）徒手的呼吸介助法

●目　　的：（1）換気量の増加によるガス交換の改善
　　　　　　（2）呼吸仕事量の軽減，呼吸困難感の軽減
　　　　　　（3）分泌物の移動
●適　　応：呼吸不全のある患者で換気の改善が期待できる患者
●禁　　忌：（1）胸部の広範囲な熱傷による植皮術後の患者
　　　　　　（2）気胸，肺挫傷，血胸，肋骨骨折，脊髄損傷，頭蓋内圧亢進のある患者
　　　　　　（3）ショックや不整脈など循環動態に変動のある患者
●使用物品：聴診器，手指衛生ジェル，パルスオキシメーター，体位変換用枕

	方 法	留意点と根拠
1	手指衛生を行う（➡❶）	❶微生物の伝播を減少させるため
2	患者の呼吸状態をアセスメントする（➡❷） ・バイタルサイン ・呼吸回数 ・呼吸様式 ・呼吸の深さ ・胸郭の動き ・胸郭の可動域 ・異常呼吸音の有無 ・呼吸音の減弱の有無	❷含気が少ない部分（視診）や，胸郭の動き（触診）を確認する ●患者の胸部と平行に看護師は目線を落とし，軽く手で触れ，胸部を観察するとわかりやすい（図1-16） 図1-16 呼吸状態のアセスメント
3	徒手的呼吸介助の目的と方法について説明する（➡❸）	❸不安の軽減と協力を得ることが必要である
4	患者の体位を整える	
5	SpO₂モニターを確認する（➡❹） 人工呼吸器装着中であれば，一回換気量，気道内圧，呼吸回数を確認する	❹換気血流比の変化により酸素化に影響が生じる
6	徒手的呼吸介助を実施する 1）目的の部位に看護師の手を軽く置く（➡❺） 2）ゆっくり深く息をするよう声をかける 3）看護師は呼気時に最大可動域まで手でゆっくりと押し下げる（➡❻）	❺患者の胸郭の動きをつかむためである ●トータルコンタクト＆ソフトタッチ（手根，指先など部分的に力を入れないように均等に保持すること）で胸郭を保持する ❻呼気を延長させることで次の吸気を吸いやすくし，換気量を増加させる

方　法	留意点と根拠
〈上部胸郭への介助〉 （1）両手掌を患者の両側の鎖骨窩前胸部に当てる （2）呼気とともに下方へ約45度，胸骨をまっすぐに臍へ向かうような感じで押し下げる（→❼）（図1-17） 〈下部胸郭への介助〉 （1）両手掌を患者の乳頭の高さよりやや下方（女性の場合は乳房下部）の前胸部から外側胸部に当てる	● 皮膚だけを引っ張らず，胸郭を保持し，看護師の体重を徐々に乗せるように押す ● 高齢者は胸郭の可動域が狭く，骨も脆弱であるため注意する ❼ 上部肋骨と胸骨の動きはポンプハンドルの動きであり，吸気で前上方に動き，呼気で元に戻るように動く（図1-18）

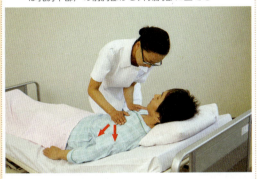

図1-17　上部胸郭への介助

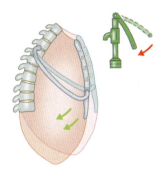

図1-18　上部肋骨と胸骨の動き

（2）呼気とともに臍に向かって押し下げる（→❽）（図1-19）

❽ 下部肋骨の動きはバケツハンドルの動きであり，吸気で横上方に広がり，呼気で斜め下方に戻るように動く（図1-20）

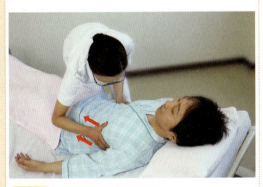

図1-19　下部胸郭への介助

〈側胸部の介助〉
（1）両手掌を患者の前胸部と後胸部からはさみ込むように当てる
（2）呼気とともに骨盤腔方向に向かって圧迫を加え，下方に引き下げる（図1-21）（→❾）

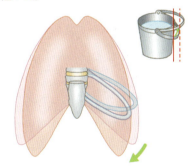

図1-20　下部肋骨の動き

❾ 側臥位では，上側の胸郭が呼気時に骨盤方向へ引き込まれるように動く

Ⅲ-1　呼吸管理

方　法	留意点と根拠

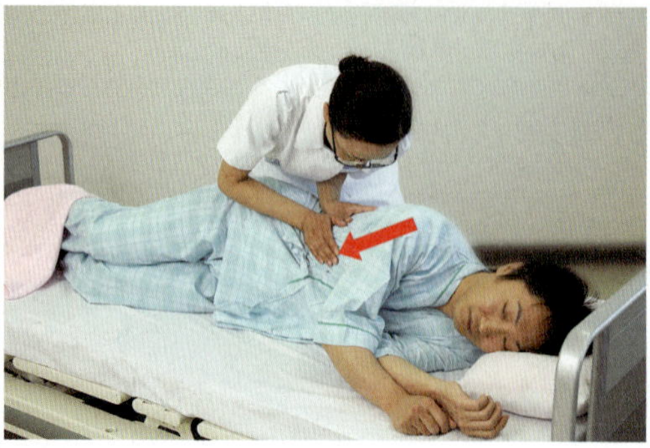

図 1-21 側胸部の介助

方　法	留意点と根拠
4）吸気に移ったらスムーズに力を抜く。看護師の手は胸郭から離さないようにする（➡❿）	●両母指を腋窩中線上に平行に並べて密着させると安定する ❿次の呼気での介助をすぐに行えるようにする
7　患者の呼吸に合わせて10分程度実施する	●呼吸回数に合わせて全て介助せず，1呼吸おきに実施してもよい
8　患者の呼吸状態を観察する	●呼吸介助が効果的であれば，呼吸困難感の軽減，換気量の増加，SpO₂の上昇などを認める ●苦痛や呼吸困難感などが出現すれば中止する
9　患者の寝衣，体位を整える	
10　手指衛生を行い，退室する（➡⓫）	⓫微生物の伝播を減少させるため

E 体位ドレナージ

- ●目　　的：重力によって気道分泌物の移動，換気血流比の改善と機能的残気量の正常化を図る
- ●適　　応：（1）人工呼吸管理中の患者
  - （2）意識障害，神経麻痺のある患者
- ●禁　　忌：＜絶対的禁忌＞頭部および頸部外傷，血行動態不安定な活動性出血のある患者
  - ＜相対的禁忌＞体位ドレナージの利点より病態のリスクのほうが高くなる場合
  - ・頭蓋内圧上昇（＞20mmHg）のある患者
  - ・脊椎手術直後や急性脊椎損傷などで安静が必要な患者
  - ・活動性喀血，膿胸，気管支瘻，うっ血性心不全による肺水腫，肺塞栓などで酸素化が悪化するおそれのある患者
  - ・肋骨骨折（フレイルチェスト）のある患者
  - ・せん妄や不安など精神的混乱があり，体位が保持できない状態にある患者
- ●使用物品：体位変換用枕

	方 法	留意点と根拠
1	患者の全身状態の情報を確認する（➡❶） ・呼吸状態（回数，異常呼吸音の有無，PaO_2，$PaCO_2$，pH，SpO_2） ・循環状態（心拍数，不整脈，血圧）（➡❷） ・体温 ・画像検査（胸部X線，CT画像）（➡❸）	❶体位ドレナージが必要な状態であるかを検討する ❷循環の変動を起こす可能性がある ❸画像検査より患部を確認する必要がある
2	手指衛生を行う（➡❹）	❹患者への接触による微生物の伝播を減少させる
3	患者の呼吸のフィジカルアセスメントを行う（➡❺） ・呼吸回数 ・呼吸様式 ・胸郭の動きの異常や深さ ・異常呼吸音の有無 ・呼吸音の減弱の有無	❺含気が少ない部分（視診）や，胸郭の動き（触診），分泌物の貯留箇所（聴診）を確認する
4	排痰したい肺区域に合わせた体位を選択する（➡❻）（図1-22)	❻末梢気道に貯留した分泌物を中枢気道に向けてドレナージできるように，患部の位置を高くなるようにする

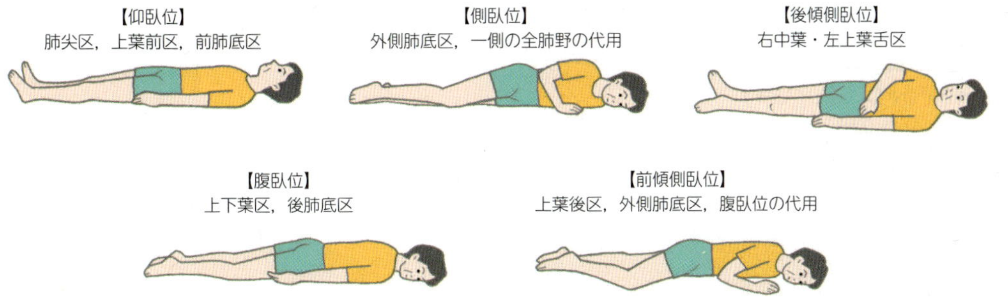

【仰臥位】
肺尖区，上葉前区，前肺底区

【側臥位】
外側肺底区，一側の全肺野の代用

【後傾側臥位】
右中葉・左上葉舌区

【腹臥位】
上下葉区，後肺底区

【前傾側臥位】
上葉後区，外側肺底区，腹臥位の代用

図1-22 排痰したい肺区域に合わせた体位

	方 法	留意点と根拠
5	患者に体位ドレナージの目的，効果，実施予定時間を説明する（➡❼）	❼体位の維持には患者の協力が必要である。意識のない患者にも倫理的側面より声がけを行う
6	体位や患者の体格により，必要人数を検討し，確保する（➡❽）	❽チューブの事故抜去を防止し，体位作成をスムーズに行うため
7	患者の口腔内の唾液を確認し，必要なら吸引を実施する（➡❾❿）	❾唾液が貯留したままで体位作成を行うと，気管内への流れ込みや誤嚥が起こる可能性がある ❿挿管患者では，流涎によって医療用テープの固定がゆるんで気管チューブが抜けやすくなる可能性がある
8	体位作成のリーダーとなる医療者が，患者の頭部側もしくは右（左）側に立ち，声かけしながら体位作成を行う（➡⓫）	⓫リーダーとなる医療者は，全てが見渡せる位置に立つ

方　法	留意点と根拠

〈側臥位（図1-23）〉

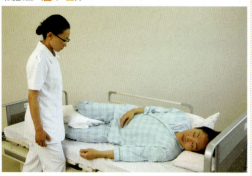

図1-23　側臥位

1) 患者の両サイドに看護師が一人ずつ立つ。排痰したい区域側（患側）の看護師が，患者の膝関節を屈曲させる
2) 反対側の看護師が患者の肩と腰を持ち傾ける（→⑫）
3) 患側の看護師が，体位変換枕を背中と腰に置く。患側の下肢の下に枕を置く

⑫看護師のボディメカニクスを活用する
● 協力が得られる患者には，膝を曲げたり，ベッド柵を持つことを指示する

〈前傾腹臥位（図1-24）〉

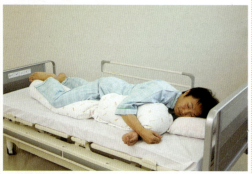

図1-24　前傾腹臥位

1) まず側臥位を作成する。その後患側の看護師が患者の腰と肩を後ろに引く
2) 患者の体位を前方に傾け，枕を前胸部に置く。背面には枕は配置しない（→⑬）。下側になる下肢は伸展させ，上側の下肢は膝関節を100度程度に曲げ，下に枕を置く

⑬下側肺は無気肺を形成しやすい部位であるため，背面を開放させ，圧迫を解除する

〈腹臥位（図1-25）〉

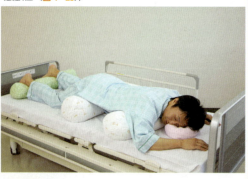

図1-25　腹臥位

方　法	留意点と根拠
1）まず前傾腹臥位を作成する 2）看護師は，頭部側1名と患者の左右に2名ずつ立つ 3）頭部保持者が患者の頭頸部を保持する（➡⑭）。下側になったほうに立っている看護師が患者の肩を持ち上げ，反対側にいる看護師が患者の下側になった手を頭部方向に抜く。患者の両上肢は挙上した形にする（➡⑮） 4）前胸部，腰部に枕を置く。足関節部にも枕を配置する 5）体位作成のリーダーは，圧迫による障害や気道管理，チューブトラブルがないかを確認する 〈座位（図1-26）〉 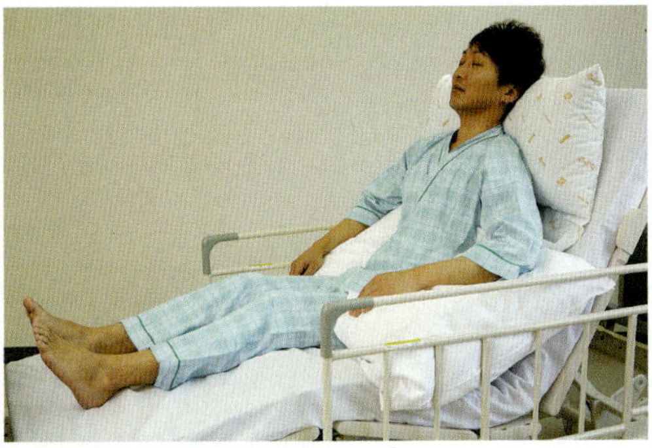 図1-26 座位 1）看護師が患者の左右に立つ 2）患者の股関節がベッドの屈曲位置にあるか確認し，調整する（➡⑯） 3）下肢を20度程度挙上する（➡⑰） 4）頭部を少しずつ挙上し，60度以上挙上する 5）患者の背部，両サイドに枕を置く（➡⑱）	⑭挿管患者では，頭部保持とともに気管チューブの保持も一緒に行い，事故抜管を防ぐ ⑮上下肢の圧迫箇所によっては，上腕神経叢や腓骨神経の麻痺を引き起こすことがある ●眼球の圧迫による損傷を防ぐため，枕を円座に変更する ⑯股関節がベッドの屈曲位置とずれると，崩れた座位となり，患者の負担となる ⑰下肢側に患者がずれ落ちることを防ぐためである ⑱患者の体型に合わせ背部に枕を置いて調整する ●ベッドアップを90度行うと，腹部が圧迫され，横隔膜運動の妨げとなることがある
9　生体モニターやチューブ，カテーテル類の位置および患者の苦痛の有無を確認する（➡⑲⑳）	⑲気管チューブや各種ライン類の閉塞，抜去のおそれがある ⑳不整脈や疼痛が誘発される場合がある
10　予定終了時刻を伝える	
11　実施期間中はモニタリングを継続する（➡㉑） 気管内分泌物の主気管支への移動が認められれば，吸引を行う	㉑バイタルサインの変動が生じることがある
12　予定終了時刻となったら，必要人数を集め，体位を戻すことを患者に説明し実施する	
13　患者の呼吸のフィジカルアセスメントを行う（➡㉒） ・呼吸回数 ・呼吸様式 ・胸郭の動きの異常や深さ ・異常呼吸音の有無 ・呼吸音の減弱の有無	㉒体位ドレナージの効果を評価する
14　患者の寝衣・体位を整える	

F 人工呼吸療法

- ●目　　的：人工呼吸器は換気を代行もしくは補助する生命維持装置で，適切な換気量の維持，酸素化の改善，呼吸仕事量の軽減を目的としている
- ●適　　応：(1) 呼吸不全患者（酸素化不全，換気不全）
  - (2) 呼吸筋疲労（衰弱，高代謝状態，慢性肺疾患など）がある患者
  - (3) 全身感染症（敗血症），外傷，手術後の回復期などの患者
- ●必要物品：人工呼吸器，蛇管（ホース），Yピース，バクテリアフィルター，加温加湿器，加湿チャンバー，滅菌蒸留水，または人工鼻，テスト肺，ウォータートラップ（必要時）

方　法	留意点と根拠
1　**人工呼吸器を準備し，回路を確認する** 蛇管（ホース），ウォータートラップ，Yピース，加温加湿器に破損，亀裂などがないことを確認する（→❶）	❶回路内に亀裂がある場合は，ガスが漏れ，適切な換気量を送ることができない
2　**人工呼吸器回路を接続する** 蛇管にねじれや折れがないように，人工呼吸器→吸気蛇管→加温加湿器→吸気蛇管→Yピース→呼気蛇管→人工呼吸器に接続する（図1-27）	●人工呼吸器の機種によっては，吸気と呼気の専用蛇管がある ●加温加湿器は，人工呼吸器内にヒートワイヤーを挿入し温度を保つものとヒートワイヤーがないものがある。ヒートワイヤーがない場合は，呼気側回路に患者から排出された呼気ガス中の水分（結露）が回路内に付着するための結露除去目的にウォータートラップが組み込まれる

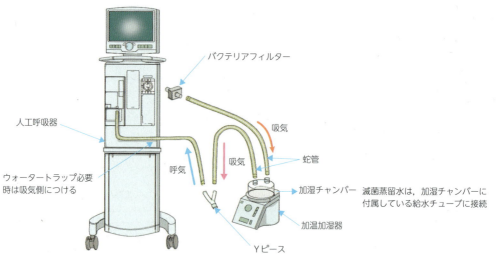

図1-27　人工呼吸器と回路の接続

3　**加温加湿器にチャンバーをセットアップする** 1) 加湿チャンバーに付いてある給水チューブに滅菌蒸留水を接続する 2) 加温加湿器を使用しない場合は，人工鼻を使用する 3) 人工鼻は，Yピースの先端に接続し，気管チューブに接続する	●人工鼻は，患者の呼気中の熱と水蒸気を蓄え，次の人工呼吸器から送られてくる吸気ガスに湿度と温度を与える ●加温加湿器と人工鼻の併用は，加湿が過度になり，人工鼻のフィルターが閉塞して抵抗が増し，換気が困難になるため禁忌である

	方　法	留意点と根拠
4	人工呼吸器を患者の頭部の横に置く（➡❷）	●患者の処置やケアがしやすい場所に設置する ❷患者の頭部横に置くことで，人工呼吸器と呼吸状態を同時に観察できる
5	人工呼吸器と加湿加湿器は，非常用電源に接続する（➡❸） 酸素と圧縮空気は，配管末端器（アウトレット）に接続する	❸停電などに対応できるよう非常用（無停電）電源に接続する ●加温加湿器は，加温されるまでに時間がかかるため，患者装着前に電源を入れ温めておく ●酸素と圧縮空気は，配管末端器にカチッと音がするところまでを差し込み，引いても抜けないかを確認する ●配管末端器は，壁付式，天井吊り下げ式がある
6	テスト肺を付け，人工呼吸器の電源を入れる 　1）モードと換気様式を設定する（図1-28） 　　A/CのVCに設定し，1回換気量を500mL/分，呼吸回数を15〜20回に設定する 　2）アラームの設定を行う 　3）リークテストを行う（➡❹） 　　蛇管からの漏れや加温加湿器周辺や接続部位に漏れがないか確認する	●人工呼吸器の機種によっては，電源を入れ，立ち上がってからテスト肺を付けるものもある ❹リークが起きると，設定された換気量が患者に供給されない

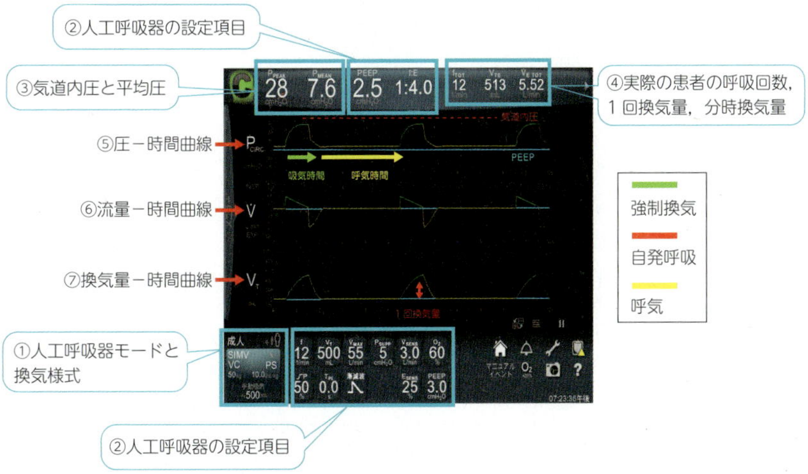

②人工呼吸器の設定項目

③気道内圧と平均圧

④実際の患者の呼吸回数，1回換気量，分時換気量

⑤圧－時間曲線

⑥流量－時間曲線

⑦換気量－時間曲線

①人工呼吸器モードと換気様式

②人工呼吸器の設定項目

強制換気
自発呼吸
呼気

図1-28 グラフィックモニターの画面

	方　法	留意点と根拠
7	加温加湿器の温度設定をする 温度は37℃に設定する	●加温加湿器は，加温加湿器チャンバー出口部分および患者の口元近くに温度センサーを設置して温度管理を行っている
8	人工呼吸器を患者に装着する	
9	人工呼吸器モード，換気様式，酸素濃度，呼吸回数，1回換気量と分時換気量，呼気終末陽圧などの設定を確認する（表1-3）（➡❺）	❺人工呼吸器は，機器により名称や設定項目が異なる ●人工呼吸器モードや換気様式を理解し，どのような名称で設定項目が使用されているのか把握する
10	患者の呼吸状態に合わせてアラームの設定をする（➡❻） 設定する項目：気道内圧上限／下限，分時換気量上限／下限，呼吸回数上限／下限，無呼吸時間	●医師が呼吸状態を観察しながら，アラームを設定するため，確認しておく ❻アラームの設定は，患者の状態や医療機器自体の異常を発見するために必要である。またアラームの設定音量は，医療者の耳に届く範囲に設定しなければ，異常の早期発見や対応の遅れにつながる可能性がある

第Ⅲ章 集中ケアの看護技術

表1-3 人工呼吸器モードと換気様式

モード	モードの内容	設定項目	注意点
AC：assist control（補助／調節換気モード）	「調節換気」と，一定時間内に患者の自発呼吸を検知すると吸気に同期して強制換気を行う「補助換気」がある	換気様式，酸素濃度，1回換気量，分時換気回数，分時換気量，PEEP	●設定換気回数以上の自発呼吸がある場合，強制換気をする
SIMV：synchronized intermittent mandatory ventilation（同期式間欠的強制換気）	強制換気と自発換気を組み合わせたモードで，設定換気回数で強制（補助）換気を行い，強制換気と強制換気の間は自発呼吸を行う	換気様式，酸素濃度，1回換気量，分時強制換気回数，分時換気量，PEEP，PS	●A/Cと比較して呼吸仕事量が増加する ●自発呼吸がない場合，A/CとSIMVは同じ動作となる
CPAP：continuous positive airway pressure（持続的気道内陽圧）	自発呼吸にPEEPを付加したもの。人工呼吸器離脱につなげることができる	酸素濃度，PEEP	●自発呼吸がないと換気されず，PEEP設定が不適切だと呼吸不全を生じる

換気様式	様式の内容	設定項目	注意点
VC：volume control（従量式）	換気量と吸気流量（吸気の速さ）を設定して換気を行う様式 設定した気道内圧上限を超えない範囲で設定した換気量が確保される	換気様式，酸素濃度，1回換気量，分時換気回数，分時換気量，吸気流速，ポーズ時間，PEEP，I：E比，フロー感度	●患者の肺や気道の状況によっては圧が上昇し，圧損傷を起こす可能性がある。気道内圧の変化に注意が必要
PC：pressure control（従圧式）	吸気圧と吸気時間を設定して換気を行う様式。自発呼吸がない場合も，換気をしてくれる	換気様式，酸素濃度，1回換気量，換気回数，吸気流速，ポーズ時間，吸気時間，PEEP，PS	●換気回数が多すぎると自発呼吸がある場合にも全ての呼吸に一定の換気を送るために過換気になる可能性がある
PSV：pressure support ventilation（圧支持換気）	PSのみで吸気，呼気，回数などすべてが患者の呼吸で行われている。自発呼吸があることが前提で強制換気が入らないモード。呼吸仕事量が軽減できる	換気様式，PS，フロー感度，酸素濃度，立ち上がり流量，ポーズ時間，フローパターン，呼気感度，PEEP	●頻呼吸により短い吸気を起こす危険性がある。そのため肺胞虚脱が起きるのでPEEPの設定に注意する
APRV：airway pressure release ventilation（気道陽圧開放換気）	2相性陽圧換気の低圧相時間を極端に短くし，高圧相から解放するモード虚脱肺胞の開通効果を期待して行われる	酸素濃度，高PEEP相，低PEEP相，高PEEP相時間，低PEEP相時間，強制補助換気回数	●比較的高い陽圧が維持できるため，静脈還流が減少している場合は，循環変動をきたすこともある
PAV：proportional assist ventilation（比例補助換気）	肺の抵抗と弾性力を計算し，その時々に合わせて設定されたサポート率の換気を送る様式。呼吸状態に合わせて換気を変化させるため，過不足のない換気補助が可能	酸素濃度，トリガー，PS，1回換気量，換気圧，PEEP，フローサポート	●自発呼吸がないと使えないモード ●鎮静が深く自発呼吸が浅い場合には使用しない

PEEP：positive end expiratory pressure（呼気終末陽圧），PS：pressure support（圧支持）

	方　法	留意点と根拠
11	**人工呼吸器装着患者の観察** 　1）バイタルサイン	●呼吸状態や人工呼吸器の陽圧換気が及ぼす循環動態の変化を把握する。バイタルサインは，モニターに随時表示されており，タイムリーに変化がわかる
	2）呼吸状態の観察（表1-4）	●換気や酸素化の改善または悪化，人工呼吸器との同調性，呼吸状態の異常を早期発見する

表1-4 呼吸状態の観察

呼吸	観察項目	注意点
視診	・呼吸の有無，呼吸数，胸郭の動きと左右差，呼吸困難の有無，チアノーゼの有無，呼吸補助筋の使用の有無，苦痛表情，ファイティング・バッキングの有無 ＊ファイティングとは，人工呼吸器からのガスと患者の吸気とが衝突していることを示す ＊バッキングとは，患者が咳嗽反射を誘発し，咳込んだ状態のことを示す	●ガス交換の異常は，呼吸数，呼吸パターン，努力性呼吸に現れる ●異常な呼吸数は，人工呼吸器との不同調，痰の貯留，疼痛などにみられる ●ファイティングやバッキングが持続すると，気道内圧が上昇し圧外傷やガス交換の悪化などの可能性がある
聴診	・肺全野を聴く ・異常音の聴取は，吸気か呼気か，どのタイミングで発生する音なのかを確認する ・肺の左右交互を確認する ・前胸部と背部を聴診する	●呼吸音が片側のみ減弱している場合は，気管チューブが深く挿入されていることもあるので，気管チューブの固定位置や胸部X線でも確認する ●呼吸音がほとんど聴こえない場合は，換気ができていない状態であるため，迅速に対処する。気管チューブの閉塞，呼吸回路の閉塞などの原因も考えられるため，肺実質だけでなく人工呼吸器も確認する
触診	・手掌を胸壁に当て胸郭の動き，左右差，リズム，パターンをみる ・振動音を感じながら，同時に皮膚の温度や湿潤感を知る	●痰が貯留している場合は，触診によって容易に確認することができる ●皮下気腫が存在する場合は，握雪感を触診することができる
打診	・清音または共鳴音を確認する ・聴診した位置と同じ場所を打診する ・気胸，無気肺，胸水を見きわめる	●胸腔内に胸水や血液が貯留している場合は，濁音が確認され，気胸や緊張性気胸が出現した場合は，過共鳴音が確認できる

方　法	留意点と根拠
3）意識レベル，鎮静と鎮痛の評価	●鎮痛薬は，気管チューブの違和感や苦痛を軽減するために使用する。鎮静薬は，人工呼吸器への同調，患者の不安軽減のため使用する。鎮静が浅すぎると血圧上昇，頻脈，頻呼吸，チューブの事故抜管などが起き，鎮静が過剰すぎると，覚醒遅延や血圧低下などが起こる。そのため鎮静評価を適宜行う
4）気管チューブの固定とカフ圧	●人工呼吸器からの換気を正しく行うために気管チューブの固定位置や適切なカフ圧の管理を行う。また，適切なカフ圧管理は，誤嚥のリスクを予防する
12 人工呼吸機器とグラフィックモニターの観察 　1）人工呼吸機器の観察 （1）呼吸回路の屈折や接続	●回路の閉塞や接続がはずれることで，十分な換気が保てず，低酸素になる
（2）加温加湿器の温度	●加温・加湿されていない吸気ガスが直接肺に入ると，気道粘膜の損傷，分泌物の粘稠度が高まる
2）人工呼吸器のパネル画面とグラフィックモニターの観察（図1-28参照）	●患者の呼吸状態を人工呼吸器側のパネル画面とグラフィックモニターでも観察する（➡❼） ❼グラフィックモニターの観察は，患者の実際の呼吸状態の把握，人工呼吸器設定条件の良否，回路・気道トラブルの発見のために重要である
（1）モードと換気様式 （2）人工呼吸器の設定項目とアラームの確認 （3）気道内圧	●設定された内容であるのか確認する。また，患者の呼吸状態の変化や機器のトラブルの異常を察知するためアラーム設定の確認を行う
（4）呼吸回数，1回換気量，分時換気量	●実際に患者がしている呼吸の気道内圧，呼吸回数，1回換気量，分時換気量を把握し，異常がないかを確認する

第Ⅲ章　集中ケアの看護技術

方　法	留意点と根拠
（5）圧－時間曲線（気道内圧波形）	●縦軸に「気道内圧」，横軸に「時間」を示した曲線であり，気道系に加わる圧力を示している
（6）流量－時間曲線（フロー波形）	●縦軸に「流量（横軸を0基線として，上部が吸気流量，下部が呼気流量）」，横軸に「時間」を示した曲線であり，肺に流れ込むガスの流れの速さを示している
（7）換気量－時間曲線（換気量波形）	●縦軸に「換気量」，横軸に「時間」を示した曲線であり，肺に入ったガスの量を示している
13　人工呼吸中のケア 　1）気道管理 　（1）気管チューブの位置と固定の確認 　（2）カフ圧の確認 　（3）気管チューブ固定に伴う粘膜・皮膚トラブルの予防 　（4）気管吸引・口腔内吸引 　2）感染予防（口腔ケア） 　3）体位管理 　（1）体位変換 　（2）体位ドレナージ 　4）深部静脈血栓予防（➡❽） 　（1）弾性ストッキングの着用 　（2）間欠的空気圧迫法 　5）栄養管理 　6）精神的ケア	●気管チューブの位置のずれにより十分な換気ができないため，固定やカフ圧を確認する。また，気管チューブの圧迫により舌や口蓋に潰瘍を形成する可能性があるため，1日1回，位置を変える。分泌物による閉塞を予防するため適宜吸引する ●人工呼吸器関連肺炎を予防する ●肺のあらゆる部位の換気を促すとともに，肺拡張および分泌物の移動と排痰を促す。また，体位変換は褥瘡予防ともなる ❽人工呼吸器装着中は自力での体動が困難であることから，血栓の形成リスクが高いため予防が必要である ●人工呼吸器装着時は，食事を口から摂取することができない。そのため経腸栄養を，ICU入室時もしくは侵襲後24〜48時間以内の早期に少量から開始する ●人工呼吸器装着中の患者は，発声が妨げられ医療者とのコミュニケーションが図れないことで不安が増す。そのため，患者とコミュニケーションが図れるよう文字盤，筆談などを使用する

G　NPPV（非侵襲的陽圧換気）

●**目　　　的**：NPPV（noninvasive positive pressure ventilation）は，気管挿管や気管切開をすることなしに専用の鼻マスクや顔マスクを用いて行う陽圧換気療法である

●**適　　　応**：（1）呼吸不全患者（心不全，心原性肺水腫）

　　　　　　　（2）慢性呼吸不全（COPDや筋ジストロフィーなどの神経・筋疾患）

●**必要物品**：人工呼吸器，NPPV専用回路，加温加湿チャンバー，NPPV専用マスク，加湿器用の注射水，バクテリアフィルター

方　法	留意点と根拠
1　患者への説明	●NPPVは，密着型マスクを装着し患者の自発呼吸を補助するため，最初に不快感を与えてしまうと装着できないこともある。そのため事前にマスクを口元に当て，空気が流れることを把握してもらう ●食事や会話ができることも伝える
2　人工呼吸器を準備し回路を確認する 　・NPPVは，高濃度酸素を使用するため酸素配管を確認する 　・圧縮空気の配管は，使用しない	●呼吸状態が悪化した場合には，気管挿管し人工呼吸器を装着することがあるので，人工呼吸器を設置できるかも確認する

方　法	留意点と根拠
3　回路を組み立てる 加温加湿チャンバーをセットし注射水を入れる→バクテリアフィルターをセット→加温加湿チャンバーからマスクに接続する回路にウオータートラップを組む→呼気ポートと圧チューブを接続する	● NPPVは，機種によって組み立て方法が異なる ● ウオータートラップの接続がゆるいとリークの原因になる ● 圧チューブ内に水滴が入るとモニタリングが正しく表示されないこともあるため，機器側の圧チューブにフィルターを付ける
4　呼気ポートを設定しマスクを装着 NPPV導入時には，低い圧から開始する	● 装着前には，マスクの大きさや形態を患者と事前に確認しておく ● マスクが正しくフィットしていることを確認する。漏れや不快を感じる場合は，サイズやタイプを調整する必要がある ● 圧が強いと不快を生じるため弱い圧から開始する ● 設定を変更するときは，マスクをはずして行う ● マスクやベルトの圧迫による皮膚の発赤，びらん，潰瘍などが生じる。マスクの圧迫や皮膚の状態を観察する。また，マスクからのエアリークにより鼻口腔・目の結膜の乾燥がある ● 高濃度酸素によりマスク内に水滴がたまることがある。適宜マスクをはずし，水滴を拭き取る ● NPPVの装着により，睡眠障害やせん妄などを発症することがある。環境整備，睡眠リズムを整える。また早期離床は，患者のADL拡大だけでなくせん妄予防にもなる

文　献

1）日本呼吸器学会肺生理専門委員会・日本呼吸管理学会酸素療法ガイドライン作成委員会編：酸素療法ガイドライン，日本呼吸器学会，2006，p.6-9.

2）中根正樹・森永俊彦・鵜澤吉宏・他：気管吸引ガイドライン2013（成人で人工気道を有する患者のための），人工呼吸，30：75-91，2013.

3）3学会合同呼吸療法認定士認定委員会編：新呼吸療法テキスト，アトムス，2012.

4）AARC Clinical Practice Guideline-Humidification during mechanical ventilation, *Respir Care*, 37：887-890, 1992.

5）American Heart Association：ACLS EPマニュアル・リソーステキスト，シナジー，2014.

6）日本呼吸療法医学会：人工呼吸中の鎮静のためのガイドライン，2009.
http://square.umin.ac.jp/jrcm/contents/guide/page03.html [2015.3.25]

7）特集/急性呼吸不全に対する呼吸管理ベストプラクティス，救急医学，28（10），2004.

8）日本呼吸器学会NPPVガイドライン作成委員会編：NPPV（非侵襲的陽圧換気療法）ガイドライン（改訂第2版），日本呼吸器学会，南江堂，2015.

2 循環管理

学習目標
● 循環調節機構，体循環と肺循環，刺激伝導系などの循環器系の機能を理解する。
● 循環機能をアセスメントするのに必要な情報を得るための主なモニタリングを理解する。
● 循環機能障害の主な治療とケアを理解する。

1 循環器系の機能

　循環とは，生命維持のために，全身の細胞や組織に十分な酸素や栄養などを輸送することにより生体の組織や臓器を円滑に機能させることである。循環器系の異常は，組織や臓器の機能障害を引き起こし，生命の危機を招く。循環器系の異常に伴う身体状況の変化は，心理的にも不安や恐怖の感情を抱かせる。

1）循環調節機構

　生体には，常に血行動態を監視する化学受容体(頸動脈小体，大動脈小体)や圧受容器(頸動脈洞，大動脈弓) が存在する。血圧が低下すると，これらの受容体はインパルス (活動電位) を発し，求心系回路により情報が視床下部に伝達される。視床下部からの指令によって交感神経の緊張やレニンの分泌を活性化させることにより，血圧をある一定の範囲内に保つように調整している。

　交感神経には α 作用と β 作用がある (表2-1)。交感神経の興奮により交感神経末端や副腎髄質からアドレナリンやノルアドレナリンが放出される。ノルアドレナリンは主に血管にある α 受容体に結合し，末梢血管を収縮させ血圧を上げる。一方，アドレナリンは主に心臓に分布する β_1 受容体と結合し，心拍数や心筋収縮力を上げることで昇圧作用を発揮する。

表2-1 交感神経系の機能

| | α 受容体 | β 受容体 | | |
		β_1		β_2
生理機能	末梢血管収縮↑	心収縮力↑	心拍数↑	末梢血管拡張↑ 気管支拡張↑
アドレナリン	＋	＋＋＋	＋＋	＋
ノルアドレナリン	＋＋＋	＋	－/＋	－

レニンは，腎臓の傍糸球体細胞から放出されるたんぱく分解酵素で，昇圧作用を有するアンジオテンシンⅡの分泌を促進させる。

2）体循環と肺循環

血液の循環には体循環と肺循環がある。

体循環とは，左心室から送り出された血液が全身の毛細血管に運ばれ，組織や臓器を循環して静脈血となり，上・下大静脈から右心房に戻る経路をいう。

肺循環とは，右心房から右心室に流入した静脈血が肺へ運ばれ，酸素化された動脈血となり左心房に戻る経路をいう。

3）刺激伝導系

心筋は，主に心臓の収縮を担う固有心筋と刺激伝導系をつくる特殊心筋でできている。心臓には，刺激伝導系の働きにより，神経の刺激によらないで自ら周期的に収縮できる自動能が備わっている。刺激伝導系（図2-1）の始まりは洞結節で，その刺激は，前・中・後結節間路→房室結節→ヒス束→右脚，左脚→プルキンエ線維とつながることで，心房から心室へ順に興奮させる。刺激伝導系のそれぞれの部位では独自に電位を発生させることができるが，刺激回数は部位により異なる。洞結節は60～80回/分興奮することができるのに対し，房室結節は40～50回/分と少ない。より下位になればさらに興奮は少なくなる。この刺激回数の違いにより上位からの刺激に応じて順に興奮することができ，心房と心室の同時収縮を防いでいる。刺激伝導系の障害により様々な不整脈が発生する。

4）心拍出量を規定する因子

心臓から全身に送り出される血液量を心拍出量という。1分間に拍出される心拍出量（L/分）は，「一回拍出量」×「心拍数」で決定し，およそ4～6L/分である。計算上では，一

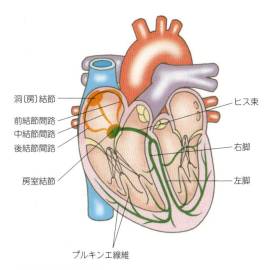

図2-1 刺激伝導系

回拍出量や心拍数が増加すれば心拍出量が増えることになるが，実際には，150回/分を超える頻脈では，左心室に血液が充満する拡張期が短くなるため心拍出量が減少する。

　一回拍出量は，①前負荷，②心収縮力，③後負荷の3因子で決定する。前負荷とは心臓が収縮を開始する前（心室拡張末期）に心室にかかる負担である。つまり，心臓の拡張終期に心室に流入した血液量であり，心室拡張末期容量に相当する。心機能が正常であればある一定レベルの前負荷の増大（心室に流れ込む血液量が増える）に応じて一回拍出量が増加する。心収縮力とは，心臓が血液を全身に拍出させるために必要な収縮力である。後負荷とは，心臓が収縮している間に心室にかかる負担である。後負荷は，末梢血管抵抗や大動脈弁狭窄症，血液粘稠度，心室容積などで増減する。末梢血管の収縮は，後負荷を増大させ血圧を上昇させるが，心臓は血液を送り出すためにより多くの収縮力が必要になり，慢性的に後負荷がかかれば心臓は肥大し拡張性は低下する（心肥大）。

2 循環器系の主なモニタリング

1）心電図

　心電図は，心臓の心筋細胞が興奮し収縮するたびに生じる活動電位の変化を体表面から記録したものである。心電図には，モニター心電図と標準12誘導心電図がある。心電図の基本波形と波形が表す生理機能を図2-2に示す。心電図波形はP，QRS，Tの三棘波から構成されている。洞結節で発生した電気的興奮が正しく心房，房室結節，心室へと伝わり，それによってP，QRS，T波形が規則正しく繰り返されている状態を洞調律という。心電図記録用紙は横軸が時間，縦軸が電位を表し，一般的に1mm＝0.04秒，0.1mVで記録される（図2-2）。

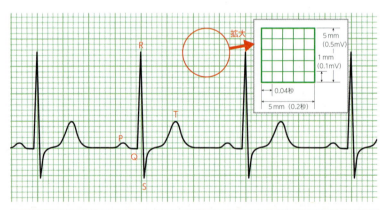

図2-2　心電図の基本波形と生理機能

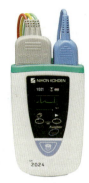
写真提供：日本光電工業株式会社
図2-3 無線式送信機

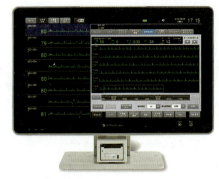
写真提供：日本光電工業株式会社
図2-4 心電図モニターの長時間波形

（1）モニター心電図
　身体の2点間に電極を置き，相対的な電位差を測定する双極誘導法が用いられる。心拍数の変化や不整脈，虚血性変化の有無，電解質の異常の情報を非侵襲的かつリアルタイムに得ることができる。モニター心電図には有線式と無線式がある。無線式は送信機（図2-3）によって離れた場所にあるモニター本体に電気信号を送る。最近のモニター心電図には長時間の心電図波形を記憶し，後でレビューすることも可能であるため，不整脈の出現頻度や評価に用いられる（図2-4）。

（2）12誘導心電図
　12誘導心電図は，双極誘導法と単極誘導法を組み合わせたものである。心筋虚血や不整脈の診断などの情報を得ることができる。12誘導心電図で得られる心電図波形を図2-5に示す。

2）観血的動脈圧モニター
　橈骨・上腕・大腿動脈などを穿刺し，留置したカテーテルを加圧バッグ付き圧トランスデューサーと接続することにより，電気信号に変換された1拍ごとの動脈圧波形と圧測定値を連続的にモニターする。これにより血圧の変化をリアルタイムに把握することができ

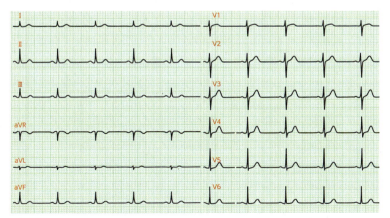
図2-5 12誘導心電図波形

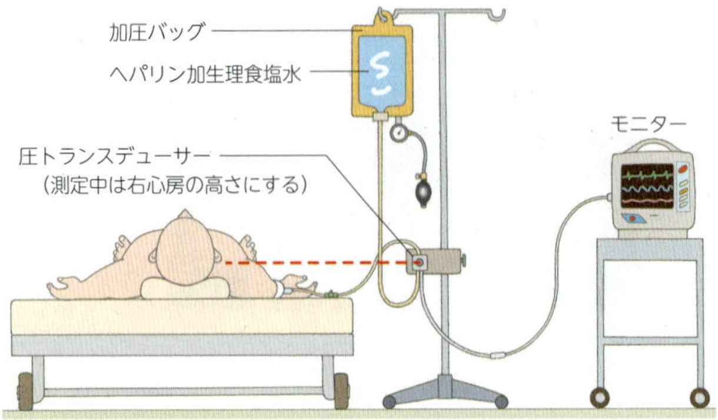

第Ⅲ章 集中ケアの看護技術

図2-6 観血的動脈圧モニターのゼロ点調整

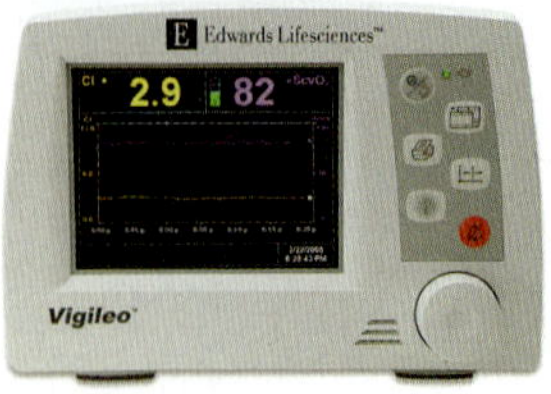

資料提供：エドワーズライフサイエンス株式会社

図2-7 ビジレオモニター

る。また，血液ガス分析のための採血ラインとしても使用できる。動脈ラインの留置部位や圧トランスデューサーの高さなどによって圧測定値が変化するため注意が必要である。通常，動脈ラインの留置部位が末梢になるほど収縮期血圧は高く表示される。圧トランスデューサーの位置が低いと収縮期血圧は高く表示される。モニター中は大気圧の影響をなくすため，心臓の高さ（胸壁の厚みの中点と第4肋間の交点）を0点調整とする（図2-6）。動脈圧波形から心拍出量の連続測定が可能なモニタリングシステムもある（図2-7）。

3）中心静脈圧モニター

中心静脈（上大静脈，下大静脈）に留置したカテーテルと圧トランスデューサーを接続することで中心静脈圧（central venous pressure：CVP）を測定する。通常カテーテルは，鎖骨下静脈，内頸静脈，外頸静脈が選択される。CVPは右房圧と近似しているため，心臓の前負荷の指標として用いられる。基準値は5〜10cmH$_2$Oの範囲である。CVPの減少は，循環血液量の減少や血管拡張を示唆する。一方，CVPの上昇は，循環血液量の増加や血管収縮が考えられる。

4）スワン-ガンツカテーテル

中心静脈から右心房，右心室を通って肺動脈内に留置した肺動脈カテーテル（スワン-ガンツカテーテル）と圧トランスデューサーを接続することにより心肺の圧を測定する（図2-8）。スワン-ガンツカテーテルをモニタリングすることにより心機能や循環動態の評価に必要な肺動脈圧（PA），肺動脈楔入圧（PCWP），心拍出量（CO），心係数（CI），混合静脈血酸素飽和度（S$\bar{v}$O$_2$）などの情報を得ることができる。侵襲の大きな手術後や循環不全のある場合など厳重な循環管理を行う場合に適応となる。肺塞栓や重症不整脈，感染などの重大な合併症をきたすこともあるため，心機能の改善や循環が安定した際には速やかに抜去する。

5）IABP

IABP（intra aortic ballon pumping）とは，冠動脈疾患などにより，血液を全身に拍出させるために必要な心収縮力が低下している患者に，大腿動脈からバルーンカテーテルを

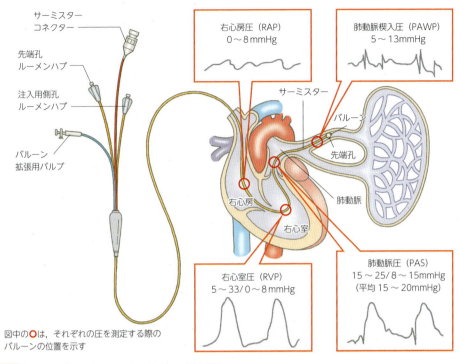

図2-8 スワン-ガンツカテーテルによる心内圧の測定

挿入し，下行動脈に留置したバルーン部分を心拍動に同期して拡張もしくは収縮させることにより，心臓の圧補助を行う補助循環法の一つである。心臓の拡張期にバルーンを拡張させることにより，冠動脈に流れる血流が増加する。また，心臓の収縮期にバルーンを収縮させることにより，後負荷を軽減し，血液の駆出を容易にする。IABP療法の効果を最大限に得るためには，バルーンの拡張と収縮のタイミングが重要であり，心電図もしくは大動脈圧でタイミングを合わせているため，施行中は適切なタイミングで拡張と収縮が行われているかを常にモニタリングすることが大切である。

6）ECMO

ECMO（extracorporeal membrane oxygenation）とは，遠心ポンプと人工肺を有する閉鎖式回路を通して血液を体外循環させ，循環と呼吸の機能を一時的に代替する治療法である。ECMOには，循環と呼吸の両方を補助することを目的に，静脈から血液を脱血し，人工肺で酸素化した血液を遠心ポンプで動脈に送血するV-A ECMOと，循環補助を必要とせず呼吸のみを補助するために，静脈から血液を脱血し，人工肺で酸素化した血液を静脈に返すV-V ECMOの2つの種類がある。ECMOは，重度の循環不全や呼吸不全患者に適応される治療法であり，施行中は，ECMO装置が適切に作動するように管理するとともに，アラームへの速やかな対応が重要である。また，血栓塞栓や出血，感染など合併症の併発は，ECMO治療の継続を困難にすることへもつながるため，常に観察や早期対応に努める必要がある。

3 末梢循環促進ケア

　急性・クリティカルケア領域における末梢循環不全として問題となるものの一つに深部静脈血栓症（deep vein thrombosis：DVT）がある。DVTは，血流の停滞，血管内皮障害，血液凝固能の亢進を背景に，主に下肢の深部静脈（ヒラメ静脈）に血栓を形成する疾患である。DVTの主症状は，下肢の腫脹，疼痛，色調の変化などであるが，無症状であることも少なくない。血栓の遊離は肺血栓塞栓症（pulmonary embolism：PE）を引き起こし致死的となることもあるため，DVT予防が重要となる。DVT予防策には，薬物療法のほか，非薬物療法として早期離床，下肢挙上および下肢の自動・他動運動，下腿マッサージ，弾性ストッキングの着用（図2-9），間欠的空気圧迫法（図2-10）がある。

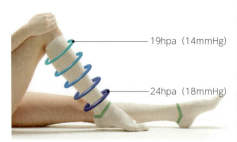

写真提供：エム・シー・メディカル株式会社

図2-9　弾性ストッキング

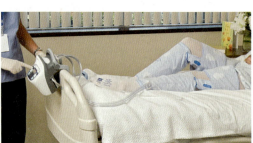

写真提供：日本コヴィディエン株式会社

図2-10　間欠的空気圧迫法

看護技術の実際

A モニター心電図

- 目　　的：心電図の持続的監視より心拍数や不整脈，心筋虚血などの経時的評価を行う
- 適　　応：（1）不整脈や心筋異常などの心臓疾患患者
　　　　　　（2）循環動態の不安定な重症患者や急変のおそれがある患者
　　　　　　（3）侵襲の大きい検査や術中・術後の管理で継続的な観察を必要とする患者
- 使用物品：心電図モニター（有線方式の場合：モニターケーブル，リード線。無線方式の場合：送信機，リード線），電極（3個），アルコール綿または清拭タオル

方法	留意点と根拠
1　必要物品を準備し，点検する 　1）コードの破損や断線がないか確認する 　2）無線式であれば，以下の準備をする 　・送信機に適した電池の選択を行い，電池の有無と消耗の程度を確認した後に挿入する 　・受信機と送信機のチャンネルを照合して，受信機の表示板に患者名を明示する（→❶）	●電池交換の日付を記録しておく ❶他の患者と識別するため

方　法	留意点と根拠
・電極にリード線を付ける（➡❷）	❷電極がスナップ式の場合，リード線を付けるときに押しつけると患者に苦痛を与えるため，事前に付けておく
2 患者のもとへ必要物品を運ぶ	
3 患者に目的，方法を説明する	
4 患者の体位を仰臥位にする 　1）前胸部が見えるように寝衣を調整する 　2）電極装着部位を選択する（図2-11）	●身体の露出は最小限とする

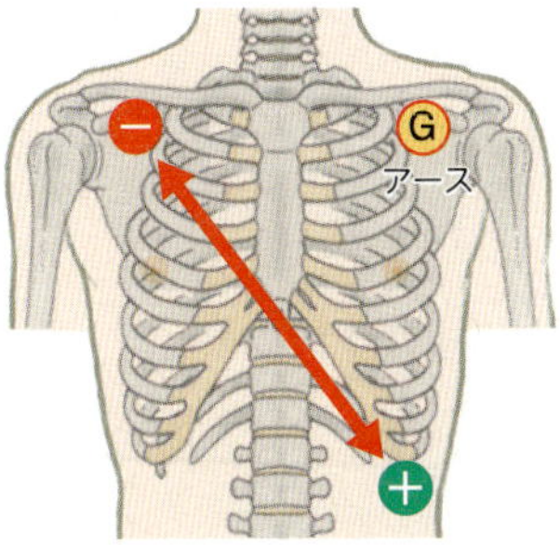

図2-11 心電図モニターの電極装着位置

方　法	留意点と根拠
＜3点誘導＞ ・マイナス電極（赤）：右鎖骨下窩 ・プラス電極（緑）：左前腋窩線上の最下肋骨付近 ・アース電極（黄）：左鎖骨下窩 　3）皮膚の湿潤や汚染があるときはタオルやアルコール綿で清拭し，乾燥させる（➡❸）	●一般的には，P波が判別しやすいⅡ誘導が用いられる ●身体所見をみたり，緊急時の除細動の施行や標準12誘導心電図記録の邪魔にならないように装着部位を工夫する ❸汗や皮脂により接着が不十分であると，明確な波形が得られない
5 選択した部位に電極を装着する 電極のシール部分をはがし，装着予定部位にそれぞれ装着する	●接着面に表示されている剥離部分以外には触れない（➡❹） ❹接着効果を保持するため ●電極についているゲルが乾燥していないことを確認する ●体動により電極がはずれないようにする ●接触が悪くなった場合は，速やかに新しい電極と交換する ●皮膚障害を起こす可能性がある場合は，電極の種類を選択したり，装着位置を適宜変更したりする（➡❺） ❺電極の接着剤により発赤や瘙痒感などの皮膚障害を生じることがある
6 患者の寝衣を整え，装着が終了したことを伝える	●1日1回の電極交換を行い，皮膚の状態を観察する。電極交換時には粘着剤が皮膚に残っていないことを確認し，適宜清拭を行う
7 送信機やリード線，コードは患者の体動の妨げにならないよう整理する（➡❻）	❻送信機やリード線，コードなどは患者に拘束感や不快感をもたらす。またリードが引っ張られることにより断線や電極の装着不良にもつながる ●送信機は寝衣のポケットに入れたり，袋に入れて首から下げるなどの工夫をする
8 送信機の電源を入れ，受信機を調整する 　1）受信機の心電図波形を確認する 　2）アラームの設定を行う ・心拍数や不整脈，ST変化などのアラームを設定する（➡❼） ・アラーム音をONにする	●波形が見やすいように感度を調節する ●患者の状態に合ったアラーム設定を行う ❼ミスアラームを最小限とし，モニターの信頼性や看護師の認知を高める❶

第Ⅲ章　集中ケアの看護技術

方　法	留意点と根拠
・自動記録の設定 3）モニター心電計が患者のベッドサイドにある場合，アラームや心拍同期音の音量を調節する（➡❽） 4）電極装着時の波形を記録する（➡❾）	❽心電計からの機械音が，患者の不快感や不安感をあおらないように音量に注意する。患者周囲の不穏な音や高い音量レベルは，患者に精神的な影響を及ぼし睡眠障害やせん妄の発症に関与する❷ ❾電極装着後の波形と比較するため ●誘導法や電極装着場所を変更した場合はその旨を記録に残す（➡❿） ❿波形が変化するため
9　患者の状態を観察する 電極装着に対する患者の訴え，動悸や胸痛など胸部症状の有無，バイタルサインの測定	
10　終了し，後片づけをする 1）患者にモニター終了を告げる 2）電極を除去し，装着部位を清拭する 3）送信機の電源を切り，電池を抜き取る（➡⓫） 4）リード線は送信機の本体に軽く巻きつけ，同一場所に保管する 5）患者の名前，記録を消去する	 ⓫電池の消耗や過放電の防止のため

❶谷本千恵・川久保芳文：生体情報モニターのアラームをどれだけ信頼する？，*INTENSIVIST*，3（2）：190-194，2011.
❷The sound environment in an ICU patient room-A content analysis of sound levels and patient experiences，*Intensive and Critical Care Nursing*，28（5）：269-279，2012.

Ｂ　12誘導心電図

- ●**目　　的**：心臓の電気的活動を観察し，心臓の状態把握を行う
- ●**適　　応**：虚血性心疾患，心筋症，不整脈，電解質異常，心房・心室の負荷および肥大などの評価を必要とする患者
- ●**使用物品**：十二誘導心電計，胸部電極，四肢誘導電極（必要時に応じて電極用ペースト），拭き取り用の温タオルまたはティッシュペーパー，記録用紙，アルコール綿，バスタオル

方　法	留意点と根拠
1　患者へ説明をする（➡❶） 1）目的，方法，所要時間，痛みは伴わない，侵襲はない検査であることなど 2）必要時，排泄を済ませておく	❶患者の緊張感や不安を軽減し，検査への理解と協力を得る
2　環境調整を行う 1）室温の調整（24〜25℃）や隙間風の遮断（➡❷） 2）ラジオや電気毛布などがあれば切る（➡❸） 3）カーテンまたはスクリーンの使用	❷寒さにより筋緊張や震えがあると筋電図が混入する ❸ラジオや電気毛布などの電化製品は，交流障害の原因となる
3　心電計を準備する 1）電極の数を点検する 2）記録用紙は十分か確認する 3）ベッドサイドに心電計を配置し，アース（❹），電源コードを接続する	 ❹アースは交流障害や漏電事故防止のため使用する ●3P電源プラグは，中央の丸く若干長いピンがアースとなっており，余分な交流電流を地上に逃がす

100

方 法	留意点と根拠
4 患者の準備をする 患者に手足，足首および前胸部を出して，仰臥位になってもらう．その際，腕時計をはずす（➡❺）	●露出部分は最小限にし，不必要な部分はバスタオルで覆う ❺金属類は電極に接触した場合，交流障害の原因となる
5 電極を装着する 1）電極装着部位に湿潤や汚染があるときは，温タオルやアルコール綿で清拭し乾燥させる（➡❻） 2）四肢誘導の電極を装着する 〈四肢誘導の電極装着部位〉 ・aVR（赤）：右上肢 ・aVL（黄）：左上肢 ・aVF（緑）：左下肢 ・アース（黒）：右下肢 手関節および足関節の5～10cm中枢側の内側に電極をつける 3）胸部の電極を装着する	❻皮膚が湿潤していると電極がしっかり装着されない場合がある．また皮脂や汚れは交流障害の原因となる ●誘導コードは誤って装着しないようJISにより色分けされている ●四肢誘導の電極が平板式の場合は，電極装着部位にペーストを塗付する．ペーストの成分はNaClで皮膚と電極との電気刺激が伝わりやすくなる．また電極と皮膚の間に生理食塩水で湿らせたガーゼをはさんでもよい ●四肢に障害があり電極固定が困難なときは，肩，腰を代用してもよい❶ ●胸部誘導の電極が吸着式の場合は，装着部位にペーストを塗付し，その上から電極を装着する．隣接する他の誘導部位のペーストが接触すると，正確な波形を得ることができないので注意する ●ペーストの代わりに吸着電極を覆うディスポーザブルのパッドを使用するのもよい ●吸着式の電極は装着時間が長くなると，電極の吸引圧により点状の皮下出血を生じることがあるので，短時間で終了するよう心がける

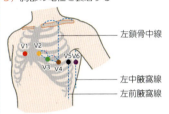

誘導	電極の色	装着部位
V1	赤	第4肋間胸骨右縁
V2	黄	第4肋間胸骨左縁
V3	緑	V2とV4の中間点
V4	茶	第5肋間と左鎖骨中線との交点
V5	黒	V4と同じ高さで左前腋下線上
V6	紫	V4と同じ高さで左中腋下線上

図2-12 12誘導心電図の胸部誘導電極装着部位

〈胸部誘導電極装着部位（図2-12）〉
まずV1，V2をつける．次にV4を先につけ，V2とV4の中央にV3をつける

方 法	留意点と根拠
6 波形を記録する 1）心電計の電源を入れる 2）感度や紙送り速度が標準に設定してあることを確認する 3）患者に開始することを告げる 4）全身の力を抜き，リラックスするように伝える（➡❼）．また基線が動揺する場合は軽く息をとめてもらう 5）電極の装着間違いやノイズの混入がないか再度確認した後，スタートボタンを押し記録を開始する ・Ⅰ，Ⅱ，Ⅲ，aVR，aVL，aVF，V1～V6の順に4～5拍程度を記録する ・誘導ごとに校正波を入れる（機械によっては自動で全誘導を記録） ・不整脈があるときは長めに（少なくとも30秒～1分）記録する 6）記録停止ボタンを押し，記録を終了する 7）紙送りキーを押し，記録用紙を10cm程度流す（➡❽）	❼筋電図が記録されないように緊張をほぐす．筋電図が入るとP波が不明瞭となり，また基線が動揺するとST部分の評価が困難となるので正確な診断ができなくなる ❽確実に記録部分を得るため

方　法	留意点と根拠
8）記録用紙の余白に患者名，検査日時を記入する（➡❾）	❾患者の特定をするため
7　検査を終了する 1）患者に検査が終了したことを告げ，ねぎらいの言葉をかける 2）電極をはずして皮膚に残ったペーストを温タオルやティッシュペーパーで拭き取る 3）患者の衣服を整える 4）心電計の電源を切り，電源コードを抜く	●電極の吸着部位に皮下出血を生じた場合は，数日で消失することを説明する
8　後片づけをする 1）電極に付着したペーストを拭き取る（➡❿） 2）各誘導コードを絡まないようにまとめる 3）記録用紙やペースト，ディスポーザブル電極などの不足がないか確認する	●緊急時の使用に備えて，点検を十分行い片づける ❿固まったペーストが残っていると電気抵抗が大きくなり，分極電圧や交流障害発生の原因となる
9　検査状況を記録し，報告する 日時，異常波形の有無，バイタルサイン，患者の状態や自覚症状の有無，内容など	●特に日時の記録は重要である（症状出現やその持続時間，薬の効果判定など経時的変化の把握など）。何時何分まで正確に記載しておくことが勧められる

❶比江嶋一昌編：循環器系マニュアル　改訂版＜臨床研修イラストレイテッド第4巻＞，羊土社，2007，p.38．

C 動脈圧ライン

- ●目　　　的：動脈に直接カテーテルを挿入することで，持続的な血圧モニタリングや動脈採血のデバイスとして使用する
- ●適　　　応：（1）多発外傷，大量出血，急性期多臓器不全，虚血性心疾患，長時間麻酔，身体侵襲の大きい手術を受ける患者
  - （2）広範囲熱傷，外傷で四肢にマンシェットが巻けない患者
  - （3）頻回の動脈血ガス分析，採血の必要がある患者
- ●使用物品：圧力モニタリング用チューブセット，生体情報モニター，中継ケーブル，動脈留置針（サーフロー22G），フラッシュ溶液（ヘパリン加生理食塩水など），加圧バッグ，1％キシロカイン，1mL注射器，局所麻酔用26G針，フィルムドレッシング材

方　法	留意点と根拠
1　患者に説明し同意を得る（➡❶） 目的，方法，所要時間，注意点など	❶不安を軽減し，理解と協力を得るため
2　動脈圧ラインの準備 1）モニター機器に合った中継ケーブルであることを確認する 2）圧トランスデューサーのケーブルを中継ケーブルに接続する 3）手指衛生を実施し，手袋を装着する 4）清潔操作で動脈圧ラインを一次包装から取り出す 5）オプションパーツ（活栓やチューブなど）を取り付ける 6）医療機関の規定に従いフラッシュ溶液を作成する：生理食塩水500mLに対してヘパリン1mLを混注する 7）フラッシュ溶液（ヘパリン加生理食塩水など）が入った輸液から空気を完全に抜く 8）輸液セットのローラークランプを閉じた後，フラッシュ溶液（ヘパリン加生理食塩水など）に接続する	●使用前に必ず全ての接続部分を締め直す（➡❷） ❷製造時の滅菌工程や輸送時の振動などの影響により接続部分がゆるんでいることがある ●全ての空気がバッグから抜かれていない場合，フラッシュ溶液が空になったときに患者の心血管系に空気が入り込む可能性がある

方　法	留意点と根拠
9）輸液を加圧バッグにセットする 10）加圧バッグを300mmHg以下まで加圧する 11）フラッシュ装置付きトランスデューサーの場合，スナップタブを引っ張って輸液ライン内をフラッシュ溶液（ヘパリン加生理食塩水など）で満たす 12）圧トランスデューサーをクランプホルダーに固定する	●コネクター内の水ぬれは機器の不良または不正確な測定値につながる ●ライン内の気泡は全て除く（➡❸） ❸空気塞栓や血圧波形のひずみの原因や圧力信号の損失を軽減するため
3 動脈穿刺の介助 1）橈骨動脈，上腕動脈，大腿動脈などの動脈穿刺部を消毒する 2）局所麻酔薬の準備をする 3）穿刺がしやすいように周囲の環境を整え，穿刺中に手が動かないように介助する 4）術者が動脈穿刺し血液の逆血を確認したら，あらかじめフラッシュ溶液で満たしたカテーテルに，キットの末端と留置針とを接続固定する 5）フィルムドレッシング材で固定する	
4 静水圧ゼロ基準点（ゼロ設定）および校正の実施 1）圧トランスデューサーベントポート（液体−大気接点）の位置を圧力測定する心房/心室と同じ高さに調整する 2）校正は閉鎖型ルアーキャップをはずし，活栓のハンドルを回してトランスデューサーのベントポートを大気中に開放する 3）モニターを操作し，読みがゼロとなるよう血圧監視装置を調整する	●右心房の位置（中腋窩線と第4肋間腔の交点）をゼロ点とする
5 サンプリングサイトの取り扱い 血液ガス検査ならびに血液検体採取をする	●採血前に必ずアルコールやポビドンヨード消毒液で消毒をする（➡❹） ❹サンプリングサイト（採血ポート）は，細菌混入の可能性があるため
6 使用物品の後片づけ	●針などの危険物の有無も確認する
7 患者に終了したことを告げ，病衣を整える	●消毒薬が残っている場合は，部分清拭を実施する
8 モニタリング値を正確に記録し，報告する	●適切な体位での測定を行う（➡❺） ❺誤差を少なくするため

D スワン-ガンツカテーテル

●目　　的：右心房圧，右心室圧（カテーテル挿入時），肺動脈圧，肺動脈楔入圧の測定および冷却した指示液注入により間欠的に心拍出量を測定することで血行動態をモニタリングする

●適　　応：〈肺動脈カテーテルの場合〉

ハイリスク患者の心機能，利尿薬，強心薬，血管拡張薬などの病態評価や安定化に向けたモニタリング指標とする。モニタリング指標は，肺動脈楔入圧，肺動脈圧，右室圧，右房圧，中心静脈圧，心拍出量，心係数，混合静脈血酸素飽和度が測定できる。また，薬液注入のラインとしても使用可能である

〈低侵襲血行動態デバイス（フロートラックシステム）の場合〉

（1）救急・集中治療領域：重篤な内科的疾患（敗血症や膵炎など），多発外傷，熱傷，

第Ⅲ章　集中ケアの看護技術

生理的機能・各臓器の予備能が低下している患者

（2）手術室：侵襲度の高い手術，長時間手術，術前評価で合併症リスクの高い患者。モニタリング指標として一回拍出量，一回拍出量変化，一回拍出係数，体血管抵抗，全身血管抵抗係数，中心静脈血酸素飽和度が測定できる。また，血液採取をすることもできる

●使用物品：〈肺動脈カテーテルの場合〉

肺動脈カテーテルセット，生体情報モニター，中継ケーブル，フラッシュ溶液（ヘパリン加生理食塩水など），加圧バッグ，1％キシロカイン，1mL注射器，局所麻酔用26G針，フィルムドレッシング材，滅菌手袋，滅菌ガウン，帽子，中圧，穴圧など

〈低侵襲血行動態デバイス（フロートラックシステム）の場合〉

フロートラックセンサーキット，生体情報モニター，ビジレオモニター，動脈カテーテル，中継ケーブル，フラッシュ溶液（ヘパリン加生理食塩水など），加圧バッグ，1％キシロカイン，1mL注射器，局所麻酔用26G針，フィルムドレッシング材，留置針（サーフロー22G）など

1）肺動脈カテーテル挿入の場合

	方　法	留意点と根拠
1	**患者に説明し同意を得る（➡❶）** 目的，方法，所要時間，注意点などを伝える	❶不安を軽減し，理解と協力を得る
2	**患者を水平仰臥位または下肢挙上体位とする（➡❷）**	❷頸静脈を怒張させ，穿刺しやすくする
3	**枕をはずして挿入部位を最小限に露出する（➡❸）** 穿刺がしやすいように周囲の環境を整え，清潔区域の設置を行う	❸プライバシー保護と保温のため ●頭部保持が必要であれば，愛護的に介助する
4	**カテーテル挿入準備** 1）術者の個人防護用具の装着を介助する 2）清潔操作で肺動脈カテーテルセットを一次包装から取り出す 3）カテーテルルーメン内を生理食塩水などでフラッシュ（➡❹）し，バルーンの著しいゆがみ，漏れがないかを調べる 4）カテーテルの注入用ルーメンと圧モニタリング用ルーメンをそれぞれ輸液システムと圧トランスデューサーに接続する 5）カテーテルを心拍出量測定装置に接続し，サーミスターが断線していないことを確認する	❹カテーテルルーメンの開存性を確認し，空気を除くため ●抵抗がありスムーズにフラッシュできない場合は，カテーテルを交換するラインおよび圧トランスデューサー内に気泡がないことを確認する ●事前にモニター機器に合った中継ケーブルであることを確認しておく
5	**カテーテルの挿入介助** 1）頸静脈などのカテーテル穿刺部を消毒する（無菌操作で綿球を渡す） 2）局所麻酔薬の準備をする 3）経皮的カテーテルイントロデューサーキットを使用，または静脈切開を行って，カテーテルを静脈に挿入する。必要物品を不足なく準備しておき，渡す際は清潔操作で介助する	●挿入前には必ずバルーンを収縮させる。また，イントロデューサーや滅菌スリーブのカテーテル固定部の締めすぎはカテーテルの機能を損なうおそれがある ●液体を使ってバルーンを膨張させない。また，バルーンが損傷するおそれがあるので，注射器で強制的に吸引しない

104

方　法	留意点と根拠
4）不整脈・合併症のリスクに注意し，先端孔から圧を連続的に監視しながらカテーテルを静かに右心房（RA）→右心室（RV）→肺動脈（PA）→肺動脈楔入圧（PCWP）波形が得られることを確認する	●不整脈・合併症のリスク ・左脚ブロックの患者：カテーテル挿入中に右脚ブロックが生じ，完全心ブロックに至るおそれがある ・WPW症候群およびエプスタイン奇形の患者：カテーテル挿入中に頻脈性不整脈が生じる危険性がある ・肺高血圧症の患者：肺動脈破裂を生じるおそれがある ・心奇形の患者：挿入が困難な場合があるため，カテーテルのよじれ（キンクという），ループ，結節，心穿孔などに注意する ・気胸，肺動脈の破裂，肺動脈弁および三尖弁の損傷，心穿孔，肺梗塞，ヘパリン誘発性血小板減少症，カテーテル内凝固など
5）肺動脈楔入圧（PCWP）が得られたら，肺動脈（PA）が描出される位置で固定する。固定は確実かつ清潔操作で実施する 6）胸部X線撮影でカテーテル先端の最終位置を確認する	
6　使用物品の後片づけ，体位調整	●針などの危険物の有無も確認する
7　患者に終了したことを告げ，病衣を整える	●消毒薬が残っている場合は，部分清拭を実施する ●ねぎらいの言葉かけも忘れない
8　挿入後の維持に関する手順 1）フラッシュ溶液（ヘパリン加生理食塩水など）の輸液バッグを300mmHg以下に加圧・維持する（流速は3±1mL/時である）（➡❺）	❺粘度の高い液体（全血液，アルブミンなど）は流れが非常に遅く，カテーテルルーメンを閉塞させるおそれがある ●ルーメンの開存性維持のために，全ての圧モニタリング用ルーメンにフラッシュ溶液（ヘパリン加生理食塩水など）を満たし，30分に1回以上の頻度でフラッシュするか，加圧バッグで持続注入する
2）使用機器に沿ったキャリブレーションを実施する	
3）肺動脈（PA）圧波形のモニタリングを実施する 4）肺動脈楔入圧測定：必要時および，先端が正しい位置にあるときのみ楔入圧測定を行う（➡❻）	❻適切な加圧がされていない場合，カテーテルの閉塞や不正確な値を示す原因となる ●肺動脈楔入圧測定：楔入圧測定の操作は短時間で行い，特に肺高血圧症患者の場合は楔入時間が最小限になるようにする（2呼吸サイクル，または10〜15秒）。また，測定回数もできる限り最小に抑える。楔入圧の測定が困難な場合は測定を中止する。肺動脈拡張終期圧が肺動脈楔入圧に近似する患者では，多くの場合，肺動脈楔入圧の代わりに肺動脈拡張終期圧を測定することで同義ととらえることができる
5）定期的に挿入部位を消毒し（➡❼），フィルムドレッシング材を更新する	❼刺入部の感染を防止するため ●カテーテル滅菌スリーブの使用が推奨される。留置期間は，患者の状態によって求められる最小の時間とする。留置時間が72時間を超えると，カテーテル自体が敗血症や血栓形成の病巣となる
6）患者の体動，自己抜去などによりカテーテルが引っ張られたり，ねじれたりするとカテーテルの位置移動，損傷，破断などが起こる可能性があるので適切な固定を行う	●カテーテル先端の移動が起こるので，位置確認のために毎日X線写真を撮影することが推奨される ●カテーテルが肺動脈の末梢部へ移動し，自然と楔入状態になることがある。肺動脈圧を継続的に圧トランスデューサーと観血的血圧モニターで測定することが推奨される ●カテーテル使用中および体内に留置中は磁気共鳴装置（MRIなど）を使用しない（➡❽） ❽カテーテルが損傷（溶融）するおそれがあるため

第Ⅲ章　集中ケアの看護技術

	方　法	留意点と根拠
9	モニタリング値を正確に記録し報告する	●適切な体位での測定を行う（➡❾） ❾誤差を少なくするため

E 中心静脈圧（CVP）測定

- ●目　　的：（1）右房圧や右室拡張終期圧を反映し，右心機能を評価する
  - （2）前負荷として循環血液量を評価する
- ●基 準 値：おおよそ3〜8mmHg（5〜10cmH$_2$O）
- ●適　　応：（1）循環血液量の静的評価
  - （2）術中や術後の循環動態が不安定な患者
  - （3）循環不全，心不全患者
  - （4）脱水またはショック患者
- ●使用物品：〈中心静脈（CV）カテーテル，S-Gカテーテルを用いた持続モニタリングの場合〉
  - 圧力モニタリング用チューブセット，生体情報モニター，中継ケーブル，フラッシュ溶液（ヘパリン加生理食塩水など），加圧バッグ，アルコール綿，活栓キャップ
  - 〈動脈圧ラインを用いた間欠的測定の場合〉
  - 圧力モニタリング用チューブセット，アルコール綿，活栓キャップ

1）中心静脈（CV）カテーテル，S-Gカテーテルを用いた持続モニタリング

	方　法	留意点と根拠
1	患者に説明し同意を得る	●動脈ラインに準じる
2	患者を水平仰臥位にする	●動脈ラインに準じる ●原則，水平仰臥位で測定するが，人工呼吸器装着時，頭部挙上指示時，循環動態が不安定な場合は施設の方針に従う
3	中心静脈圧（CVP）ラインの準備	●動脈ラインに準じる
4	持続測定の準備 　1）静水圧ゼロ基準点（ゼロ設定）および校正の実施 　2）手指衛生後，手袋を装着する 　3）活栓を操作し，耐圧ラインを介して圧トランスデューサーと中心静脈カテーテルとを直結させる	●静水圧ゼロ基準点（ゼロ設定）および校正の実施は，動脈ラインに準じる ●耐圧ラインを介して圧トランスデューサーと中心静脈カテーテルは持続して直結していることになる
5	使用物品の後片づけ，体位調整	●活栓のキャップなどが残っていないかを確認する
6	患者に終了したことを告げ，病衣を整える	
7	モニタリング値を正確に記録し，報告する	●適切な体位での測定を行う（➡❶） ❶誤差を少なくするため

2）動脈圧ラインを用いた観血的測定

	方　法	留意点と根拠
1	患者に説明し同意を得る	●動脈ラインに準じる

	方　法	留意点と根拠
2	患者を水平仰臥位にする	● 動脈ラインに準じる ● 原則，水平仰臥位で測定するが，人工呼吸器装着時，頭部挙上指示時，循環動態が不安定な場合は施設の方針に従う
3	動脈圧ラインの準備	● 動脈ラインに準じる
4	観血的測定の準備 　1）静水圧ゼロ基準点（ゼロ設定）および校正の実施 　2）手指衛生後，手袋を装着する 　3）動脈圧ラインの圧トランスデューサーベントポート(液体-大気接点)と中心静脈の活栓とを接続する 　4）測定が終了したら双方の活栓から圧力モニタリングラインをはずす 　5）新しい活栓キャップを取り付ける	● 動脈ラインに準じる ● 三方活栓キャップや耐圧ラインの再利用は感染のリスクがあるので使用しない
5	使用物品の後片づけ，体位調整	● 三方活栓のキャップなどが残っていないかを確認する
6	患者に終了したことを告げ，病衣を整える	● ねぎらいの言葉かけも忘れない
7	モニタリング値を正確に記録し，報告する	● 適切な体位での測定を行う（➡❶） 　❶誤差を少なくするため

F 深部静脈血栓症（DVT）予防

● 目　　　的：〈下肢挙上，下肢の自動，他動運動，下腿マッサージ〉

（1）下肢挙上により静脈還流を促進させる

（2）下肢の自動・他動運動により，下腿の筋ポンプ機能を活性化させ，下肢の静脈うっ滞を改善する

（3）下腿マッサージにより総大腿静脈流速の増大（クリアランス効果の増大）と下腿末梢容積を改善する（静脈うっ血の軽減）

〈弾性ストッキング着用〉

弾性ストッキングの着用により，下肢の表在静脈を圧迫することにより静脈の総断面積を減少させることで血流を増加させ静脈うっ滞を改善する

〈間欠的空気圧迫法（IPC）〉

下肢に巻いたカフに機械を用いて間欠的に空気を挿入し，下腿をマッサージすることにより静脈の駆出血流速度の増加に伴う血流停滞の解除，血管内皮細胞の刺激による内因性抗凝固機能や線溶系活性の効果が期待できる

● 適　　　応：（1）術後や治療上の安静のために長期臥床により血流の停滞をきたすおそれのある患者

（2）手術，外傷，骨折，中心静脈カテーテルの留置など静脈内皮障害のある患者

（3）過大侵襲に伴い血液凝固が亢進している患者

● 使用物品：〈下肢挙上，下肢の自動，他動運動，下腿マッサージ〉

枕もしくはクッション

〈弾性ストッキング着用の場合〉

弾性ストッキング

〈間欠的空気圧迫法（IPC）の場合〉

弾性ストッキング，IPC装置

1）下肢挙上，下肢の自動・他動運動，下腿マッサージ

	方　法	留意点と根拠
1	患者に目的と方法を説明する	
2	体位を仰臥位にし，膝下から足先までを露出する	●必要に応じてバスタオルなどで露出部を覆い，羞恥心への配慮を行う（➡❶） ❶不必要な肌の露出を防ぐため
3	足関節背底屈運動を行う（図2-13）	●自動運動のほうが効果は高いが，困難な場合には他動的に実施する
	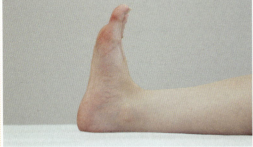 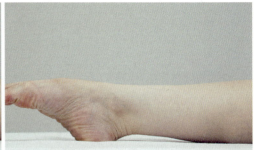 図2-13　足関節背底屈運動	
4	下腿腓腹部を中心に，筋肉をつかみ，力強く血液を絞り出すようにマッサージする（下腿マッサージ）（図2-14）	●患者が疼痛や不快感を感じない程度の力でマッサージする
	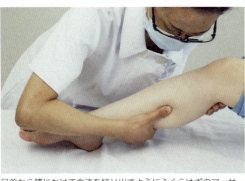 足首から膝にかけて血液を絞り出すようにふくらはぎのマッサージを行う 図2-14　下腿マッサージ	
5	下肢をベッドから15cm程度挙上できるように枕やクッションを入れる（下肢挙上）	

2）弾性ストッキング着用の場合

	方　法	留意点と根拠
1	患者に目的と方法を説明する	
2	足の大きさに合わせた適切なサイズの弾性ストッキングを選択し準備する	

	方　法	留意点と根拠
3	体位を仰臥位にし，膝下から足先までを露出する	●必要に応じてバスタオルなどで露出部を覆い，羞恥心への配慮を行う（➡❶） ❶不必要な肌の露出を防ぐため
4	弾性ストッキングを装着する	●装着中は，色調の変化やしびれ，知覚・運動障害，発赤や水疱などの有無を定期的に観察する

3）間欠的空気圧迫法の場合

	方　法	留意点と根拠
1	患者に目的と方法を説明する	
2	体位を仰臥位にし，膝下から足先までを露出する	●必要に応じてバスタオルなどで露出部を覆い，羞恥心への配慮を行う（➡❶） ❶不必要な肌の露出を防ぐため
3	弾性ストッキングを装着する	
4	スリーブ（下肢に巻きつける部分）と接続チューブを接続する	
5	下肢にスリーブを巻き，マジックテープで固定する	●スリーブは空気が入っていない状態で下肢にフィットするように装着する（➡❷） ❷フィットしていなければ圧迫効果が不十分となる ●スリーブの上端が膝下部を圧迫していないことを確認する（➡❸） ❸強く圧迫することで腓骨神経麻痺を起こすおそれがある
6	ポンプ本体と接続チューブを接続し，電源を入れる	
7	圧力の設定を行う	●装着中は，弾性ストッキングによる皮膚障害に加え，間欠的に加圧することによる動脈血行障害や神経障害の出現に注意して定期的に観察する

▌文　献

1）谷本千恵，川久保芳文：生体情報モニターのアラームをどれだけ信頼する？　*INTENSIVIST*，3（2）:190-194, 2011.

2）The sound environment in an ICU patient room—A content analysis of sound levels and patient experiences. *Intensive and Critical Care Nursing*，28（5）:269-279, 2012.

3）非江島一昌編：臨床研修イラストレイテッド　第4巻　循環器系マニュアル　改訂版─診断・治療のための検査手技，羊土社，2007.

3 輸液・栄養管理

学習目標
- 体液管理としての輸液，輸血と栄養管理の目的を理解し，安全に実施するための方法を理解する。
- 治療に適した経路で輸液や栄養を安全に管理する方法を理解する。

1 体液管理

1）輸　液

　成人の水分量は体内の約60％を占めている。このうち，細胞内液が40％を，細胞外液が20％を占めている。細胞外液はさらに15％の組織間液と5％の血漿によって構成されている。生体は，食事や飲水によって水分を補給し，排尿・排便や発汗，不感蒸泄によって排泄しており，このことによって水分の恒常性を維持している。そしてこの水分には，電解質や栄養が含まれており，必要な栄養素や酸素の運搬と不要となった二酸化炭素や老廃物の運搬を行っている。集中治療を受ける患者は，発熱や脱水，浮腫などによって水分量や電解質のバランスを崩しやすい。このように，輸液は急性期の治療において患者の恒常性を維持したり，補正するうえで重要な役割をもっている。また，周術期では輸液をとおして薬剤を投与することで治療を果たすこともある。

　輸液の目的を表3-1に示す。

2）輸　血

　血液は，酸素や二酸化炭素などのガス運搬，栄養素や老廃物，水分の運搬機能をもつ。また，全身の体温を均一に保つ，体液のpHを一定に保つなど，身体の恒常性を維持している。その他，白血球成分は体外物質を処理して感染防御を行う機能をもち，血小板成分は

表3-1　輸液の目的

体液管理	・水・電解質の補給と補正 ・循環血液量の維持 ・酸塩基平衡異常の補正
栄養補給	・エネルギー源の補給 ・体液成分の補給
その他	・血管確保 ・病態特有の治療（抗菌薬投与など）

種　類		注意事項
全血製剤・赤血球製剤 ■貯法2〜6℃	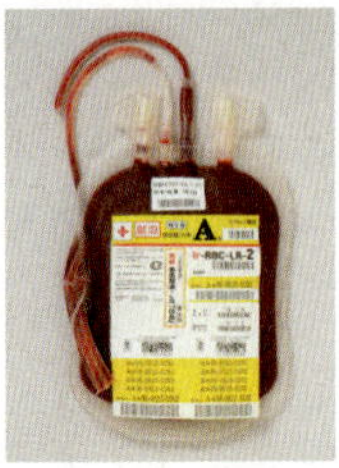	■赤血球製剤は血液から血漿白血球，血小板の大部分を除いたもの ・保存中の過冷（凍結）や加温時の過熱などによる溶血に注意する ・通常の輸血では加温の必要はない
血漿製剤 ■貯法−20℃以下	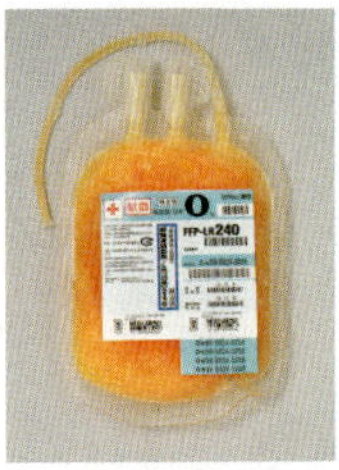	■血漿製剤は血液から出血の防止に必要な凝固因子が含まれている血漿を除いたもの ・凍った状態では破損しやすいため，取り扱いには十分注意する ・ビニール袋に入れた状態で30〜37℃の恒温槽などにて融解し，3時間以内に輸注する
血小板製剤 ■貯法20〜24℃ （要：振とう）	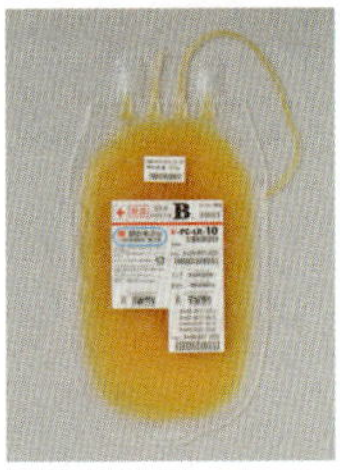	■血小板製剤は血液の止血成分である血小板を採取したもの ・できるだけ速やかに使用する。やむを得ず保存する場合は，20〜24℃で穏やかに振とうする（冷所保存はしない）

写真提供：日本赤十字社

図3-1 輸血の種類と注意事項

凝固因子によって出血を止めようとする働きをもつ。輸血は，このような病態や疾患によって失われた血液成分や機能を補充するものである。輸血の種類と注意事項を図3-1に示す。

〈輸血成分の種類〉

①全血製剤

全血製剤は血液成分に抗凝固薬を加えたものである。大量出血時などに使用される。

②血液成分製剤

血液成分製剤は血液から赤血球や血漿，血小板などを分けたものである。患者に必要な成分のみを補充することができる。通常の臨床では，血液成分製剤を投与することがほとんどである。血液成分製剤は以下の3種類に分けられる。また，製剤によって保管や投与に注意する点が違う。

・赤血球製剤：赤血球製剤はヒト赤血球濃厚液や解凍赤血球濃厚液などがあり，貧血や出血時に使用される。

・血漿製剤：凝固因子の是正をする目的の新鮮凍結血漿と，アルブミンや免疫グロブリン製剤などの必要な成分だけを抽出した分画成分がある。血液凝固因子の欠乏による出血傾向に使用される。

・血小板製剤：止血を促す目的で使用される。

3）栄　養

栄養は，血管内に直接栄養を送り込む経静脈栄養と経鼻経管栄養法とがある。

経静脈栄養のうち，末梢静脈栄養は，比較的浸透圧の低い輸液を投与するときや短時間，短期間の輸液を行う際に用いられ，PPN（peripheral parenteral nutrition）という。中心静脈栄養は，血液量が豊富なことから多くの薬剤を効率よく投与する際や高い浸透圧の輸液を速やかに拡散させる必要のあるときに用いられる。このように高浸透圧の輸液を行うことをTPN（total parenteral nutrition）という。

経鼻経管栄養法は，経口で栄養を摂取できない患者や経口では十分栄養を補給できない患者に行われる。消化管機能を用いるため，腸管粘膜の萎縮を防ぐことができる。

2　輸液・輸血の経路と管理

1）輸液・輸血経路

輸液・輸血経路は大きく分けて末梢静脈ラインと中心静脈ラインとがある。末梢静脈ラインは，四肢に短いカテーテルを穿刺，留置するものである。ラインの確保には，手背，手関節橈骨側，肘窩などが主として選択されるが，神経の走行や麻痺，治療による影響を

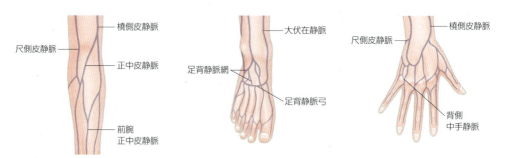

図3-2　末梢静脈の穿刺部位

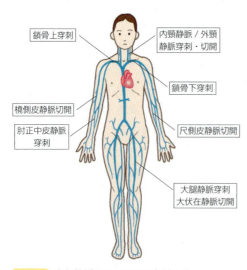

図3-3　中心静脈カテーテルの穿刺部位

考慮して留置する（図3-2）。

　中心静脈カテーテルは，内頸静脈，鎖骨下静脈，大腿静脈，肘静脈から穿刺され（図3-3），上大静脈または下大静脈に留置される。

2）輸液・輸血の投与速度

　輸液を管理するうえで重要なことは確実に投与することである。輸液セットによって，1mL当たりの滴下数が決められており（表3-2），点滴筒と時計の秒針をみながらクランプのローラー（図3-4）を動かして調整を行う。輸液をクランプで投与速度を調整する際の1分間の滴下数は，「『総輸液量×1mL当たりの滴下数』÷時間（分）」で計算する。滴下速度の計算法を表3-3に示す。

　また，患者に確実な輸液や栄養を投与するためには，輸液ポンプやシリンジポンプを投与速度や投与薬剤によって使用することがある。

表3-2 輸液セットの種類

種類	特徴	滴下数
輸液セット	成人患者一般に使用される	1mL当たり20滴
小児用輸液セット	小児や厳密な流量を投与する際に使用される	1mL当たり60滴
定量筒付き輸液セット	特に厳密な流量を調整する場合，乳幼児に使用する	1mL当たり60滴

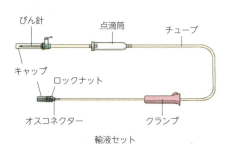
輸液セットと患者の穿刺部位の間には，薬剤を投与する三方活栓や延長チューブを取り付ける

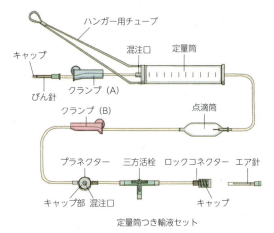

図3-4 輸液セットの構造

表3-3 輸液滴下速度の計算

・滴下速度を計算するとき

$$\text{滴下速度（滴/分）} = \frac{\text{輸液セット1mL当たりの滴下数×必要な輸液（mL）}}{\text{指示の所要時間（分）}}$$

例）「500mLの輸液を4時間で」という指示に対して1mL当たり20滴の輸液セットを使用して投与する場合，「『20×500』÷『4（時間）×60（分）』」=41.6。1分間に40滴を滴下する，つまり3秒に2滴滴下するようにクランプを調整する

3 安全対策

1）感染対策

　輸液は直接血液中に投与するものである。したがって，血液が外部の汚染や付着した細菌に曝露される危険性が高い。感染対策のためには，速乾性手指消毒薬を使用した消毒行為，手袋の着用，接続部の消毒を徹底するとともに適切な輸液セットを選択する。これらの感染を防ぐために，輸液が直接的に外部空気に触れないclosed system（ニードルレス）を使用することが望ましい。米国のCDCガイドラインによると，輸液セットの交換時期は，末梢静脈経路で72～96時間が推奨されており，このときには静脈留置針自体も抜去後に再確保する。中心静脈カテーテルは一定期間の交換を行わず，留置部位をドレッシング材で保護し，少なくとも7日ごとに交換することとされている。

2）与薬の原則

　患者への確実な与薬は治療目標を果たす一つの重要な要素である。また，急性期では，患者1人当たりに投与されている薬剤が多く，微量でも身体に重要な影響を及ぼす薬剤などが使用されている。与薬全般において6つのR（right；正確さ）を必ず①薬剤準備時，②ベッドサイドでの準備時，③ベッドサイドでの与薬時にチェックする。このチェックは複数人数で，指さし呼称を使って行うとよりよい。6つのRとは，「right patient：正しい患者」「right purpose：正しい目的」「right drug：正しい薬剤」「right dose：正しい量」「right route：正しい投与方法，経路」「right time：正しい時間」を指す。

看護技術の実際

A 末梢静脈ライン

- ●目　的：留置針を末梢静脈に穿刺し，輸液ラインと接続することで水分，栄養，薬剤を静脈内に投与するための静脈路を確保する
- ●適　応：（1）輸液（水分・電解質の補給）や栄養投与が必要な患者
  （2）輸血や血液製剤の投与が必要な患者
  （3）ワンショット（一度に薬剤を投与する方法）で薬剤を血管内に投与する必要がある患者
  （4）循環作動薬や抗生物質などの薬剤の投与が必要な患者
- ●使用物品：皮膚消毒薬，静脈留置針（18～23G），駆血帯，フィルムドレッシング材，指示された輸液製剤，輸液セット，延長チューブ，閉鎖式Y字管，針廃棄用容器，ディスポーザブル手袋，処置用シート，点滴スタンド，速乾性擦式消毒用アルコール製剤

1）輸液ラインの準備

	方　法	留意点と根拠
1	速乾性擦式消毒用アルコール製剤で手指を消毒した後，ディスポーザブル手袋を装着する	
2	指示された輸液製剤を準備し，輸液セットと延長チューブ，閉鎖式Y字管を清潔に接続する	●感染予防のため輸液ルートはクローズドシステムを用いる
3	輸液セットのクレンメをゆるめ，輸液セットのライン内を輸液で満たした後，クレンメを閉じておく	●輸液ラインには点滴筒とよばれる太い部分があり，この部分に輸液や薬剤などが滴下する。点滴筒があることによって，微小な気泡が除去されるとともに，時間当たりの注入速度を測ることができる。そのため，点滴筒内は輸液で完全に満たさず，1/3程度とする
4	点滴スタンドに輸液ボトルを下げておく	●ラインはループをつくって点滴スタンドにかけておく（➡❶） ❶輸液セットのライン先端が床につくと汚染されるため

2）末梢静脈穿刺

	方　法	留意点と根拠
1	患者に氏名を確認した後，目的と方法を説明する	●投与する輸液や薬剤に記した氏名と患者が合っているかを確認する（➡❶） ❶誤投与を防止するため
2	体位を整え，穿刺部位の下に処置用シートを敷く（➡❷）	❷穿刺に伴う出血で寝衣やシーツを汚染しないため
3	穿刺部位を露出し伸展位をとる 穿刺部位は一般的に橈側皮静脈，前腕正中皮静脈，大伏在静脈のいずれかを選択する	●穿刺部位は，上肢の静脈で安定した固定が可能な部位を選択することが望ましい（➡❸） ❸上肢は下肢に比べ静脈炎のリスクが低い，不安定な部位での固定は抜去の原因となる ●血液透析患者の内シャント側，熱傷や外傷で病変のある四肢，麻痺側，リンパを伴う乳房切除後の患側には，感染を予防するため穿刺しない
4	速乾性擦式消毒用アルコール製剤で手指を消毒した後，ディスポーザブル手袋を装着する	
5	穿刺部位よりも中枢側に駆血帯を巻き，親指を中にして手を握ってもらう	●下肢へのカテーテル留置は上肢への留置よりも静脈炎のリスクが高いため上肢を選択することが望ましい❶ ●上肢では肘部や手首よりも前腕のほうが静脈炎のリスクは低い❶
6	穿刺部位をアルコール綿で消毒する	●血管が確認しにくい場合には，穿刺部位を軽く叩き血管を浮き上がらせる方法や，穿刺部位を温め末梢血管を拡張させる方法などを試みる

第Ⅲ章 | 集中ケアの看護技術

方 法	留意点と根拠
7 静脈留置針を持っていないほうの手で，穿刺方向と逆方向に皮膚を伸展し血管を固定する（➡❹，図3-5） 図3-5 末梢静脈穿刺	❹穿刺が容易になる
8 皮膚に対して10〜30度の角度で，静脈留置針の切口を上にして穿刺する（図3-6） 図3-6 末梢静脈路の固定	●穿刺する前には穿刺部位を動かさないように患者に声をかける（➡❺） ❺穿刺中に穿刺部位を動かすことでの穿刺の失敗，血液汚染，針刺し事故を予防する
9 患者にしびれがないか，穿刺部位の腫脹がないかを確認する（➡❻）	❻神経損傷の有無を確認するため ●穿刺部位が腫脹している場合には血管損傷が考えられる。しびれや腫脹がある場合には，すぐに駆血帯をはずし静脈留置針を抜針し止血する

❶国立大学病院集中治療部協議会ICU感染制御CPG改訂委員会編：ICU感染防止ガイドライン，改訂第2版，じほう，2013.

3）末梢静脈路確保

方 法	留意点と根拠
1 血液の逆流を確認した後（➡❶），針を寝かせた後さらに数mm進め，静脈留置針の根本まで血管内に挿入する	❶逆血で静脈内に入ったことが確認できる
2 駆血帯をはずしたら，患者に握っていた手を開いてもらうように声をかける	
3 穿刺部位よりも中枢側を手で圧迫した後，静脈留置針の内針を抜き輸液ラインに接続する（➡❷）。抜いた内針はキャップをせずそのまま針廃棄容器に捨てる	❷血液の逆流や外筒の抜去を防止するため

116

	方 法	留意点と根拠
4	輸液ラインのクレンメをゆるめ，滴下と穿刺部位の腫脹の有無を確認する	● 滴下できない場合には，輸液ラインの屈曲や静脈留置針が血管壁にあたっているなどの理由が考えられるため確認する
5	フィルムドレッシング材で穿刺部位を固定する 輸液ラインはループをつくり，余裕をもたせて医療用テープで固定する（図3-6参照）（➡❸）	❸ループをつくり余裕をもたせることで，静脈留置針の抜去を予防する
6	フィルムドレッシング材の上など，確認しやすい場所に挿入した日付をマジックで記載する（➡❹）	❹フィルムドレッシング材は72〜96時間ごとの効果が望ましいとされているため❶，日付を記載しておく
7	輸液中は輸液や薬剤などが決められたとおりに滴下されているか，挿入部の漏れや腫脹，疼痛，静脈炎がないか，ライン接続部のゆるみがないかを確認する	● 適切に滴下できているかどうかを定期的に確認する ● 漏れや腫脹，静脈炎の徴候がみられた場合には速やかに抜去し，末梢静脈ラインを入れ替える ● 留置カテーテルや輸液ラインは，72時間よりも短い間隔で定期的に交換する必要はない❶

❶国立大学病院集中治療部協議会ICU感染制御CPG改訂委員会編：ICU感染防止ガイドライン，改訂第2版，じほう，2013.

B 輸液ポンプ，シリンジポンプ

● 目　　的：輸液や栄養，薬剤を投与する際に，一定時間に投与したい流量を正確に投与すること。機械的なポンプの力を利用することで自然滴下よりも正確に投与することができる

輸液ポンプは，独立した約10本の棒（フィンガー）が平行に並び，それぞれのフィンガーが送液方向に蠕動してチューブをしごき，送液する方法である。輸液ポンプ各部の名称を図3-7・8・9に示す

シリンジポンプは，シリンジの外筒を固定し，内筒をポンプの力で一定の速度で押すことにより，一定量の薬液を注入できるようになっている。シリンジポンプの各部の名称を図3-10に示す

● 適　　応：（1）循環作動薬や昇圧薬，降圧薬など生命に直結する薬剤を正確な量で投与する必要がある患者

（2）インスリン，鎮静薬，麻薬など微量で持続的な投与が必要な患者

（3）心不全など重症患者で輸液量の厳密な管理が必要な患者

● 使用物品：輸液セット，輸液ポンプまたはシリンジポンプ，点滴台

1）輸液ポンプ

	方 法	留意点と根拠
1	輸液ポンプを点滴台に取り付ける	● 高い位置に付けると重心が高くなって転倒の原因となる ● 輸液ポンプはバッテリーでも数時間は駆動できるが，移動時以外は電源プラグをさして使用する

方　法	留意点と根拠
2　輸液ポンプの電源（図3-7）を入れ，正常に作動することを確認する	●輸液セットによって滴下数の設定が異なる。輸液ポンプ背面の設定（図3-8）は輸液セットの滴下数の設定と合っているかを確認する

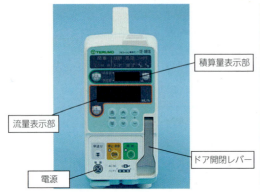

図3-7　輸液ポンプの構造（正面）

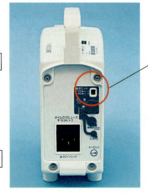

図3-8　輸液ポンプの背面

方　法	留意点と根拠
3　輸液ラインと輸液ポンプを接続する	●輸液ルートは，輸液ポンプの溝にしっかり入れ，ドアを閉めてロックする（図3-9）。

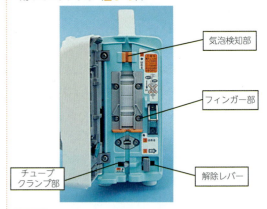

図3-9　輸液ポンプの構造（ドアを開けたところ）

輸液ポンプのセッティングには気泡や閉塞の検知部，輸液を送り込むフィンガー部，チューブクランプ部，解除レバーに輸液セットがはめ込まれているか確認する。また，輸液ポンプのクレンメはポンプのアラーム対応時などに急速滴下とならないよう，必ず輸液ポンプの下にセットし，クレンメのドアを閉じてから操作する

●輸液ルートのクレンメは輸液ポンプの真下にくるようにする（➡❶）

❶輸液ポンプの閉塞検出部は下部にあるため，クレンメを輸液ポンプよりも上に配置するとクレンメが閉じていても閉塞を知らせるアラームが鳴らないことがある

方　法	留意点と根拠
4　輸液ルートと投与カテーテル（末梢静脈カテーテルもしくは中心静脈カテーテル）を接続する	
5　時間流量と予定量をセットし開始ボタンを押す。その後輸液ラインのクレンメを開け，チャンバー部分に滴下がみられるか確認する	

	方　法	留意点と根拠
6	輸液中は，投与速度表示だけでなく，積算量表示と輸液ボトルの残量を定期的に確認する	● 輸液ポンプが正常に作動し，正確な量が投与されていることを確認する ● 輸液ポンプを停止して輸液ラインをはずす際には，必ずクレンメを閉じる（➡❷） ❷ クレンメを閉じずに輸液ポンプからはずすと，急速投与の原因となる

2）シリンジポンプ

	方　法	留意点と根拠
1	シリンジポンプを点滴台に取り付ける	● 高い位置に付けると重心が高くなって転倒の原因となる ● シリンジポンプはバッテリーでも数時間は駆動できるが，移動時以外は電源コンセントをさして使用する
2	シリンジポンプの電源を入れ，正常に作動することを確認する	
3	薬液を吸引したシリンジをセットし，時間流量を設定する（図3-10）。	● シリンジはシリンジポンプに使用可能な指定されたものを使用する ● シリンジポンプは微量で大きな影響を与える薬剤を投与する場合に使用することが多いので，投与速度の小数点や桁数を間違えないようにセットする（図3-11）

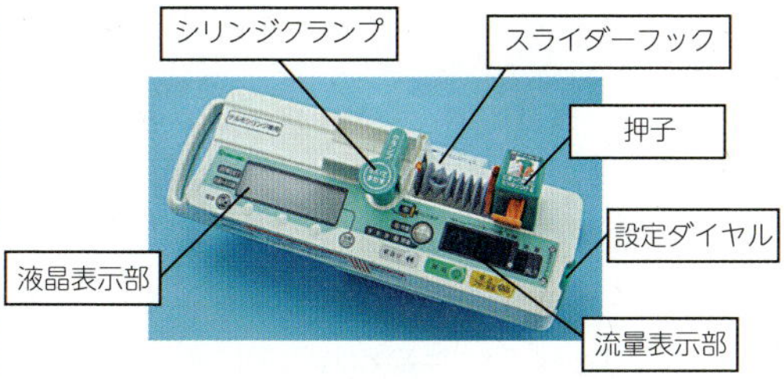

図3-10　シリンジポンプの構造

シリンジポンプのセッティングには，シリンジがフランジと押子にはめ込まれているかを確認する。フランジのセットが甘いと急速投与の原因となる。薬剤によっては，ポンプの液晶に患者の体重や薬剤の力価をセットするものもある

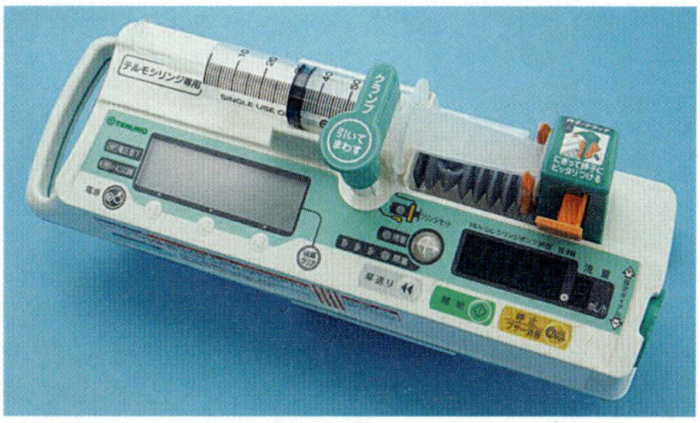

図3-11　シリンジポンプのセッティング

	方　法	留意点と根拠
4	輸液ルートと投与カテーテル（末梢静脈カテーテルもしくは中心静脈カテーテル）を接続し，開始ボタンを押す	
5	輸液中は，投与速度表示だけでなく，積算量表示とシリンジ内の薬の残量を定期的に確認する	● シリンジポンプが正常に作動し，正確な量が投与されていることを確認する

C 中心静脈栄養

● 目　　的：中心静脈に留置したカテーテル（中心静脈カテーテル：central venous catheter：CVC）を介して高カロリー輸液を投与することで栄養を補給する

● 適　　応：（1）腸管の完全閉塞や消化吸収障害により経口摂取もしくは経管栄養を含む経腸栄養が不可能な患者

　　　　　（2）経腸栄養だけでは十分な栄養投与ができない患者

● 使用物品：〈中心静脈カテーテルの留置〉

　　　　　中心静脈カテーテルキット，試験穿刺用注射器・カテラン針，滅菌ドレープ，滅菌穴

第Ⅲ章 集中ケアの看護技術

あきドレープ，1％キシロカイン®，局所麻酔用注射器・注射針，皮膚消毒薬（クロルヘキシジンアルコールもしくはポビドンヨード），縫合セット（持針器，縫合糸を含む），滅菌手袋，滅菌ガウン，マスク，キャップ，ヘパリン加生理食塩水，滅菌ガーゼ，フィルムドレッシング材，速乾性擦式消毒用アルコール製剤，カテーテルロック栓（クローズドシステム用），膿盆，エコー（必要時），針廃棄用容器，モニター心電図・酸素飽和度モニター

〈中心静脈栄養〉

指示された高カロリー輸液，輸液ルート（輸液ポンプ専用のもの），閉鎖輸液システム，輸液ポンプ，点滴スタンド，アルコール綿，遮光カバー（必要時）

1）中心静脈カテーテル挿入の準備

	方　法	留意点と根拠
1	プライバシー保護のためスクリーンなどで視界を防ぐ	
2	術者は患者，家族に目的と方法，合併症について説明する	
3	術者がマスク，キャップ，滅菌手袋，滅菌ガウンの装着を清潔に行えるように介助する（➡❶）。看護師は，速乾性擦式消毒用アルコール製剤で手指を消毒した後，マスクを装着する	❶感染予防のため高度バリアプリコーションを行う
4	清潔野をつくり，滅菌物を清潔に取り出し準備する	
5	術者が操作しやすい高さにベッドを調整する	
6	患者の体位を整える。体位は仰臥位とする	●血圧低下や循環血液量減少などにより穿刺困難な場合には，血管を怒張させて穿刺を容易にするためにトレンデレンブルグ体位とする
7	経皮的酸素飽和度（SpO₂）モニター，モニター心電図を装着する（➡❷）。必要時には，間欠的に血圧が測定できるようにマンシェットを巻いておく	❷カテーテル挿入中の合併症（出血，気胸，血胸，アレルギー反応）の早期発見のため

2）中心静脈カテーテルの挿入

	方　法	留意点と根拠
1	皮膚消毒薬を術者に清潔に渡す	
2	術者は穿刺部位を消毒する	
3	滅菌穴あきドレープを清潔に開け，術者に渡す	
4	術者は滅菌穴あきドレープで穿刺部位を覆う	●内頸静脈または鎖骨下静脈を穿刺する場合には，滅菌穴あきドレープで顔が覆われるため，状態の変化に気づかない場合があるので注意する。患者に声をかけ，状態に変化がないことを確認するとともに，モニター画面を観察する
5	術者が穿刺部位周囲に局所麻酔をするのを介助する	
6	術者は試験穿刺前にエコーで血管の走行を確認する。穿刺部位の血管に試験穿刺を行った後，中心静脈カテーテルを挿入する	●穿刺部位が決まったら，患者に動かないように説明し，疼痛や呼吸困難などが出現したら合図で知らせるように説明しておく ●穿刺中は声をかけ，不安の軽減に努める

120

	方　法	留意点と根拠
7	術者は静脈血の逆流を確認後，カテーテルを留置し，皮膚に縫合固定する	●カテーテルの挿入の長さは黙視で確認し，記録に残す
8	患者に処置の終了を知らせ，滅菌穴あきドレープを取り除く	
9	X線写真でカテーテル先端位置が確認できるまではヘパリン加生理食塩水でロックし，滅菌ガーゼで覆っておく	
10	X線写真でカテーテル先端が適切な位置にあることを確認した後，フィルムドレッシング材を用いてカテーテルを固定する	●X線写真では，気胸や血胸の有無も確認する

3）高カロリー輸液の投与

	方　法	留意点と根拠
1	速乾性擦式消毒用アルコール製剤で手指を消毒する	
2	指示された高カロリー輸液を準備する。混注する薬剤があれば無菌的に充填する	
3	輸液バッグと輸液ルートを接続する	
4	輸液ルートを輸液ポンプにセットする	
5	輸液ルートと中心静脈カテーテルを接続する	
6	指示された滴下速度，予定投与量を輸液ポンプにセットする	
7	輸液ルートのクレンメを開け，注入を開始する	

D 経管栄養

- **目　　的**：経口摂取が困難で，腸管機能が維持できていて消化管の使用が可能な患者に対し栄養補給を行い，消化機能の維持を図る
  ＊患者が嚥下することができない場合の胃管留置は，医師が行うことが望ましい
- **適　　応**：（1）鎮静や意識障害のある患者
  （2）神経障害があり，嚥下困難や障害によって誤嚥のリスクが高い患者
  （3）頭頸部や食道に障害のある患者，またこれらの部位の手術を受け術野の安静を必要とする患者
  （4）誤嚥性肺炎を繰り返す患者
  （5）頭頸部・顔面外傷や熱傷で経口摂取ができない患者
- **使用物品**：経管栄養剤，栄養セット，栄養ボトル，聴診器，カテーテルチップ，キシロカインゼリーなどの潤滑製剤，消化管チューブ（使用用途や状態に合わせて選択する），手袋，マスク，エプロン，ゴーグル
  経静脈経路により使用シリンジと経管栄養に使用するシリンジ（カテーテルチップ）には，ラインの接続形状に違いがあり，区別して投与経路を間違うことのないようにつくられている。

第Ⅲ章 集中ケアの看護技術

1）消化管チューブ（胃管）の挿入留置

方　法	留意点と根拠
1　患者にチューブ挿入の目的，手順を説明する	●患者の既往を確認しておく（➡❶） ❶消化管チューブの相対的禁忌には，門脈圧亢進などによって食道静脈瘤がある患者，胃部病変のある患者などがある
2　流水で手をよく洗う	●スタンダードプリコーション（標準予防策）に基づく
3　患者の体位をファーラー位もしくは左側臥位にする（➡❷）	❷挿入に際し，誤嚥する可能性がある。また，解剖学上，胃の彎曲は左下にあり，空間に入りやすいとされている。彎曲が下にあるほうが胃液の逆流を防ぐこともできる
4　患者の栄養投与目的に応じた消化管チューブを準備し，手袋を着けてねじれや屈曲がないか確認する。キシロカインゼリーなどの潤滑製剤を塗布する（➡❸）	●消化管チューブの種類には，胃内に挿入するもの，ガイドワイヤーを用いてトライツ靱帯まで深く挿入し，確実に栄養を投与する方法などがある。患者の状態によってチューブを選択する ❸潤滑製剤の塗布によって，鼻腔あるいは口腔から咽頭までの挿入をスムーズにし，嘔吐反射を抑制する
5　胃管チューブの先端を剣状突起に当て，挿入側の耳朶から鼻孔までの長さを計測する	●挿入する長さは患者の体格によって異なる。患者に合った鼻孔〜胃部までの長さを確認する
6　患者にリラックスし，開口して呼吸するよう説明する	●患者にとっては不快な処置である。鼻孔から挿入する際には口呼吸を行う必要がある
7　チューブをペンを持つように把持し，顔面に垂直に挿入する ・咽頭からは，患者に頭部を前屈し嚥下してもらいながら進めていく。口腔内でとぐろを巻いていないか確認する（➡❹） ・チューブ内が呼気で曇っていないか確認する（➡❺）	●鼻内損傷や出血予防のため，咽頭までは患者に動かないよう説明しながら垂直に挿入する ❹特に嘔吐反射が強い患者は，口腔内でとぐろを巻くことがある。必ず開口してもらい確認する ❺チューブが呼気によって曇るようであれば気道に挿入したサインである
8　カテーテルチップもしくは，経管栄養用シリンジを用いて，胃液の逆流の有無を確認する（➡❻） ・5〜10mLほどの空気をカテーテルチップで送り込み，胃部に当てた聴診器で胃泡音を確認する ・潤滑製剤や患者の汗などを拭き取り，テープで仮止めを行う	❻正しい位置に挿入できているか確認する
9　X線写真で正しい位置に留置できているか確認する。確認後，挿入した長さを記録し，医療用テープで固定する	●鼻翼部にチューブが当たると皮膚トラブルを起こすため，医療用テープの固定方法やチューブの重量で抜けないよう工夫する

2）経管栄養

方　法	留意点と根拠
1　流水で手をよく洗う	●スタンダードプリコーション（標準予防策）に基づく
2　患者に経管栄養を行うことを説明する。患者の体位を30度頭部挙上のファーラー位とする（➡❶）	❶誤嚥する可能性がある ●痰の喀出や吸引を必要とする場合には挿入前に済ませておく（➡❷） ❷咳嗽によって，分泌物を誤嚥する可能性があるため

122

方　法	留意点と根拠
3	患者の氏名や投与内容を確認した後，栄養ボトルと栄養セットを接続する。クレンメを閉じて指示された経管栄養剤をボトルに入れる	● 経管栄養剤には，下痢を起こしやすいものなどがある。栄養内容と治療目的が合致しているか，不足している栄養素は何か確認しておく ● 経管栄養用のポンプを使用する際には，ポンプより下に必ずクレンメを置く（➡❸） ❸ ポンプからセットをはずしたときに急速投与となることを防ぐため ● PEGの場合は，接続チューブを取り付ける
4	カテーテルチップを用いて，胃液の逆流の有無を確認する（➡❹） 5〜10mLほどの空気をカテーテルチップで送り込み，胃部に当てた聴診器で胃泡音を確認する	❹ 正しい位置に挿入できているか確認するため
5	患者の頭部70〜100cmほど上部にボトルを設置し，指示された投与速度で栄養剤の投与を行う 途中，気分不良などがあればすぐに申し出るよう患者に説明する。意識のない患者の様子やモニタリングを観察する	● 患者によっては，注入速度による合併症をきたすことがある。これには，消化管の減圧が不十分であることによって逆流，嘔吐があり，注入開始後しばらくは患者から離れず観察する
6	投与終了後は，微温湯を10〜20mLほどカテーテルチップまたは経管栄養用シリンジで送り込む（➡❺）	❺ チューブの閉塞を防ぐため，必ず微温湯を送り込む。特に顆粒状や粘性の強い薬剤を内服として投与した後には閉塞しやすい
7	投与後30〜60分程度は頭部挙上のままとする（➡❻）	❻ 誤嚥を防ぎ，また，消化作用を助けることにもなる
8	PEGの場合は，接続チューブとPEGとのかみ合わせの異常がないか，PEGやチューブ留置周囲の皮膚トラブルがないか確認する	

E 輸　　血

● 目　　　的：血液中の細胞成分や凝固因子などのたんぱく成分が量的に減少，あるいは機能低下をきたしたときにその成分を補充する

● 適　　　応：（1）出血などによって血液成分が体外に流出し，循環血液量が不足している患者
　　　　　　　（2）疾患や病態の特殊性により，凝固能が低下した患者
　　　　　　　（3）術前の心肺機能や全身状態を整える必要のある患者
　　　　　　　（4）造血機能低下のある患者

● 使用物品：インフォームドコンセント記録用紙，輸血伝票，PDAなどの携帯認証システム，指示された輸血製剤と適した輸血セット，手袋，マスク，ゴーグル，エプロン

方　法	留意点と根拠
1	患者や家族に輸血の必要性に関するインフォームドコンセントを行う 次の内容の説明と理解しているかを確認する。輸血の必要性，使用する製剤や使用量，輸血に伴うリスク，副作用，感染症検査，投与記録保管，同意サイン	● 輸血は一定のリスクを伴う治療である。インフォームドコンセントは重要である ● 輸血歴のある患者のなかには，前回投与時にアレルギー反応を示したことのある患者がいる場合がある。このような患者では同じような副作用が起こる可能性が高い ● 輸血経験の有無，宗教上の制限がないか確認する（➡❶） ❶ 患者によっては，宗教上の理由から輸血ができない場合がある

方　法	留意点と根拠
2 輸血に必要な検査を行い，検査結果を確認する 血液型検査，不規則抗体の検査を行う。その他，患者に行われる輸血によって効果を得ることが期待できるデータも確認しておく。またこれらの検査結果が，輸血療法前にすべてそろっていることを確認する	
3 輸血管理部に連絡し，必要な輸血製剤をオーダーする ・直近で必要な分だけが部署に届くようにする ・部署で解凍が必要な製剤は，他患者のものと混同しないよう解凍する場所や名前の明示などを行う	●輸血製剤は機能低下をきたしやすく，温度管理が重要である。保管には，赤血球は2〜6℃，新鮮凍結血漿は-20℃，濃厚血小板液は20〜24℃の室温で水平振とうしておく。輸血は，準備後ただちに使用することが基本である
4 輸血製剤の内容，量などを輸血製剤の受け渡し時，準備時，実施時に必ず確認する 患者氏名，血液型，製造番号，有効期限，交差適合試験結果，放射線照射の有無を輸血製剤パック，および伝票で照合する	●血液製剤の確認は，必ず複数で声を出して指さしながら行う。また，確認したことを記録しておく。PDAなどの認証システムを導入している場合には，必ず行う ●輸血後移植片対宿主病の予防には，リンパ球を含む輸血用血液に放射線照射が行われていることが効果的である ●続けていくつかの製剤を投与する場合にも，一つひとつのパックに対し同じ確認を行う
5 流水で手をよく洗う	●スタンダードプリコーション（標準予防策）に準じる
6 輸血製剤の準備を行う。受け渡し時に行った確認内容を複数で行う 輸血製剤パックに輸血セットを取り付ける。滴下筒に1/3〜1/2程度輸血を満たし，クレンメを開けてセットのルート内を満たす	
7 患者に輸血を行う旨を説明する。輸血施行前のバイタルサインを測定する	
8 輸血用に血管確保を行う，もしくは輸血に適したルートを確認する（➡❷）	❷基本的に輸血は他の輸液と混合しないことが望ましい
9 輸血セットをルートに接続し，輸血を開始する ・5分間は患者から離れない（➡❸） ・バイタルサインを測定し，患者の様子を観察する	❸ABO型不適合輸血では，輸血開始から血管痛，不快感，胸痛，腹痛などの症状がみられる。5分間は即時型溶血反応が出現しやすい ●意識が清明でない患者に自覚症状を確認することは困難であるため，呼吸や循環動態の確認や多角的観察によって不適合輸血となっていないか確認し，記録する ●症状が出現したときにはただちに輸血を中止し，医師に報告，輸血セットを交換して生理食塩水や細胞外液の投与に切り替えるなど迅速に処置する
10 輸血開始から15分経過時点の患者の様子を観察し，バイタルサインの変動などがないか確認する（➡❹）	❹即時型溶血反応がない場合にも遅発的に発熱，蕁麻疹などの症状が出現することがある
11 輸血後の記録と確認 終了後に再度患者名，血液型，製造番号を確認する。診療録，看護記録にその製造番号を記録する	●輸血後も輸血関連急性肺障害や細菌感染症をきたす可能性があるので，継続的に患者を観察する
12 輸血パックの処理 使用後の輸血パック，輸血セットは輸血管理部に返却する。確認した輸血伝票にも必要事項が記録されていることを確認し，輸血管理部に返却する	●患者や家族に輸血を行ったこと，その内容や量について伝票をもって説明する

文　献

1）厚生労働省：輸血療法の実施に関する指針（改定案）　http://www.mhlw.go.jp/new-info/kobetu/iyaku/kenketsugo/5tekisei3a.html

4 鎮痛・鎮静管理

学習目標
- 鎮痛・鎮静の概念を理解する。
- 鎮痛・鎮静・せん妄の評価法を理解する。
- 鎮痛・鎮静・せん妄の非薬理学的ケアおよび安全確保手段について理解する。

1 鎮痛・鎮静とは

　痛みは，「実際の組織損傷もしくは組織損傷が起こりうる状態に付随する，あるいはそれに似た，感覚かつ情動の不快な体験」[1]をいい，患者の個別性が大きいものである。鎮痛は，痛みの時間的変化や介入効果を痛みの評価スケールで量的に評価するとともに，個別性の高い痛みの要因・体験を質的に評価し，薬理的・非薬理的に緩和することである。また，鎮静は，患者の不快な症状・体験を和らげ，快の感覚を確保することで不穏状態を抑え心身を安定化させる（非薬理的鎮静）とともに，侵襲的な処置を行う場合に薬剤で眠らせる（薬理的鎮静）ことで安全に医療を受けられる状態にすることである。

　鎮痛・鎮静の目的を，人工呼吸中の鎮静ガイドラインから抜粋して**表4-1**[2]に示す。様々な侵襲から患者を保護することで患者の快適性・安全性が向上するとともに，酸素消費量・基礎代謝量の上昇を抑えて全身管理を行う基盤を整える効果がある。不十分な鎮痛・鎮静管理は，不快な感覚や情動を継続・助長するだけでなく，離床遅延や睡眠障害など適切な

表4-1 鎮静・鎮痛の目的

1．患者の快適性・安全の確保
 a．不安を和らげる
 b．気管チューブ留置の不快感の減少
 c．動揺・興奮を抑え安静を促進する
 d．睡眠の促進
 e．自己抜去の防止
 f．気管吸引の苦痛を緩和
 g．処置・治療の際の意識消失（麻酔）
 h．筋弛緩薬投与中の記憶消失
2．酸素消費量・基礎代謝量の減少
3．換気の改善と圧外傷の減少
 a．人工呼吸器との同調性の改善
 b．呼吸ドライブの抑制

日本呼吸療法医学会人工呼吸中の鎮静ガイドライン作成委員会：人工呼吸中の鎮静のためのガイドライン，人工呼吸，24(2)：146-167，2007．より抜粋

活動と休息も阻害する。個別性の高い体験・原因を把握するために，患者背景と患者の訴えに向き合う医療者の姿勢が重要である。

❷ 鎮痛・鎮静・せん妄の評価法

1）痛み評価スケール

　痛みの評価法は，患者が痛みの程度を表現する必要がある主観的評価ツールと，評価者の観察のみで評価する客観的評価ツールに分けられる。前者には，VAS（Visual Analog Scale：「痛みなし」と「想像できる最高の痛み」を両端とする10cmの直線を示して患者が痛みの程度を示す方法）やNRS（Numeric Rating Scale：「0：痛みなし」から「10：最悪の痛み」までの11段階で痛みの段階を患者が示す方法）がよく用いられる。後者には，CPOT（Critical Pain Observation Tool：表4-2）などがある。鎮痛処置の介入基準（NRS，CPOT）が示されている場合もあるが，介入基準に達していない場合は痛みがないわけではない。つまり，患者の痛みの有無を確認することが最も重要である。そして，「痛みがある」場合は，痛みの程度を量的（ツールの数値）に，かつ経時的変化を観察し，その原因・性質について質的評価（患者の自己申告やそれを引き出すインタビュー）を行う。また，患者に痛みが生じることが予想される場合には，早めに鎮痛薬使用を始める先制鎮痛法（preemptive analgesia）が用いられる。

表4-2 クリティカルケア疼痛観察ツール(Critical-Care Pain Observation Tool:CPOT)

指 標	説 明	スコア	
表情	・リラックスした表情で，表情筋の緊張なし ・しかめ面，眉毛が下がる，眉間のしわ，表情筋緊張 ・上記の表情に加え，眼瞼を強く閉じている	リラックス 緊張 顔をゆがめる	0 1 2
体動	・動きはない（必ずしも痛みがないわけではない ・ゆっくりとした，慎重な動き，痛む部位に触れたりさする，動きで注意をひく ・チューブを引っ張る，座ろうとする，手足を動かしたり殴ろうとする，指示に従わない，スタッフを叩く，ベッドから降りようとする	動きなし 防御 落ち着かない	0 1 2
筋緊張 上肢の受動運動（屈曲・伸展）による評価	・受動的な動きに抵抗しない ・受動的な動きに抵抗する ・受動的な動きに強く抵抗し，完全には動かせない	リラックス 緊張，硬直 強い緊張または硬直	0 1 2
人工呼吸器への同調 (挿管患者) or 発語（非挿管患者）	・アラームが多くなく，換気が容易 ・アラームが自動的に止まる ・同調不良：換気の中断，頻繁なアラーム	人工呼吸器との同調 バッキングはあるが同調 ファイティング	0 1 2
	・通常の調子での会話，または訴えなし ・うめき声，ため息 ・泣く，叫ぶ	通常の調子の会話または訴えなし うめき声，ため息 泣く，叫ぶ	0 1 2

総合得点　0～8点

Gélinas C, et al：Validation of the critical-care pain observation tool in adult patients，*Am J CritCare*，15（4）：420-427, 2006. より作成

第Ⅲ章 集中ケアの看護技術

2）鎮静評価スケール

代表的な鎮静スケールとして，鎮静薬使用前後も使用可能であり，せん妄評価に応用可能なリッチモンド興奮・鎮静スケール（RASS，表4-3）を紹介する。

RASSは0（覚醒・安静）を基準として，＋1～＋4が不穏状態を，－1～－5が鎮静状態を表す。評価手順は①30秒間の観察だけで0～＋4を評価し，閉眼している場合は②呼びかけ刺激「○○さん，目を開けてこちらを見てください」に対する反応で－1～－3を評価し，それでも反応がない場合は③身体刺激（肩を軽く揺するか，胸骨を軽く擦る）に対する反応で－4・－5を評価する。

鎮静薬使用時は副作用（呼吸抑制，循環抑制）に注意した観察とともに，過剰鎮静の影響（表4-4）を減らすために，できる限り浅めの鎮静を行う。そのために，まず鎮痛管理を十分に行い必要な分だけ鎮静する鎮痛重視型鎮静（analgesia first sedation）の考え方が

表4-3 リッチモンド興奮・鎮静スケール（RASS）

スコア	用　語	説　明	評価手順
＋4	好戦的な	明らかに好戦的な，暴力的な，スタッフに対する差し迫った危険	①30秒間観察
＋3	非常に興奮した	チューブ類またはカテーテル類を事故抜去，攻撃的な	
＋2	興奮した	頻繁な非意図的な運動，人工呼吸器ファイティング	
＋1	落ち着きのない	不安で絶えずそわそわしている。動きは攻撃的でも活発でもない	
0	覚醒し，落ち着いている		
－1	傾眠状態	呼びかけに10秒以上の開眼，およびアイ・コンタクトで応答する	②呼びかけ刺激
－2	軽い鎮静状態	呼びかけに10秒未満のアイ・コンタクトで応答する	
－3	中等度鎮静状態	呼びかけに動きまたは開眼で応答するがアイ・コンタクトなし	
－4	深い鎮静状態	呼びかけに無反応，しかし身体刺激で動きまたは開眼	③身体刺激
－5	昏睡	呼びかけにも身体刺激にも無反応	

Sessler CN, Gosnell MS, Grap MJ, et al：The Richmond Agitation-Sedation Scale；validity and reliability in adult intensive care unit patients, *Am J Respir Crit Care Med*, 166：1338-1344, 2002. より引用

表4-4 過剰鎮静の影響

①**長期安静臥床による廃用萎縮**
　　　　（骨格筋・循環系・呼吸器系・代謝系・その他）
②**不動化による影響**
　　　　（褥瘡，深部静脈血栓症，肺梗塞）
③**下側肺障害**
　　　　（臥床と陽圧換気の影響による）
④**人工呼吸器離脱困難**
　　　　（呼吸筋の萎縮や筋力の低下による）
⑤**VAP**
　　　　（持続鎮静はVAP発症の独立危険因子）
⑥**免疫機能の低下**
　　　　（意識レベルや精神状態と免疫能の密接な関係）
⑦**ICU退室後の精神障害や長期認知障害**
　　　　（ICU入室中の記憶を残さない場合）

表4-5 せん妄のリスクファクター

宿主因子	増悪因子	
	重症疾患因子	医原性因子
・アポリポたんぱくE4多型 ・認知障害 ・抑うつ ・てんかん ・脳卒中既往 ・視力障害/聴力障害	・アシドーシス ・貧血 ・中枢神経異常 ・電解質異常 ・内分泌異常 ・発熱 ・肝機能異常 ・疾患スコアの上昇・悪化 ・脱水 ・低血圧 ・低体温 ・低酸素血症/低酸素症 ・頭蓋内出血 ・感染/敗血症 ・栄養障害 ・代謝異常 ・心筋障害 ・中毒 ・呼吸不全 ・ショック ・外傷	・社会的かかわりの不足 ・過剰な看護ケア ・治療的安静 ・投薬 ・過剰鎮静 ・不適切な鎮痛管理 ・睡眠障害 ・血管カテーテル類留置

Smith HA, Fuchs DC, Pandharipande PP, et al：Delirium：an emerging frontier in the management of critically ill children, *Crit Care Clin*, 25：593-614, 2009. より引用

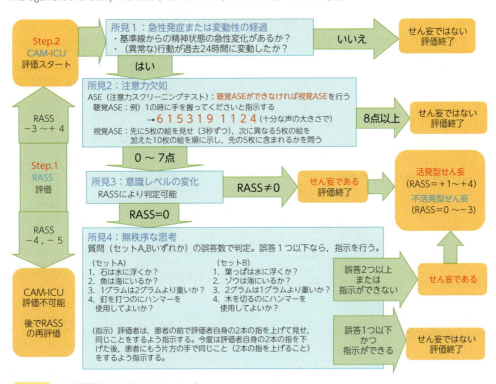

図4-1 日本語版CAM-ICUフローシート

古賀雄二・村田洋章・山勢博彰：日本語版CAM-ICUフローシートの妥当性と信頼性の検証, 山口医学, 63 (2)：93-101, 2014. より転載

普及しつつある[3]。

3）せん妄評価スケール

　せん妄は，様々なリスクファクター（表4-5）により引き起こされる急性脳機能不全であり，早期発見が重要である。ここでは，RASSを一次評価に使用するCAM-ICU（図4-1）を紹介する。日本語版CAM-ICUは所見1～4で構成され，所見1＋2＋3または4の場合，せん妄と判断できる。

看護技術の実際

A 睡眠環境調整

- 目　　的：（1）快適性・安全性を確保する
　　　　　　（2）身体機能の回復を促進する
　　　　　　（3）概日リズムを整える
- 適　　応：（1）睡眠環境を調整するために看護介入が必要な患者
　　　　　　（2）睡眠リズムが阻害されやすい医療環境にある患者
- 必要物品：ドレーン類を固定するテープ，患者に合ったベッドマット，寝具，テレビ，音楽視聴機器，カーテン，耳栓，（入院までに使用していれば）メガネ，補聴器

	方法	留意点と根拠
1	患者の入院前での生活習慣，身体状況，睡眠状況，服薬状況について確認する	●多用な生活様式がある現代社会では，病院の生活リズム（消灯時間，起床時間）に適合していないことがある ●自宅での睡眠の質が悪いことや睡眠補助薬を使用している患者はICUで質の低い睡眠を訴えやすい傾向にあるといわれている❶ ●緊急入院や訴え聴取が困難な場合には，家族などから情報を収集する ●メガネや補聴器を普段から使用していれば，いつでも使用できるように準備をする
2	介入前までの患者の睡眠評価を行う	●直近の数日間，眠れたか，または過剰睡眠となっていないか問診を行う ●スケールを用いて睡眠を評価する（➡❶） ❶スケールを用いるとアセスメントの視点が標準化できる（表4-6）❷ ●睡眠を阻害する因子を訴えからアセスメント（表4-7）❶する（➡❷） ❷患者が報告した睡眠障害のリスク因子が報告されている

方　法	留意点と根拠

表4-6　Richards-Cambell睡眠質問票（日本語訳）

	(100)	(0)
1．昨夜のあなたの眠りは：	深い眠りだった。	浅い眠りだった。
2．昨夜，最初に眠りに陥ったときの状態は：	ほとんどすぐに寝入った。	ぜんぜん眠りにつけなかった。
3．昨夜，あなたは：	ほとんど目覚めなかった。	一晩中，起きていた。
4．昨夜，あなたが目覚めたとき：	すぐにまた寝入った。	眠れなくなった。
5．あなたの昨夜の眠りを評価すると：	良い眠り	悪い眠り

Richardsから日本語訳について使用許可を得た。正式な手続きにより転載許可を得ている。
鶴田良介・山本隆裕・藤田基：重症患者の睡眠管理，日集中医誌，24：389-397，2017．より転載

表4-7　患者が睡眠を妨げられたと報告した要因のリスト

環境因子	生理的・病態生理学的因子
騒音	痛み
光	不快
ベッドの快適さ	暑過ぎ，または寒過ぎという感覚
他のベッドサイドでの活動	呼吸困難
訪問者（医療従事者または家族）	咳嗽
部屋の空調システム	口渇感と空腹感
医療従事者の手洗い	嘔気
悪臭	便器/尿器の必要性
ケア関連因子	**心理的因子**
看護ケア	不安/心配/ストレス
患者への処置	恐怖
バイタルサイン測定	不慣れな環境
診断的検査	時間感覚の喪失
薬剤投与	孤独感
ライン/カテーテルによる行動制限	プライバシーの欠如
モニター装置	病衣
酸素マスク	就寝時ルーチンの欠失
気管チューブ	担当看護師の名前を知らない
尿道カテーテル	理解できない医学用語

Devlin JW, Skrobik Y, Gelinas C, et al：Clinical practice guidelines for the prevention and management of pain, agitation/sedation, delirium, immobility, and sleep disruption in adult patients in the ICU. *Crit Care Med*, 46（9）：825-873, 2018. より引用

3	患者の身体的状態をアセスメントする ・ドレーンや輸液ルートの管理 ・挿管・人工呼吸器の管理 ・視覚や聴覚の障害 ・バイタルサイン ・発汗や末梢冷感の有無 ・低酸素の有無 ・疼痛の有無	●からだに何らかの医療器材が装着，挿入されている場合には，これらが原因で安静が妨げられていないか確認する ●発熱や血圧が安定しないとき，疼痛が持続しているときには，交感神経が優位となり，身体は十分な休息が得られにくい ●術後は侵襲度に関係なく睡眠障害が発生する可能性がある❸

方　法	留意点と根拠
4 **患者の精神的状態をアセスメントする** ・訴えの聴取 ・言動の観察 ・せん妄症状の有無 ・コミュニケーション方法の確立	●急性期では，日々の状況が刻々と変化し，患者の精神的状態も変動しやすい状況にあることに注意する。 ●言語だけでなく，非言語的コミュニケーション方法を用いて，患者の訴えをより確実に把握する。
5 **患者の環境的因子をアセスメントする** ・光や温度 ・医療機器の音 ・ベッド，マットや寝具の選択 ・プライバシーの保護 ・体位管理	●患者の安楽を阻害する因子がないか確認する（図4-2） ●ICUでは観察のためカーテンが開放されたままで光やプライバシーが保護されない場合がある ●24時間駆動する医療機器の音などは非日常であることに留意する。（➡❸） ❸ICU患者の睡眠の質は環境との関連が報告されている❹

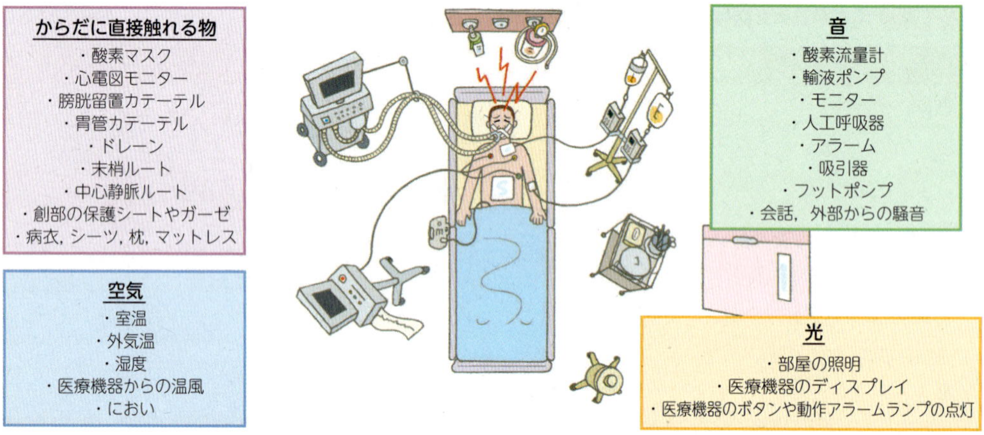

からだに直接触れる物
- 酸素マスク
- 心電図モニター
- 膀胱留置カテーテル
- 胃管カテーテル
- ドレーン
- 末梢ルート
- 中心静脈ルート
- 創部の保護シートやガーゼ
- 病衣, シーツ, 枕, マットレス

空気
- 室温
- 外気温
- 湿度
- 医療機器からの温風
- におい

音
- 酸素流量計
- 輸液ポンプ
- モニター
- 人工呼吸器
- アラーム
- 吸引器
- フットポンプ
- 会話，外部からの騒音

光
- 部屋の照明
- 医療機器のディスプレイ
- 医療機器のボタンや動作アラームランプの点灯

図4-2 クリティカル領域における患者の安楽を阻害する可能性がある因子

方　法	留意点と根拠
6 **患者に投与されている薬剤の種類や投与量について確認する**	●非薬理学的な介入と薬理学的介入は相互に関係して効果を最大限発揮できる ●薬剤の種類や投与量，患者への効果（不足あるいは過剰作用となっていないか）を記録や観察より情報を収集する
7 **処置，看護ケアのスケジュールを確認する**	●不必要な処置や看護ケアがないか，確認を行う ●医療者中心のスケジュールとなっていないか確認を行う（➡❹） ❹ICUにおける夜間のケアが睡眠障害になっていることが報告されている❺
8 **快適性が維持できるように身体的要因を調整する** ・ドレーンやカテーテルの位置と固定を適切に行う ・適切な人工呼吸器設定とする ・メガネや補聴器など日常の使用状況に近づける ・罨法の使用を検討する	●カテーテルや気管挿管の固定，回路の引っ張り，テープの瘙痒感などは，方法を工夫することで患者の満足度を得やすい ●人工呼吸器の設定は医師と共に検討する ●視覚や聴覚が障害されていることは，現状認識の障害や恐怖心の増強につながるため，患者と確認を行いながら使用する ●罨法は患者の好みに合わせたものを提供するように検討する
9 **快適性が維持できるように精神的要因を調整する** ・患者のニードの充足 ・現状やケアについての説明 ・タッチング，付き添い	●患者は痛みや痒みなど不快な要因で苦しんでいることが多くある。 ●孤独感や不安に対しては，患者のそばにいることで緩和できることも多くある（気管切開術患者において，看護師がいることによる安心感が快適な因子となったという報告例❻など）

	方　法	留意点と根拠
10	**快適性が維持できるように環境的要因を調整する** ・光の照度を調整する ・適切な温度設定にする ・医療機器の管理 ・カーテンによる個人空間の確保 ・安楽なポジショニングの工夫	●医療環境や機器は音だけでなく，照度や温度にも注意する。個人により快と感じる感覚が違うため，可能な限りニーズに対応できる介入を検討する（➡❺❻） ❺1日2回，好みの音楽を聴くことにより，鎮静頻度が減少した報告がある❼ ❻ICUにおいて耳栓やアイマスクの使用により，睡眠の質が改善した報告がある❽
11	**処置，看護ケアのスケジュール調整を行う**	●夜間のケアを最小限にする調整を行う（➡❼） ❼ケアや処置は日中に集中させ，夜間の眠環境を整えることが推奨されている❾
12	**薬剤投与量を検討し，調整を行う**	●薬効不足で睡眠が確保できないときには追加での薬剤投与を検討する。 ●疼痛は睡眠の阻害因子であるため，痛みの訴えやスケールをもとに鎮痛剤の使用や追加も検討する。
13	**評価を行う**	●問診やスケールを用いて評価を行う（➡❽） ❽看護師の観察による睡眠評価は睡眠ポリグラフ検査の評価と比べると睡眠総時間を過大評価していると報告されている❶ ●睡眠薬や鎮静剤の使用によって閉眼しているが十分に眠れていないケースもある

❶Devlin JW, Skrobik Y, Gelinas C, et al：Clinical practice guidelines for the prevention and management of pain, agitation/ sedation, delirium, immobility, and sleep disruption in adult patients in the ICU. *Crit Care Med*, 46（9）：825-873, 2018.
❷鶴田良介・山本隆裕，藤田基：重症患者の睡眠管理，日集中医誌，24：393, 2017.
❸Kakeda T, et al：Transient decrease in quality of sleep after minimally invasive surgery: A case study. *International Journal of Affective Engineering*, 22（1）：17-23, 2023.
❹Gabor JY, Cooper AB, Crombach SA, Lee B, Kadikar N, Bettger HE, et al：Contribution of the intensive care unit environment to sleep disruption in mechanically ventilated patients and healthy subjects, *Am J Respir Crit Care Med*, 15,（167）：708, 2003.
❺Linda M.Tamburri, Roseann Dibrienza, Rochelle Zozula and Nancy S. Redeker：Nocturnal care interactions with patients in critical care units, *Am J Crit Care*, 13：102-113, 2004.
❻Angela Tolotti, et al：The communication experience of tracheostomy patients with nurses in the intensive care unit：A phenomenological study. *Intensive and Critical Care Nursing*, 46：24-31, 2018.
❼Linda L.Chlan, Craig R.Weinert, Annie Heiderscheit, et al：Effects of patient-directed music intervention on anxiety and sedative exposure in critically ill patients receiving mechanical ventilatory support, *JAMA*, 309（22）：2335-2344, 2013.
❽Hu RF, Jiang XY, Zeng YM, et al：Effects of earplugs and eye masks on nocturnal sleep, melatonin and cortisol in a simulated intensive care unit environment, *Crit Care*, 14：R66, 2010.
❾日本集中治療医学会J-PADガイドライン作成委員会：日本版・集中治療室における成人重症患者に対する痛み・不穏・せん妄管理のための臨床ガイドライン，日集中医誌，21：539-579, 2014.

B リラクセーション

- ●目　　的：（1）身体的，精神的緊張を緩和する
- 　　　　　　（2）快適性を確保する
- 　　　　　　（3）酸素消費量・基礎代謝量の減少を図る
- ●適　　応：（1）身体的，精神的緊張が強い患者
- 　　　　　　（2）快適性の確保に看護介入が必要な患者
- ●必要物品：温罨法の道具（温枕など），冷罨法の道具（アイスパックなど），テレビ，音楽視聴機器，メガネ，補聴器，寝具，スマートフォンやタブレットなどの通信機器

	方　法	留意点と根拠
1	**患者の身体的状態をアセスメントする** ・ドレーンや輸液ルートの管理	●からだに何らかの医療器材が装着，挿入されている場合には，これらが原因で安静が妨げられていないか確認する

方　法	留意点と根拠
・挿管・人工呼吸器の管理 ・視覚や聴覚の障害 ・バイタルサイン ・発汗や末梢冷感の有無 ・低酸素の有無 ・疼痛の有無	●呼吸困難や発熱時には，交感神経が優位となり，身体は十分な休息が得られにくい ●創部だけでなく，腰痛，頸部痛などの疼痛も確認する
2 患者の精神的状態をアセスメントする ・訴えの聴取 ・言動の観察 ・せん妄症状の有無 ・コミュニケーション方法の確立	●言語だけでなく，非言語的コミュニケーション方法の確立により，患者の訴えをより確実に把握できる ●メガネや補聴器があれば使用を推進することで，現状の認知ができ，精神的な安寧につながる
3 患者の環境的因子をアセスメントする ・光や温度 ・医療機器の音 ・ベッドマットや寝具の選択 ・体位管理 ・プライバシーの保護 ・安静度 ・離床状況	●自力で体位管理ができない患者に対しては，体位や良肢位の保持に注意する ●マットレスや寝具が合わず快適性が損なわれているケースもある ●ベッド上安静や体位制限，不動が苦痛の因子となっていることもある
4 筋緊張の強い部位や疼痛部位に直接的な介入を行う ・罨法やマッサージなど	●罨法の使用による効果は，個人の主観による要素が大きいため，患者の意向を確認しながら実施する ●マッサージによってさらなる痛みを誘発しないように注意する ●40℃と60℃の後頸部温罨法は，主観的評価で快適性と下肢末梢温度を高く保持する効果が示されている❶
5 緊張を誘発する精神的要因を調整する ・患者のニードの充足 ・現状やケアについての説明 ・タッチング ・付き添い	●薬剤や疾患の影響により，現状の認識を何度も行わなければならないこともある ●孤独感や不安に対しては，患者のそばにいることで緩和できることも多くある（気管切開術患者において，看護師がいることによる安心感が快適な因子となったという報告例❷など）
6 身体的，精神的緊張を緩和できる環境を整える ・安楽な体位の調整 ・テレビや音楽の視聴 ・寝具やマットレスの調整 ・面会調整	●急性期ではギャッチアップポジションを維持しなければならないケースが多く，安静度範囲内で安楽な体位を探す。 ●ベッド上安静や体位制限，不動による苦痛がある場合には，安静度の見直しも念頭に，積極的な離床が図れないか検討する。 ●嗜好に合わせテレビや音楽の視聴を行う（➡❶） ❶1日2回，好みの音楽を聴くことにより，鎮静頻度が減少した報告がある❸ ●直接的な面会が困難な時にはスマートフォンやタブレットなどの通信機器による面会調整も検討する
7 評価を行う	●患者の快適性が維持できているか評価を行う（**表4-8**参照） ●定量的な評価が困難であるため，患者の反応から全身の評価を行う

方　法	留意点と根拠

表4-8　非薬理学的鎮静のチェックポイント

ドレーン・ルート類の管理	**コミュニケーション**
☐ ドレーンや膀胱留置カテーテル，胃管カテーテルの位置，固定が適切か	☐ 患者とコミュニケーションが確立できているか（言語，筆談，文字ボード）
☐ 輸液ルートやモニターコードの整理ができているか	☐ 視覚，聴覚が障害されていないか（メガネ，補聴器の使用）
☐ ドレーン・ルート類の安全確認ができているか	☐ 患者に治療やケアに関する情報提供ができているか
人工呼吸器の管理	☐ 患者の治療やケアに関する理解ができているか
☐ 人工呼吸器の回路が整理されているか	☐ 患者の不安や恐怖に対する関わりができているか
☐ 適切な人工呼吸器設定となっているか	☐ 家族の面会ができているか
☐ 気管挿管の固定は適切か	**環境調整**
☐ 口腔内は清潔に保たれているか	☐ 光・温度・湿度は調整されているか
体位管理	☐ 環境音対策が行われているか
☐ 体位は安楽に保たれているか	☐ プライバシーが保たれているか
☐ 体位は安全であるか	☐ カレンダーや時計が設置されているか
☐ 適切なベッドマットが選択されているか	☐ テレビや音楽などの鑑賞ができているか
☐ 快適な寝具が選択されているか	**医療機器類の管理**
身体症状の管理	☐ 医療機器の駆動・安全が管理できているか
☐ バイタルサインの安定化が図れているか	☐ アラーム設定は適切か
☐ 交感神経が優位となっていないか	☐ 機器の照度は適切か
☐ 鎮痛が図れているか	**ケアの集中化**
☐ 身体症状を緩和するケアができているか	☐ ケアや処置の時間と内容は整理されているか
	☐ 睡眠サイクルが調整されているか
	☐ 感染予防はできているか
	☐ 褥瘡予防はできているか

日本集中治療医学会J-PADガイドライン作成委員会：日本版・集中治療室における成人重症患者に対する痛み・不穏・せん妄管理のための臨床ガイドライン，日集中医誌，21：539-579，2014. を参考に作成

❶加藤京里：後頸部温罨法による自律神経活動と快−不快の変化— 40℃と60℃の比較 —，日本看護研究会雑誌, 34（2）：39-40, 2011.
❷Angela Tolotti, et al:The communication experience of tracheostomy patients with nurses in the intensive care unit: A phenomenological study. *Intensive and Critical Care Nursing*, 46：24-31, 2018.
❸Linda L.Chlan, Craig R.Weinert, Annie Heiderscheit, et al : Effects of Patient-Directed Music Intervention on Anxiety and Sedative Exposure in Critically Ill Patients Receiving Mechanical Ventilatory Support, *JAMA*, 309（22）：2335-2344, 2013.

C　せん妄予防

● 目　　的：（1）急性脳機能不全であるせん妄のモニタリングを行い，患者の安全を確保する
　　　　　　（2）患者ごとのせん妄リスクファクターを評価し，予防的介入を行う

● 適　　応：基本的に，入院を必要とする全ての患者がせん妄予防の対象である。特に，患者のもつ様々な背景や治療過程において増悪因子が出現・持続する可能性が高いと評価される患者（図4-3），せん妄の既往がある患者，高齢者などがせん妄ハイリスク群である

● 必要物品：せん妄ハイリスク患者と評価された場合は，見守り強化策として病棟ではナースステーションに近い部屋，離床センサーの設置などが考慮されることがある

＊NICE（National Institute for Health and Clinical Excellence：英国立臨床評価研究所）の「せん妄リスクのある成人患者のせん妄予防のための2010NICE勧告」（*Ann Intern Med*, 154：746-751, 2011）に基づき，13項目からなるせん妄予防策について述べる

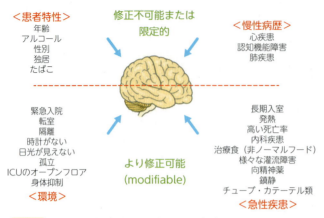

図4-3 せん妄の修正可能な原因か否かの視点

Van Rompaey B, Elseviers MM, Schuumans MJ, et al : Risk factors for delirium in intensive care patients : a prospective cohort study, *Crit Care*, 13(3) : R77, 2009. PMID : 19457226. より引用改変

	方法	留意点と根拠
1	せん妄リスクのある患者へのチームケアサポートを整える	● せん妄は見逃されやすいため，せん妄を見逃さない組織体制が必要である ● せん妄リスクの必要に応じて専門チーム（リエゾンチームなど）の支援が受けられるよう調整する ● 不要な病室移動（環境変化）は見当識の変調を助長することがある
2	入院後24時間以内のせん妄リスク評価，ケア環境と患者ニーズへの対応を行う	● 入院後24時間以内に，既往や生活歴および治療により生じると予想される変化から，せん妄リスクファクターの評価を行う ● せん妄リスクファクターに応じたケア環境や患者ニーズに合わせた複数の介入を提供する
3	せん妄予防ケアチームの介入を査定する	● せん妄リスク評価結果に応じて，せん妄対策を専門に行う院内資源（リエゾンチームなど）を活用する
4	認知機能・見当識ケアを行う	● 入院に伴う生活環境や生活リズムの変化は，認知機能・見当識の障害を誘発する ● 時計・カレンダーの使用，現状認識を促す説明，認知刺激の促進，面会の促進（家族や友人）を行う
5	脱水予防を行う	● 全身や脳循環に影響する脱水や，それに伴う便秘（消化管活動の低下）はせん妄のリスクファクターである ● 既往や合併症（心不全や腎不全など），水分経口摂取の可否など患者の状態に応じた水分バランス管理を行う
6	低酸素症と最適な酸素飽和度の評価を行う	● 低酸素症は直接的な脳機能低下と，全身状態悪化により間接的に脳機能に影響を与える ● 酸素飽和度の評価などによりモニタリングされ，必要に応じて医師に報告し，是正される必要がある
7	感染予防を行う	● サイトカイン性脳症に代表されるように，感染による炎症性物質は直接的に脳機能に影響する ● 感染に伴う全身状態の悪化やそれによる投薬も間接的に脳機能に影響を与える ● 血流感染，尿路感染，創部感染など様々な感染制御を行う

	方　法	留意点と根拠
8	早期離床を促す	●過度の安静や不動は，認知機能の低下をもたらし，せん妄の原因となる ●術後の状態に応じた早期離床を行う必要があり，活動強度（ヘッドアップ，端座位，立位，歩行など）と休息のバランス調整を医師や理学療法士と行う ●離床に必要な補助具の選定などの調整を行い，転倒に注意する
9	痛みの評価と対処を行う	●痛みは，それ自体が身体的・精神的ストレスである ●痛みによる呼吸・咳嗽抑制に伴う呼吸器合併症，不動化・離床遅延の原因，不眠の原因となるなど様々な弊害をもたらす ●痛みの評価スケールを用いた痛みの量的評価とともに，患者ごとの質的評価とそれに基づく対応が重要である ●特に，痛みの自己申告が困難な患者（学習困難者，認知症，人工呼吸患者，気管切開患者，鎮静中の患者，せん妄患者など）が発する痛みの非言語的サインを評価し，対処する
10	投薬管理を行う	●睡眠薬・向精神薬の使用状況だけでなく，治療に用いられる薬剤(せん妄ハイリスク薬の存在)を把握し，副反応・離脱反応を含めた薬効評価や，肝・腎機能値などの代謝機能評価を行い，必要に応じて医師に薬剤の整理（薬種変更や使用中止）を相談する ●アルコール摂取状況（一時退院時を含む）の把握も重要である
11	栄養サポートを行う	●栄養状態の評価を行う ●義歯装着状態や食事摂取行動の評価を行う
12	感覚障害へ対処する	●感覚障害は認知機能障害・見当識障害の原因となる ●補聴器・耳垢除去など聴覚ケア，眼鏡などの視覚障害ケアをとおした感覚障害への対処を行う
13	睡眠を確保する	●睡眠不足はせん妄のリスクファクターであるとともに，精神的ストレス・離床遅延の原因となる ●患者ごとの生活リズムを把握する ●睡眠時間中の処置・ケアや騒音を避けることで良質な睡眠パターンと睡眠衛生を促す ●必要に応じて睡眠薬が検討されるよう促す

D 身体拘束

●目　　的：（1）患者の生命や身体にかかる危険を回避する
　　　　　　（2）医療活動の中断を回避する
●適　　応：（1）意識障害等で患者本人から治療に対する同意が得られない
　　　　　　（2）自傷行為もしくは偶発的損傷（身体，医療機器）の危険性がある
●必要物品：抑制帯（四肢用，関節用，体幹用）

	方　法	留意点と根拠
1	**患者アセスメントを行う** ・患者サイン	●患者のサイン，身体的・精神的・環境的要因について十分な観察と情報収集をする

方　法	留意点と根拠
・身体的・精神的・環境的要因	● Ａ睡眠環境調整，Ｂリラクセーションが満たされているかも確認する
2　身体抑制以外の対策を検討する	● 身体拘束の位置づけはデバイス抜去などの事故防止のための第一選択肢ではなく，ほかの手立てを尽くした後の最終的な手段とされている❶ ● 検討は，複数人で実施し，可能な限り医師など多職種で共に検討する
3　患者・家族に説明をし，同意を得る	● 緊急かつ切迫した状況でなければ，患者・家族に十分説明し，同意を得てから実施する（➡❶） ❶身体抑制は科学的根拠に乏しく，その効果も証明されていない。そのため，インフォームドコンセントは欠かせない❷
4　身体抑制を実施する　（➡❷）	● 抑制を最小限にし，快適性と尊厳が損なわれないように配慮する ● 患者の状態に応じて必要とされる最も短期間の抑制とする。 ● 皮膚トラブルなど二次障害への予防を徹底し観察と記録を行う ❷集中治療室における身体的拘束（身体抑制）に関する質的システマティックレビューでは，ICUの医療者は，人間の尊厳や自由の侵害，せん妄の増悪などの有害事象を危惧しながらも，医療デバイスの計画外抜去などから患者の安全を確保するために身体抑制を実施していたことが報告されている❸
5　身体抑制の必要性を再度検討する　（➡❸）	● 患者の状態変化やそれに伴う身体抑制以外の対策ができないか，常に評価を行う（図4-4） ❸米国集中治療医学会による身体抑制のガイドラインでは，「身体抑制継続の是非は8時間ごとに見直されるべきで，継続の根拠およびその指示は，毎日診療録に記載されなければならない」とされている❹

方　法	留意点と根拠

ステップ1
患者アセスメント

〈ステップ1　アセスメント項目〉

患者のサイン
□チューブをしきりに触る　□しきりに起き上がろうとする　□興奮・イライラ　□幻覚
□繰り返し説明が必要　□意味不明の発語　□ぼんやり・うつろ　□多弁
□表情が硬い（無表情）　□一点を凝視している

身体的・精神的・環境的要因
　身体的要因：□心疾患　□頭部疾患　□高齢者　□意識障害　□視覚・聴覚障害　□麻酔
　　　　　　　□鎮静剤使用　□呼吸状態不安定　□低酸素状態　□循環動態不安定
　　　　　　　□負荷の多い処置や検査
　精神的要因：□現状の理解不足　□不安定な心理状況（強度の不安やパニック）　□せん妄
　　　　　　　□見当識の低下　□混乱　□不眠　□死への恐怖
　環境的要因：□気管挿管　□カテーテル類（DIV，CVライン）　□観血的動脈圧ライン
　　　　　　　□膀胱留置カテーテル　□ドレーン類　□胃管　□モニター類装着　□創部

ステップ2
抑制以外の対策
：ケア計画

〈ステップ2　抑制以外の対策：ケア計画〉

1. できるだけ患者の側にいる
　〈チームとしての対策〉　①できるだけ患者は1対1で受け持つ
　　　　　　　　　　　　　②記録・申し送りはベッドサイド
　　　　　　　　　　　　　③チームでは情報を共有し誰かが必ず側にいる
　　　　　　　　　　　　　④受け持ち看護師の他の処置をカバーする
　　　　　　　　　　　　　⑤個室のときは部屋から出ないようにする
　〈個人としての対策〉　　①時間の許す限り付き添う
　　　　　　　　　　　　　②患者との会話を多くする
2. 昼夜のリズムをつける
　　①夜間の良眠を促す　②昼間に刺激をし，生活リズムをつける
3. チューブへの対策を講じる
　　①チューブの早期抜去：医師と協議をし，最低限のチューブを留置とする
　　②チューブの固定：固定を強化する，手の届かない場所に固定する
　　③チューブを見えないようにする：寝衣の中に通す，包帯などで覆う
　　④抜けても危険性の少ないものへ変更：ex. CVカテーテルを末梢ルートに変更する
4. 家族に協力を求める
　　①面会時間を長めにする　②面会の頻度を多くする　③家族に付き添ってもらう
5. 十分な観察を行う
　　①観察しやすいベッドの位置にする　②セントラルモニターに注意し観察する
　　③監視カメラ・テレビモニターを利用する　④看護師間で情報共有しチームで観察する
6. 患者へ十分な説明を行う
　　①チューブ留置の必要性・トラブルが起きた際の危険性について繰り返し説明する
　　②患者を信用していることを説明する　③現状・今後の見通しについて説明する

効果がなければ

ステップ3
抑制の判断

医師と協議のもと，抑制を実施し記録する
抑制中は，毎日ステップ1にもどり医師と共に評価し記録する

図4-4　身体拘束判断フローチャート

日本集中治療医学会看護部会安全管理小委員会：ICUにおける身体拘束（抑制）のガイドライン
―全国調査を基に―，日集中医誌，21（6）：663-668，2014. より転載

❶日本看護倫理学会臨床倫理ガイドライン検討委員会：身体拘束予防ガイドライン. http://www.jnea.net/pdf/guideline_shintai_2015.pdf
（2024年1月31日閲覧）
❷Hine K：The use of physical restraint in critical care. *Nurs Crit Care*, 12：6-11, 2007.
❸河合佑亮：集中治療室における身体的拘束（身体抑制）に関する質的システマティックレビュー. 日集中医誌, 28：277-86, 2021.
❹Maccioli GA, Dorman T, Brown BR, et al：American College of Critical Care Medicine, Society of Critical Care Medicine. Clinical practice guidelines for the maintenance of patient physical safety in the intensive care unit: use of restraining therapies—American College of Critical Care Medicine Task Force 2001-2002, *Crit Care Med*, 31：2665-2676, 2003.

文　献

1）日本疼痛学会理事会：改定版「痛みの定義：IASP」の意義とその日本語訳について，2020,
　　https://jasp.pain-research-jasp.org/pdf/notice_20200818.pdf（最終アクセス日：2024/9/18）
2）日本呼吸療法医学会人工呼吸中の鎮静ガイドライン作成委員会：人工呼吸中の鎮静のためのガイドライン，人工呼吸，24：146-167，2007.
3）日本集中治療医学会J-PADガイドライン作成委員会：日本版・集中治療室における成人重症患者に対する痛み・不穏・せん妄管理のための臨床ガイドライン，日本集中治療医学会雑誌，21(5)：539-579，2014.

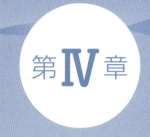

周手術期看護の基本技術

1 術前看護技術

学習目標
- 術前看護のあり方と必要性，看護師の役割について理解する。
- 術前オリエンテーションについて理解する。
- 手術に向けた身体的および心理的準備について理解する。
- 術後合併症予防の援助技術を理解する。

1 術前看護

術前看護とは，患者が医師から手術の必要性を示されたときから手術室に入室するまでの期間に展開される看護を指す。術前看護の目標は，手術に向けての心身の準備をできるだけ最良の状態に整えることである（表1-1）。したがって，看護師は患者が最良の状態で手術を受けられるように，身体的および心理的な看護援助を行わなければならない。

患者は術後回復促進と術後合併症予防のため，術後の状況に適した行動や合併症予防のための行動を積極的にとる必要がある。しかし，術後の状況において新たな行動を学習し実行することは困難であるため，術前にその行動を訓練し実施できるようにしておくことが重要である。

2 術前検査

術前検査では，患者の病変部と全身状態，既往歴，合併症などを評価し，手術の適応となるか否かを決定する。一般検査として，全身状態，既往歴，合併症の診断・評価，伝染性疾患やアレルギーの有無などを調べる。病変部の検査としては，手術対象となる局所病変，病変の全身への影響（浸潤，転移など）の情報を得るための検査が含まれる。これらは手術対象となる疾患の診断学の発展とともに，検査の種類が増え，その優先性も確立されつつある。

コンピュータ断層撮影（computed tomography：CT）やデジタルサブトラクション血管造影法（digital subtraction angiography：DSA）などコンピュータによる画像処理を行う

表1-1 術前看護の重点目標
- 患者が手術に適応するための心構えや対処法の習得を支援する
- 患者の手術に影響を及ぼす問題（身体的および心理的問題）を改善する
- 患者の術後回復促進と術後合併症予防のための学習を支援する

検査や内視鏡，細胞診のように病変部を直接観察，組織採取できる検査の重要性が高まっている。

3 術前アセスメント

　看護師は，術前の心身の状態をアセスメントし，患者が手術に向かって主体的に取り組むことができるように環境を整える。入院時の情報収集だけでなく，患者や家族との日常的なコミュニケーションのなかからも情報を収集する。さらに，これらの情報に加え，診療記録，観察や測定，術前検査の結果などのデータを情報として身体的および心理的アセスメントを行うことが重要である。特に，術後合併症や機能障害が起こるリスクをアセスメントするため，呼吸，循環，代謝，内分泌，血液・凝固系などの種々の機能について確認しておく。

4 術前オリエンテーション

　術前オリエンテーションの目的は，情報提供によって手術に対する不安や恐怖を軽減することである。適切なイメージづくりと心理的準備を整えることで，手術に対して患者が主体的に取り組むことができるようにする（**表1-2**）。順調な術後回復促進に向けて患者が主体的に取り組むことは，手術を乗り切る自信につながり，コントロール感覚を高めると同時に，術後の安全と安楽の保障にもなる。また，術前オリエンテーションにおける説明には資料や動画などを活用することが多い。情報を資料にまとめることで患者は必要なときにいつでも読み返すことができ，動画は具体的な状況のイメージ化を助ける。患者の表情などを観察し，患者の理解を確認しながら進めることが大切であり，条件の悪い術後でも円滑に施行できることが重要である。

5 手術部位感染

　手術操作の加わった深部臓器や体腔を含め，手術中に汚染を受けて一次閉鎖した手術部位の感染を手術部位感染（surgical site infection：SSI）という。術前処置は手術に伴うSSIのリスクを低減するために実施する。実施内容としては皮膚の感染予防として，シャワー

表1-2 術前オリエンテーションにおける情報提供内容

項目	内容
●手術そのものに関すること	●手術日，手術時間，術式，麻酔方法など
●術前経過と手術に向けた準備に関すること	●術前経過の見通し，術前検査のスケジュール，必要物品，手術前日の準備，手術当日の準備など
●術直後の状況と術後経過に関すること	●疼痛，術後経過の見通し，術後合併症など
●合併症予防のために必要な訓練に関すること	●術前訓練の目的・必要性と方法など

浴や一般的な入浴，洗髪，爪切り，体毛除去（除毛），臍処置などがあるが，いずれも人間の皮膚を無菌にすることは困難なため，可能な範囲内でSSIのリスクを抑える皮膚状態に整えることに目的がある。感染予防の観点からはできるだけ手術直前に行うことが望ましいが，諸事情により手術前日に行われていることが多い。また，術野に相当する部位に感染や皮膚トラブルを認める場合には，術前にその部位の改善を図る。

術前準備

　術前の身体的準備としては，機能低下の改善を図るためのケアを行う。術中・術後の感染予防のために，手術前日に入浴，洗髪，爪切り，術野の体毛除去（除毛），臍処置を行って，微生物の数を減少させる。術前処置には侵襲を伴うものもあるため，安全面に留意しながら行う。これらの準備が適切に行われるか否かが手術後の経過に影響するため，患者や家族の理解と協力を得て確実に実施する。

術後合併症予防

　麻酔と術中の呼吸管理目的で気管挿管される場合が多く，無気肺や肺炎などの術後呼吸器合併症は発生頻度が高い。全身麻酔による意識レベルの低下，術後の創痛により呼吸が浅くなり，十分な肺の拡張が得られず，換気量低下による呼吸器合併症を起こしやすくなる。一度発生すると，予後の悪化，入院期間の延長を招くため，術前からリスクの回避に向けた管理が行われる。術後呼吸器合併症を予防するためには，術前に呼吸機能を最大限に高めておくことが重要である。また，痰の出し方や深呼吸の仕方など，術後に必要となる方法を訓練しておくことは，術後の経過が円滑に進行するために大切である。特に，術後呼吸器合併症の危険因子として，高齢，慢性呼吸器疾患，喫煙，肥満という条件を有する患者に対しては，適切な指導と術前訓練を行うことで呼吸機能を改善していく。禁煙，深呼吸法や喀痰排出法，離床方法などについてはその必要性と具体的な方法を解説とデモンストレーションで示し，一緒に実施する。患者の取り組み状況を観察し，肯定的フィードバックを行いながら，より効果的な取り組みを促していく。

術前訓練

　術中・術後の苦痛緩和および術後合併症を予防する目的で，呼吸訓練，含嗽訓練，咳嗽訓練などの術前訓練を実施する。また，全身状態の改善，術後合併症の予防のためには早期離床が効果的である。術前より早期離床の効果をわかりやすい言葉で説明し，疼痛を最小限にする離床の方法などを訓練しておくことが重要である。
　術前訓練の目標は，患者が術後回復促進や術後合併症予防のための行動を術後に行う必要性と行動の具体的方法を理解でき，その行動を実際に実施できるようになることである。術前訓練の方法としては，身体面のアセスメントの結果から，どのような訓練が必要かを明らかにする。そして，患者になぜ術前訓練を行うのかという目的，必要性とその方法を

わかりやすく説明する。これによって、術前訓練において、「自分が術後にこういう状態になる」と患者自身が術後の状態を想定し、それを踏まえて訓練する。術後の状況のイメージ化を促し、そのイメージのもとで訓練を促すことが重要である。たとえば、術前の咳嗽訓練では、実際に術創のできる場所を説明し、その部分に手を当てて咳をするように指導する。これは、術後は苦痛を軽減しながら有効な咳ができるように術創に手を当てて咳を行うためである。

これらの術前訓練は、手術に向けた身体的準備の一つである。患者は訓練を実施するなかで、術後の自分の状態を想像することになり、さらに行動できるようになることで自信を得る。このため、術前訓練は手術に向けた心理的準備であるともいえる。

看護技術の実際

A 皮膚感染予防

1）シャワー浴・入浴

- 目　　的：洗浄による細菌の除去と消毒薬の残存持続効果により皮膚の細菌数を効果的に減少させるために行う
- 適　　応：シャワー浴または入浴可能な術前の患者
- 必要物品：タオル、バスタオル、ボディソープ（石けん）、シャンプー、リンス、爪切り、除去液（リムーバー）など

	方　法	留意点と根拠
1	患者にシャワー浴または入浴の目的と方法を説明する	●皮膚の常在菌はSSIの起因菌になることが多く、術中・術後の清潔保持と感染防止のために必要である ●通常はシャワー浴または一般的な入浴、洗髪、爪切り、ひげそりで十分である ●なるべく個室での入浴を調整する（➡❶） ❶患者のプライバシー、羞恥、寒気、疲労に配慮する
2	患者に手術前夜あるいは当日朝にシャワー浴または入浴（洗髪も含む）を行ってもらう ・皮膚への影響を配慮したボディソープ（石けん）を使用する（➡❷❸） ・可能な場合は患者自身で入浴を行ってもらう（➡❹） ・患者が気分不快や貧血をきたさないように所要時間や方法を調整する（➡❺）	感染予防の観点からはできるだけ手術直前に行うことが望ましいが、手術前日に行われることが多い ❷手術前夜の消毒薬（グルコン酸クロルヘキシジン製剤など）を用いたシャワー浴または入浴は、皮膚表面の通過菌のコロニー数を減少させる効果がある[1]ため推奨されている。しかし、SSIの予防効果に対する明確なエビデンスは得られていない。そのため、普通のボディソープ（石けん）で十分である。また、日本では全身洗浄用のグルコン酸クロルヘキシジン製剤はアナフィラキシー反応の可能性もあるため認可されていない ❸米国疾病管理予防センター（Centers for Disease Control：CDC）のガイドラインではどのような石けん、消毒薬を用いるべきかについては記載がない ❹しばらく入浴ができない患者にとって、手術野を中心に全身・皮膚を清潔にするという身体的なケアだけでなく、心理的なケアにもなる ❺長時間の入浴は体力消耗、皮膚表面の損傷や浸軟により皮膚損傷しやすい環境がつくられる

方　法	留意点と根拠
・患者が入浴できない場合は清拭するが，広い範囲で愛護的に行う ・皮膚表面への過剰な刺激を抑えた洗い方と十分なすすぎを行う（➡❻）	❻通常のボディソープ（石けん）でも成分の残存や皮膚に与える強い刺激は皮膚表面の損傷につながり，細菌の定着を誘導することになる ●ドライスキン（角質水分量の減少）であれば，皮脂膜の再生をより妨げてしまう
3 **患者に清潔な衣服に着替えてもらう**	●患者が入浴後に汗をかかないように注意する ●患者が入浴後に無理をしないように，また風邪などをひかないように保温にも注意する
4 **患者に入浴後に爪を切ってもらう**	●入浴後は硬くなった趾（足の指）の爪が柔らかくなり，切りやすくなる ●爪切りは指先の清潔保持および麻酔覚醒時や術後せん妄などの体動時の危険を防止することにつながる
5 **患者にマニキュアを除去しておくように説明する** ・マニキュアの除去は確実に行う	●マニキュアは術中・術後における爪床色の観察に支障がでるだけでなく，パルスオキシメーターの値が正確に表示されない ●つけ爪やネイルアートはマニキュアのように簡単に除去できないので，入院前に除去してもらう

❶Mangram AJ, Horan TC, Pearson ML, et al：Guideline for the prevention of surgical site infection, *Infection Control and Hospital Epidemiology*, 20：247-278, 1999.

2）除　　毛

●**目　　　的**：術野の体毛や毛根周囲に付着している細菌による感染防止，有機物（皮脂，その他の汚れなど）による消毒薬の不活化防止，体毛の手術野への混入防止などのために行う

●**適　　　応**：手術部位やその周辺の体毛が手術手技の支障となる患者

●**必要物品**：手袋，ティッシュペーパー，タオル，微温湯，バスタオル，サージカルクリッパー，はさみ，除毛クリーム，粘着テープなど

方　法	留意点と根拠
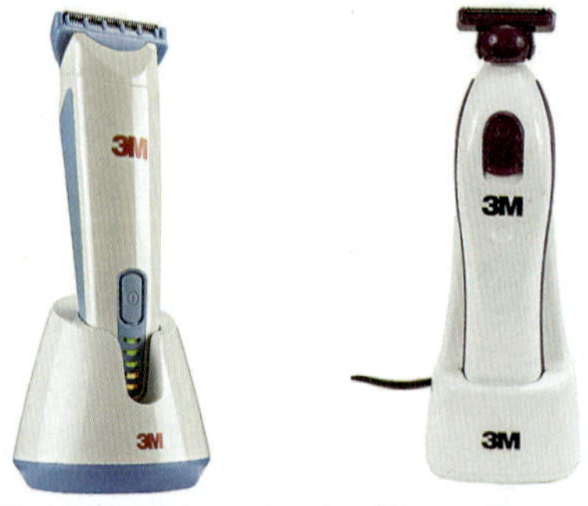 1 **除毛に際して，以下のことを確認する** ・予定術式と切開線，必要に応じて，医師の指示を確認する ・予定術野を観察し，除毛する剛毛・長毛の有無を確認する ・除毛が必要な場合は，皮膚に刃が接しないサージカルクリッパー（図1-1）を用いて行う（➡❶）	●CDCが，手術部位周囲の体毛が濃く，手術の妨げになる場合を除いて除毛を行わないように勧告している ●部位や発毛状態に応じて，患者に最も負担の少ない用具と方法を選択する ●最近のサージカルクリッパーは，単回使用の替え刃を装着した皮膚を傷つけにくい構造になっており，性能が良くなっている ❶剃刀による剃毛は，皮膚に微細な切創を生じさせ，これが後に感染創になり，SSIを増加させるため，最近は用いられない ❷剃刀によって皮膚に小さな傷ができ，皮膚の統合性が障害されて菌の侵入を許し，感染を引き起こす。さらに時間が経過するほど感染率は高くなるという報告もある❶ ●サージカルクリッパーの場合は手術当日（直前）に限定する必要はない ●除毛は手術直前に行う施設が増えている（除毛は手術室で行うことが望ましい）

①3M™サージカルクリッパー　②3M™サージカルクリッパー
　プロフェッショナル　　　　　（可動ヘッドタイプ）
写真提供：スリーエム ヘルスケア ジャパン合同会社

図1-1　サージカルクリッパー

方　法	留意点と根拠
・できるだけ手術予定時間に近い時間に行う（→❷❸）	❸手術前夜の手術部位の剃毛はSSIの危険性を有意に増加させ，この危険性は除毛クリームを用いた群や除毛しない群より大きい❶❷
2　患者に除毛の目的と方法，所要時間を説明する ・患者自身が除毛することがないように事前に説明する（→❹）	●部位によって自尊心の喪失，羞恥心を増強させ，緊張を高める ●患者のプライバシー，羞恥，寒気，疲労に配慮する ❹サージカルクリッパーの刃の方向を正しく向けなければ皮膚を傷つける場合もあるため，医療従事者が行うことが望ましい
3　除毛部位のチェック ・手術部位の体毛チェックを行う ・手術への支障の有無をアセスメントする ・剛毛・長毛がある場合などは，皮膚を傷つけないようにはさみでカットする ・手術の支障となる場合のみ除毛する（原則行わない→❺）	●術野への混入など手術操作の支障となることを防ぐ ●除毛は広範囲でなく必要な部分に限る ❺サージカルクリッパーでも皮膚の微小な損傷がつくられるという報告がある❷
4　除毛を行う ・除毛の必要があれば，サージカルクリッパーを使用して切開部付近の剛毛のみ（図1-2）をカットする ・皮膚を緊張させながらサージカルクリッパーを使用して除毛する（図1-3） ・押し刈りでは，皮膚に対して刃を平行または少し角度をつけて体毛の生えている方向に逆らうようにゆっくりと刈り込んでいく ・引き刈りでは，皮膚に対して刃を平行または少し角度をつけて手前に引き寄せるようにゆっくりと刈り込んでいく（サージカルクリッパーに過度の力を加えて，皮膚に押し付けず，皮膚の上を滑らせるようにする） ・除毛の際に体毛が散乱しないように粘着テープなどを使用する	●サージカルクリッパーによる除毛が皮膚の損傷が少なく，最もよい ●手術前日に行われることが多いが，手術室にて麻酔導入後に行う施設が増えている ●除毛時期は術直前に行うと，感染率は低い ●手術直前の除毛が推奨されていることを考慮すると，除毛による皮膚の準備は術中看護に位置づけることができる ●前日に手術操作に支障きたす剛毛・長毛のみカットして，手術直前に手術室で除毛することもある

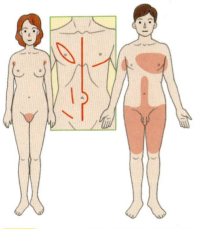
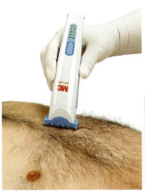
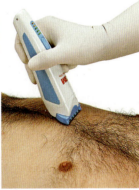

①押し刈り　　②引き刈り
写真提供：スリーエム ヘルスケア ジャパン合同会社

図1-2　一般的な手術の切開線と除毛部位　　図1-3　サージカルクリッパーによる除毛

| 5　除毛クリームの使用
・除毛クリームを使用する場合，処理後の皮膚の観察と清潔を保つ（→❻）
・かぶれなどのパッチテストを行う
・除毛後はクリーム，油分などを拭き取り，可能ならば入浴を行ってもらい，それ以外の患者には清拭を行う | ●除毛クリームは皮膚炎をきたさないことを確認できれば使用してもよいが，炎症やアレルギーなどの皮膚過敏反応が懸念されるためサージカルクリッパーが望ましい
●除毛クリームは患者の体毛量，皮膚状態をアセスメントしたうえで使用する
❻除毛クリームで皮膚の損傷はみられないが，リンパ球の浸潤がみられ正常に戻るのに3日間を要したという報告がある❷ |

Ⅳ-1　術前看護技術

	方　法	留意点と根拠
6	どうしても剃毛が必要な場合には，手術直前に最小限の範囲を行う（➡❼）	❼剃毛後の時間の経過と感染発生率の上昇に関係している❸ ●剃毛が必要なときは，手術室入室後に実施することが望ましい
7	サージカルクリッパーの刃は患者ごとに必ず交換する	●除毛時に皮膚を傷つけると微生物の繁殖の場となり，逆に創傷感染を起こす原因となる
8	男性の場合，ひげそりは手術当日の朝にも行う	●術中に気管チューブを固定することを考慮する

❶Seropian R, Reynolds BM：Wound infections after preoperative depilatory versus razor preparation, *Am J Surg*, 121：251-254，1971.
❷Hamilton HW, Hamilton KR, Lone FJ：Preoperative hair removal, *Can J Surg*, 20：269-271：274-275，1977.
❸Mangram AJ, Horan TC, Pearson ML, et al：Guideline for prevention of surgical site infection. 1999, *Infection Control and Hospital Epidemiology*, 20：247-278，1999.

3）臍処置

● 目　　的：臍部の垢による手術中の汚染や二次感染を予防するために行う。臍処置実施の有効性を強く支持する研究はないが，臍処置をしなくてもよいとまでは言い切れない
● 適　　応：腹部の手術を受ける患者。特に，臍付近を切開する手術や腹腔鏡手術を受ける患者
● 必要物品：綿球，綿棒，オリーブ油，ティッシュペーパー，微温湯，ボディソープ（石けん），タオル，バスタオルなど

	方　法	留意点と根拠
1	患者に臍処置の目的と方法，所要時間を説明する（➡❶）	●「臍のゴマを取ると腹痛になる」という迷信を信じる人も多く，頑固な汚れを有している場合がある ●患者のプライバシー，羞恥，寒気，疲労に配慮する ❶患者が納得して処置を受けられるような説明が必要である
2	**臍垢を除去する** ・綿棒をオリーブ油で湿らせて臍垢を除去する ・臍垢が大きく硬い場合，オリーブ油をしみ込ませた綿球を臍部に入れ，数分間放置する ・柔らかくなったら綿棒でていねいに取り除く（図1-4）（➡❷） ・汚れがひどい場合は何回かに分けて行う 図1-4　臍処置の実際	●内視鏡下手術では，臍から内視鏡を挿入することもあるため，臍処置は念入りに行う ●無理に拭き取ると発赤，疼痛など炎症症状を起こすことがあるので愛護的に除去する ❷臍部の皮膚は薄く刺激に弱い
3	**臍部を拭き取り，洗浄する** ・臍部やその周辺についたオリーブ油をティッシュペーパーで拭き取る ・微温湯でしっかりと洗い流す ・必要に応じて，ボディソープ（石けん）で丁寧に洗浄する（➡❸）	❸終了後に油分が付着していると，執刀時の消毒の際，油分が消毒薬をはじいてしまう

	方　法	留意点と根拠
4	患者に処置が終了したことを伝え，入浴を促す	●全身の清潔を図る

B 禁煙・呼吸指導

●目　　的：（1）残存している呼吸機能を最大限に保つ
　　　　　　（2）肺の再膨張の促進，肺胞の虚脱を防止する
　　　　　　（3）術後の合併症（無気肺，肺炎）を予防する
●適　　応：手術を受ける患者。特に肺や消化器の手術を予定している者（手術により呼吸筋を損傷するため）
●使用物品：枕，コーチ2™，トリフローⅡ，スーフル™

1）禁煙指導

	方　法	留意点と根拠
1	喫煙による手術への影響や禁煙のメリット（➡❶）を説明する	●喫煙によって，気道粘膜の線毛運動の低下や分泌物増加により，術後呼吸器合併症の原因となりうる ❶術前禁煙によって呼吸器合併症，創傷治癒合併症など様々な合併症発生頻度を減少させることから，予定手術では4週間以上の禁煙期間をもつことが推奨されている❶

❶日本麻酔科学会：周術期禁煙プラクティカルガイド.
〈https://anesth.or.jp/files/pdf/kinen-practical-guide_20210928.pdf〉（アクセス日：2024/1/23）

2）腹式呼吸の指導

	方　法	留意点と根拠
1	呼吸訓練の目的と方法を説明する	●患者の理解と協力を得る ●実演しながら説明を行うと，患者は理解しやすい
2	患者をファーラー位もしくは仰臥位に整える（➡❶❷） 1）患者の一方の手を腹部に，もう一方の手を前胸部に置く 2）両膝を立てる（➡❸） 3）足元をバスタオルなどで覆う（➡❹）	❶ファーラー位とすることで，腹部臓器が重力に従って下がり横隔膜が圧迫されないため吸気時の負担が軽減される ❷仰臥位は胸部と腹部の持ち上げがやりやすい ❸両膝を立てることで腹部の緊張が解除できる ❹保温を行うとともに露出部を最小限にする
3	患者の右または左側に立つ	●患者の表情や動作を観察する
4	腹式呼吸の方法を説明し，実施する 1）腹部に置いている患者の手の上に看護師の手を軽く置く（➡❺❻） 2）ゆっくり深く鼻から息を吸う 3）腹部が持ち上がるように息を吸う（図1-5a） 4）腹部をくぼませながら，口をすぼめて息を吐く（図1-5b）（➡❼）	❺患者の腹部の運動状態を確かめるため ❻深呼吸にならないようにすること，無理に腹筋を使って腹部を持ち上げないよう注意しないと，呼吸補助筋群が優位に活動し換気効率を悪化させる ●患者に当てている手の力を抜き，腹部が盛り上がっていることを確かめる ●患者に当てている手を軽く押すように力を入れ，腹部がくぼんでいることを確認する ❼口をすぼめて息を吐くことによって呼気抵抗が加わり，気道内圧を高くして気道虚脱を防ぎ，それによって1回換気量を増加させる

方法	留意点と根拠

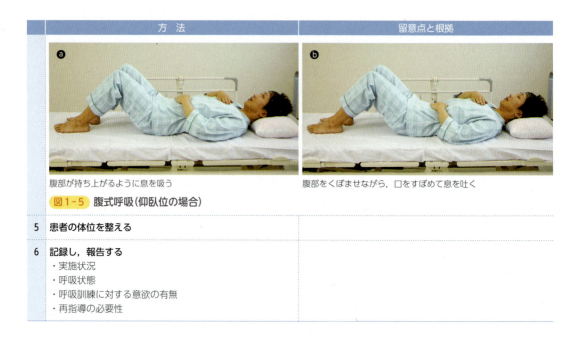

腹部が持ち上がるように息を吸う　　　　　腹部をくぼませながら，口をすぼめて息を吐く

図1-5 腹式呼吸（仰臥位の場合）

	方法	留意点と根拠
5	患者の体位を整える	
6	記録し，報告する ・実施状況 ・呼吸状態 ・呼吸訓練に対する意欲の有無 ・再指導の必要性	

3）咳嗽訓練

	方法	留意点と根拠
1	咳嗽訓練の目的と方法を説明する	●患者の理解と協力を得る ●実演しながら説明を行うと，患者は理解しやすい
2	患者の体位を整える	●椅子に座って行う方法と，ベッド上で臥床した状態で行う方法の両方を実施する
3	患者の両手を腹部に置く	
4	咳嗽訓練の方法を説明し，実施する 1）数回ゆっくりと深呼吸を行った後に大きく息を吸い，2〜3秒程度息を止める 2）身体を前に傾け両手で腹部を抑えながら，できるだけ強く息を吐き出す（➡❶❷❸） 3）慣れてきたら，息の代わりに「エヘン」「エヘン」と咳をする 4）予想される手術創形成部位を手や枕で押さえて咳をする（図1-6）（➡❹）	❶胸腔内圧を高めることによって肺の拡張を促進する効果を得る ❷最大呼出力を得ることによって分泌物の排出を促進する ❸呼気では胸腔内圧によって気道が生理的に狭窄するので気流速度が吸気より大きくなり，吸気と呼気の流速差によって喀痰の移動が行われる ●看護師は患者の手や枕の上に手を当て，患者の咳に合わせて軽く押す ❹咳によって手術創部への振動を抑え，痛みを和らげることができる

方　法	留意点と根拠

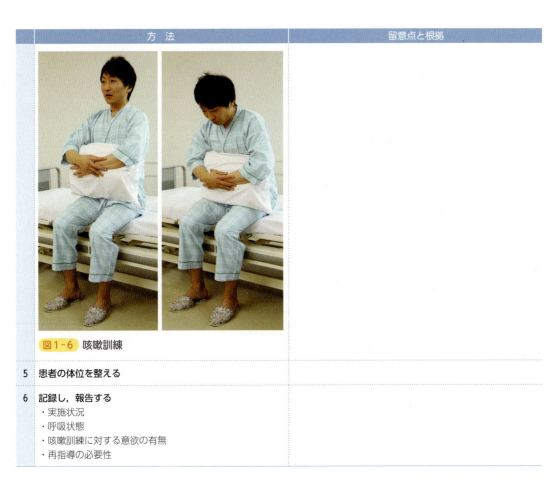

図1-6　咳嗽訓練

5	患者の体位を整える	
6	記録し，報告する ・実施状況 ・呼吸状態 ・咳嗽訓練に対する意欲の有無 ・再指導の必要性	

4）器具を用いた訓練

■コーチ2™（最大吸気法：容量型）

	方　法	留意点と根拠
1	呼吸訓練の目的と方法を説明する	●コーチ2™はゆっくり，一定の速さで持続的に吸入することで，吸気を最大限まで行い，肺胞内に十分な空気を取り入れて拡張させる訓練器具である ●あらかじめ吸入量を決めておき，吸入速度を保ちながら目標となる吸入量まで息を吸う
2	患者の体位を整える 座位とする	
3	コーチ2™本体（図1-7）を机もしくは垂直な位置に固定する	
4	息を吐き出し，マウスピースをしっかり口にくわえてゆっくり吸う	●深く息を3～5秒かけてゆっくり吸う
5	吸気の間は黄色の吸気指導インジケーターをスマイルマークの位置で保持する（図1-8）	●これ以上吸い込めない状態になったら，3～6秒程度息を止める

方　法	留意点と根拠

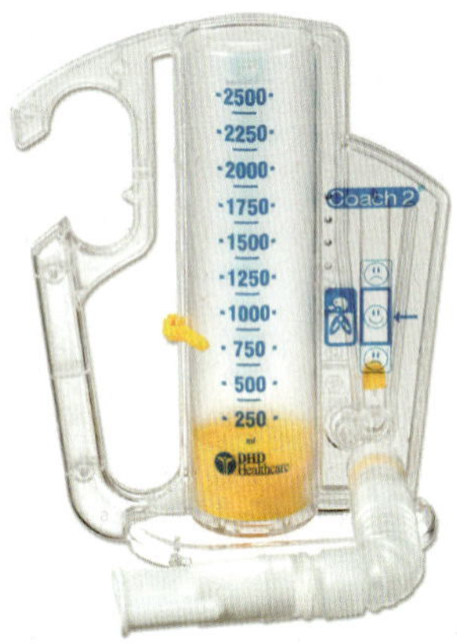

写真提供：スミスメディカル・ジャパン株式会社

図1-7　コーチ2™

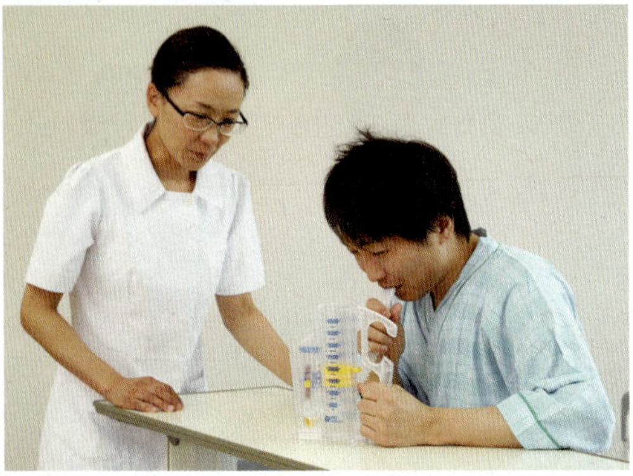

図1-8　コーチ2™を用いた呼吸訓練

方　法	留意点と根拠
6　容量に到達した時点で口／鼻からゆっくり息を吐く	●容量に到達する前に呼吸困難感が生じた場合は，ただちに中止する ●目標となる吸入量の見直しを行う
7　記録し，報告する 　・実施状況 　・呼吸状態 　・咳嗽訓練に対する意欲の有無 　・再指導の必要性	

■トリフローⅡ（最大吸気法：流量型）

方　法	留意点と根拠
1　呼吸訓練の目的と方法を説明する	●ゆっくりと大きく肺を膨らませる最大吸気持続法を促し，最大吸気持続時間を改善するための呼吸練習器である
2　患者の体位を整える 　座位とする	
3　トリフローⅡ（図1-9）の準備 　1）パッケージからトリフローⅡを取り出し，本体下部にあるチューブポートへ，チューブの開口端を接続する 　2）本体をなるべく垂直に保ちつつ手に持つか，水平な台に立たせる 　3）自然に息を吐いてからマウスピースをしっかりと唇でくわえる	
4　少ない流量で練習を行う場合は，一番手前のチャンバーにあるボールのみが上昇するように息を吸う（図1-10）。このとき，二番目のチャンバーにあるボールは動かさないようにする。この状態を3秒以上維持する	●呼吸困難感が生じた場合はただちに中止する ●より多くの流量で練習を行う場合は，一番目と二番目のチャンバーにあるボールが上昇するように息を吸う。このとき，三番目のチャンバーにあるボールは動かさないようにする
5　練習が終了したらマウスピースを唇から離し，自然に息を吐く。深呼吸をゆっくりとしてから休憩を取り，自然に呼吸をする	●医師または医師の指示を受けた看護師の指示に従って練習を繰り返す

方　法	留意点と根拠

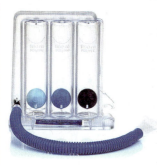

写真提供：メドライン・ジャパン合同会社

図1-9　トリフローⅡ

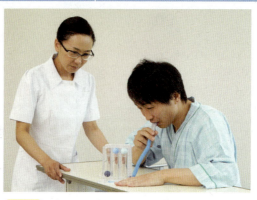

図1-10　トリフローⅡを用いた呼吸訓練

方　法	留意点と根拠
6　記録し，報告する 　・実施状況 　・呼吸状態 　・咳嗽訓練に対する意欲の有無 　・再指導の必要性	

■スーフル™（再呼吸法）

	方　法	留意点と根拠
1	呼吸訓練の目的と方法を説明する	● 呼気時に抵抗を与えることで呼出時間を延長し，残気量を減らす ● 容器中のCO_2を再呼吸し，血中CO_2濃度を上昇させることによって呼吸中枢を刺激し，1回換気量を増加させる訓練器具である ● 容器の底に付けたPEEP板で呼気終末に抵抗を付加して，末梢気道の閉塞や無気肺の発生を予防する
2	患者の体位を整える 座位またはセミファーラー位とする	
3	スーフル™（図1-11）を目の高さまで持ち，マウスピースを口元に近づけ背筋を伸ばして行う	
4	鼻にクリップをして鼻孔を塞ぎ，マウスピースをくわえて，普通の呼吸をする	
5	ゆっくり長く吹いて，プーという音を確認する（図1-12）	● 楽に音が出せたり，または音が出にくい場合は，容器の底にあるバルブの調整を行う

方法	留意点と根拠
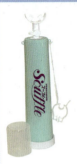 サンファーマ株式会社 図1-11 スーフル™　　図1-12 スーフル™を用いた呼吸訓練 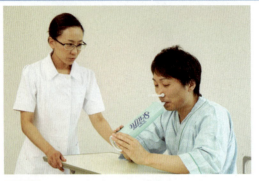	
6　記録し，報告する 　・実施状況 　・呼吸状態 　・咳嗽訓練に対する意欲の有無 　・再指導の必要性	

C 離床指導

- 目　　的：廃用症候群を予防し，術後回復を促進するため
- 適　　応：手術を受ける患者
- 使用物品：血圧計，パルスオキシメーター，足台

	方　法	留意点と根拠
1	離床の目的と方法を説明する	● 患者の理解と協力を得る ● 実演しながら説明を行うと，患者は理解しやすい ● 疾患や術式など患者の状態をアセスメントし，患者に合った離床計画を立てる ● 早期離床や早期からの積極的な運動により，退院時のBarthel Indexおよび機能的自立度が有意に改善する❶
2	患者にベッド上で臥床してもらう	
3	血圧，脈拍，SpO₂測定を行う	● 離床が安全に行える状態であるか判断する
4	セミファーラー位となるようにベッドアップを行う（図1-13） 図1-13 セミファーラー位	

方　法	留意点と根拠
1）ベッドアップを行う前に，患者にどのくらいまでベッドを上げるか伝えておく 2）予想される創部形成部位を患者自身に手で軽く圧迫してもらうように説明する（➡❶） 3）ベッドアップを行っているときに患者の表情の変化や自覚症状の有無を観察する（➡❷） 4）血圧，脈拍，SpO₂測定を行う（➡❷） 5）自覚症状がなければそのままの姿勢を保つ 6）バイタルサインの異常を認めたら，ベッド臥床に戻す	❶からだが動くときに生じる創部への振動を抑え，創部痛を軽減できる ❷術後は循環血液量減少や自律神経異常による調節機能低下から起立性低血圧やめまいが出現する可能性がある

5　ファーラー位となるようにベッドアップを行う（図1-14）

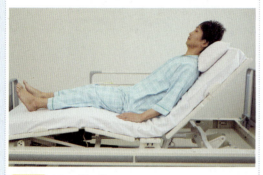

図1-14　ファーラー位

1）セミファーラー位と同様に創部形成部位を患者自身に手で圧迫してもらう 2）ベッドアップを行っているときに患者の表情の変化や自覚症状の有無を観察する（➡❸） 3）血圧，脈拍，SpO₂測定を行う（➡❸） 4）バイタルサインの異常を認めたら，セミファーラー位に戻す 5）自覚症状がなければそのままの姿勢を保つ	❸術後は循環血液量減少や自律神経異常による調節機能低下から起立性低血圧やめまいが出現する可能性がある

6　ベッドを90度まで起こす

1）ファーラー位と同様に創部形成部位を患者自身に手で圧迫してもらう 2）ベッドアップを行っているときに患者の表情の変化や自覚症状の有無を観察する（➡❹） 3）血圧，脈拍，SpO₂測定を行う 4）バイタルサインの異常を認めたら，ファーラー位に戻す 5）自覚症状がなければそのままの姿勢を保つ	❹術後は循環血液量減少や自律神経異常による調節機能低下から起立性低血圧やめまいが出現する可能性がある

7　端座位になる

1）患者に片足ずつ足を下ろすように説明する 2）患者にベッド柵につかまってもらいながら起き上がってもらい，看護師は患者の肩に手を回してからだを支えながら片足ずつ下ろす 3）端座位を行っているときに患者の表情の変化や自覚症状，下肢の色や腫脹の有無を観察する（➡❻❼） 4）血圧，脈拍，SpO₂測定を行う（➡❻❼） 5）バイタルサインの異常を認めたら，ベッドに戻す 6）症状がなければ足踏み練習を行う	●患者の足がしっかり床につくようにベッドの高さを低くするか，足台を用意し患者がしっかり端座位を保持できるように環境を整える ●患者自身の力で端座位を維持できない場合は，看護師が背中を支える。または患者の背中や両腕の肘置きに枕を用いる（➡❺） ❺肘下に枕を置くことによって手の重みによる負荷を軽減できる（図1-15） ❻術後は循環血液量減少や自律神経異常による調節機能低下から起立性低血圧やめまいが出現する可能性がある ❼からだを動かしたり起こしたりするときに深部静脈血栓症を発症する可能性がある。そのため胸痛，下肢の腫脹，緊満，灼熱感，だるさなどがないかを確認する

方　法	留意点と根拠

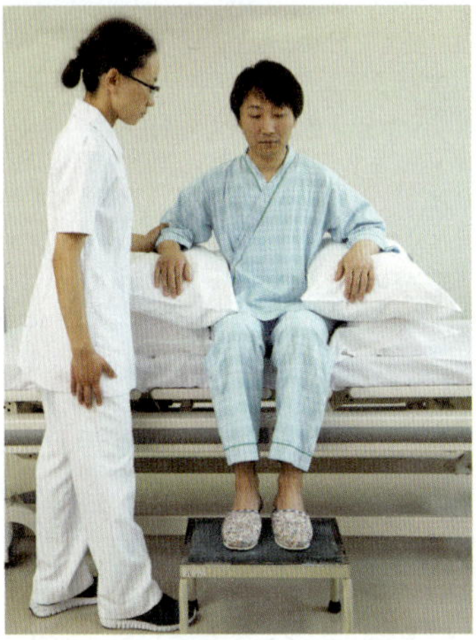

図1-15 端座位

方　法	留意点と根拠
8 **立位になる** 　1）看護師は患者を支えながら立ち上がる 　2）立位保持が可能であれば歩行へと進める。立位保持が困難な場合は，端座位から車いす移乗の練習を行う	● 患者がふらついたときにベッドに倒れかかれるようにベッドと患者との位置を意識する ● 看護師2人で行うと，より安全に患者を支えることができる
9 **患者の体位を整える**	
10 **使用した物品を所定の位置に片づける**	
11 **記録し，報告する** 　・実施状況 　・離床訓練に対する意欲の有無 　・再指導の必要性	

❶日本集中治療医学会：集中治療における早期リハビリテーション〜根拠に基づくエキスパートコンセンサス〜ダイジェスト版.
〈https://www.jsicm.org/pdf/soki_riha_1805.pdf〉（アクセス日：2024/1/24）

文　献

1）CDC：Guideline for the Prevention of Surgical Site Infection, 2017.
2）浅利誠志・木下承晧・山中喜代治編：こんなときどうする！？実践感染管理，金原出版，2011，p.56-57.
3）国公立大学附属病院感染対策協議会編：病院感染対策ガイドライン2018年版（2020年3月補強版），じほう，2018，p.156-158.
4）インフェクションコントロール編集室編：感染対策らくらく完全図解マニュアル－ICTも現場スタッフも要点＆盲点を即理解！，メディカ出版，2009，p.116-119.
5）川島みどり・鈴木篤監：改訂版 外科系実践的看護マニュアル，第2版，看護の科学社，2009，p.39-42.
6）日本創傷治癒学会ガイドライン委員会編：創傷治癒コンセンサスドキュメント－手術手技から周手術期管理まで，全日本病院出版会，2016，p.34-41.

② 術中看護技術

学習目標
- 手術室へ入室した患者の特徴について理解する。
- 手術室で勤務する看護師の役割について知る。
- 術中看護のあり方と必要性について理解する。
- 手術を受ける患者に対して行われる麻酔導入介助，電気メス，体温マット，体位管理，褥瘡予防，ガウンテクニック，手術時手洗いに関する援助技術を理解する。

1 手術室入室前の患者の特徴

手術室入室は，患者にとって精神的にストレスが高まるときである。家族と離れ，一人で様々な侵襲に打ち勝たなければならない。そのため，手術に対する不安や恐怖は増し，結果として患者は動揺し，麻酔導入および麻酔覚醒時において混乱を招く。したがって，手術室入室前において，看護師は患者へ安心感を与え，身体的にも精神的にも安楽な状態で手術が受けられるようにする。

2 術前訪問

手術室では患者の事前情報をもとに，安全を考慮した円滑な手術進行が求められる。そのためには，手術開始前に行う患者からの情報収集は重要である。手術室看護師が手術患者のいる病棟へ行き，直接患者に会い，手術に関係する情報収集や，手術室環境等の情報提供をすることを術前訪問とよぶ。術前訪問は，手術前日に行われることが多い。

術前患者情報では，身体や精神面を含めた患者の個別性の把握を行う。たとえば，関節の拘縮や変形は個人によって様々であり，事前情報を入手できれば術中体位固定の際に考慮することが可能となる。また，皮膚消毒薬や麻酔薬など使用薬剤に関するアレルギーの有無，視聴覚障害に対するコミュニケーションの工夫など，手術が安全にかつ円滑に行われるように環境を整えることができる。

特に術中においては，患者情報に基づいた看護計画を立案することで，患者の安全性の向上と安楽が提供でき，手術侵襲を最小限に抑えることにつながる。

3 手術室看護師の役割

　手術室看護師の役割には，主に術中看護を行うための器械出し看護師（直接介助看護師ともいう）と外回り看護師（間接介助看護師ともいう）がある。

1）器械出し看護師

　器械出し看護師は，執刀医と共に手術操作が行われる術野に入り，診療の補助業務を行う。具体的には，手洗い，ガウンテクニックを実施し，手術で必要な器材や材料のセッティングを行い，手術の進行に合わせて的確に器具を渡す。また，手術の進捗状況によって常に状況判断を行いつつ，外回り看護師に指示を出す。たとえば，手術操作が慎重な場面では，万が一の不測の事態発生に対応できるよう必要な器具を追加準備するなど，執刀医の手を止めることなく，かつ患者の安全を意識した行動が求められる。そのため器械出し看護師は，術野で使用する器械や材料の使用方法を熟知しておく必要がある。

　海外においては，看護師ではない者がスクラブテクニシャン（器械出し専門職員）として担当している場合が見受けられる。しかし，看護師は，診療の補助（手術介助）を行うにあたり，医師の手術パフォーマンスを高めて手術時間の短縮を目指したり，手術を成功させるために術野の状況からアセスメントを行い外回り看護師へ指示を出したりするなどから，看護ケアとして実践している。これは，患者ができるだけ早く健康な身体を取り戻すための看護師のケアであり，看護師が器械出しを担当する意味がある。

2）外回り看護師

　外回り看護師は，手術前から手術室退室まで，手術患者の看護に責任をもつ。術前訪問として患者のベッドサイドに赴き，手術室内の様子や入室手順，麻酔導入時の状態や覚醒時の状況，退室に至るまでの流れを患者に説明する。患者の不安や恐怖に対して，患者に寄り添い，病棟看護師や医師，家族と情報共有し，精神的ストレスが少しでも軽減できるように努める。このように，外回り看護師の役割として最も重要なことは，手術を受ける患者との関係を構築し，手術看護へ反映させることである。

　また，術中看護計画を立案し，器械出し看護師やその他の手術室看護師と共有する。共有を図ることによって，手術治療で生じる患者の看護上の問題を予測し，担当看護師同士で同じ看護ケア行動ができるようにマネジメントする。

　術中においては，手術看護記録を作成する責任をもつ（図2-1）。手術看護記録は，手術室入室から麻酔導入，手術の経過，麻酔からの覚醒，手術室退室に至るまで，どのように看護が提供されたかを知るうえで重要な記録となる。手術看護記録は術中に行われた看護ケアだけでなく，手術進行の概要も含まれる。たとえば，入室時間から始まり，麻酔導入，気管挿管，執刀，標本摘出，リンパ節郭清，洗浄，閉創開始，手術終了，抜管，退室などの項目と時間の経過を記録する。その他，出血量，器械カウント，ガーゼカウント，使用した縫合器または吻合器，挿入物などが記載される。

　このように外回り看護師は，対象患者の手術看護ケアの提供とその責任をもち，さらに

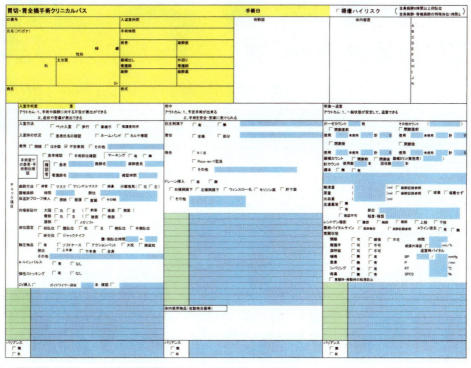
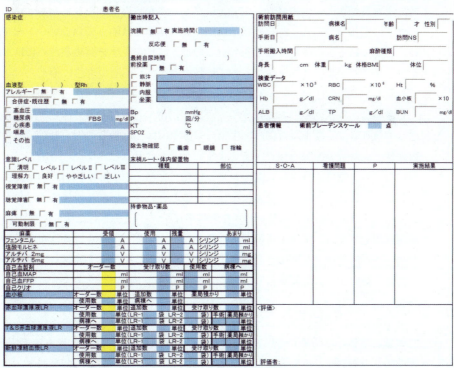

図2-1 手術室看護記録用紙(一例)

資料提供:岐阜県総合医療センター中央手術部 胃切・胃全摘手術クリニカルパス

手術看護記録を作成する役割がある。

手術室環境と患者の心理

全身麻酔下で行われる手術室の様子の一例を図2-2に示す。執刀医，麻酔科医，看護師それぞれがチームとして行動できるよう位置し，手術業務にあたるようになっている。患者は常に器械に囲まれ，さらにガウンと帽子やマスクに身を包んだ医療スタッフが取り囲んでいる。このような状況下で患者は，さらに精神的ストレスを高めることになる。したがって，医療スタッフは，患者が置かれている立場を理解し，精神的ストレスを軽減できるように配慮しなければならない。

術中看護

近年，麻酔法や手術手技，医療機器の進歩により手術の安全性は高まった。しかしながら，"安全性"についてはまだ，100％保証されるに至っていないのが現状である。医学の進歩に伴い，手術業務も多様化し，手術室で勤務する看護師にとっては，今まで以上に複雑かつ困難な場面に遭遇する機会が増えてきた。

そのため手術室看護師は，患者の安全を第一に考えた行動が求められる。手術前患者情報，手術進行状況，術中検査，患者モニタリングから得られた数値をもとに，経時的に生体機能の変化をとらえ，悪しき状態に陥らないかまたは陥っていないかアセスメントを行い，迅速に対応しなければならない。このように，安全性を高めるためには，患者の異常を見逃すことがないよう予測をもって行動すること，不測の事態に備えた対策がいつでもできるように個人およびチームで準備しておくことが術中看護として必要となる。

患者の安全性が確保されたなかで，手術が円滑に行われるよう医療チームとしての行動が求められる。手術室看護師は，手術を行う執刀医や麻酔科医を手助け，患者に与える手術侵襲や麻酔侵襲を最小限にできるよう行動しなければならない。麻酔侵襲とは，麻酔で用いられる薬剤により生体にストレス（侵襲）を与えることをいい，手術侵襲とは手術操作により生体にストレス（侵襲）を与えることをいう。いずれの侵襲も，手術中の呼吸状態や循環状態を不安定にさせ，様々な合併症（図2-3）を引き起こす可能性がある。さらに，術後回復過程においても，術後回復遅延や術後合併症の発生を高める可能性がある。そのため，手術開始前より手術室内の整備を行い，必要な薬剤や手術材料，手術器械を準備すること，適切な人員配置を行うことによって円滑に手術が行えるように行動しなければならない。

術中看護は，手術の安全と円滑な手術進行のために，日頃からの手術室内の点検を含めた整備と整頓から始まり，患者情報に基づいた看護計画の立案と術直前の手術室内準備，術中の執刀医および麻酔科医を中心とした医療チームの一員として行動することが求められる。

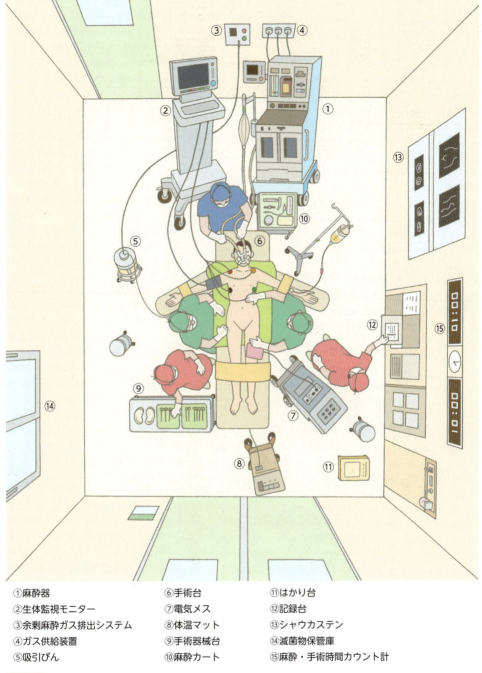

①麻酔器　　　　　　　　⑥手術台　　　　　　　⑪はかり台
②生体監視モニター　　　　⑦電気メス　　　　　　⑫記録台
③余剰麻酔ガス排出システム　⑧体温マット　　　　　⑬シャウカステン
④ガス供給装置　　　　　　⑨手術器械台　　　　　⑭滅菌物保管庫
⑤吸引びん　　　　　　　　⑩麻酔カート　　　　　⑮麻酔・手術時間カウント計

図2-2　開腹手術の手術室内（一例）

1）麻酔導入介助

　麻酔は，手術による痛みを取り除き，手術による生体への影響を軽減させ，円滑な手術を行うために必要である。麻酔は，麻酔科医による人的操作によって行われ，中枢神経系を可逆的に抑制することによって麻酔状態が得られる（図2-4）。このように，麻酔は患者に対し意図的に行われるため，安全が確保されなければならない。しかし，麻酔で生じる

第Ⅳ章 周手術期看護の基本技術

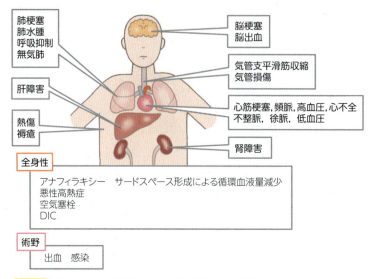

図2-3 麻酔侵襲や手術侵襲によって生じる主な合併症
弓削孟文：イラストで学ぶ麻酔看護，メディカ出版，1997．を参考に作成

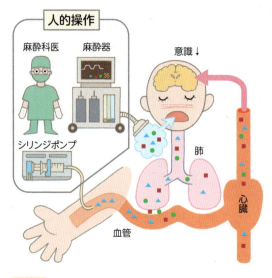

図2-4 全身麻酔
弓削孟文：イラストで学ぶ麻酔看護，メディカ出版，1997．を参考に作成

事故のほとんどは人為的ミスといわれている。そのため看護師は，麻酔科医と同様に常に患者の安全を意識しながら行動し，異常事態の予測，早期発見と迅速かつ適切な対応が求められる。

　全身麻酔の条件は，①鎮痛を図ること，②筋弛緩を得ること，③有害な反射を抑制すること，④意識をなくすことであり，鎮静と鎮痛をもって得られる。全身麻酔で行われる主な手術は，内視鏡外科手術（腹腔鏡下手術，胸腔鏡下手術など）をはじめ，開腹手術，開胸手術，開頭術，脊椎手術などがある。全身麻酔では，麻酔薬や筋弛緩薬を用いるため，麻酔器や心電図モニターなど様々な医療機器が患者に装着される。また，気管挿管，静脈路の確保，膀胱留置カテーテル挿入，観血的動脈圧（Aライン）の留置などが行われる。

コラム1

1. 浸潤麻酔

浸潤麻酔とは，末梢神経の周囲に局所麻酔薬を浸潤させることによって麻酔効果を得ようとするもので，一般的に"局所麻酔"といわれている。局所麻酔法は全身麻酔法に比較すると身体に与える影響は少ないが，注意すべき合併症が存在する。合併症として最も注意が必要なものは，"局所麻酔薬中毒"である。局所麻酔薬中毒の原因は，①局所麻酔薬の投与量が過剰になった場合，②出血が認められる状況下での局所麻酔薬投与や直接血中に麻酔薬が投与され，麻酔薬が速く血流に吸収された場合，③肝機能障害や肝硬変などで分解代謝が遅い場合などである。症状として，①多弁，②興奮，③悪心，④戦慄，⑤心悸亢進，⑥四肢振戦，⑦異味異臭などが現れた場合は，速やかに医師に報告する。局所麻酔薬中毒は，進行すると①意識消失，②全身けいれん，③呼吸停止など致死的な状態に陥る可能性があるため注意が必要である。

2. 硬膜外麻酔

硬膜外麻酔とは，硬膜外腔に局所麻酔薬を投与し，神経をブロックすることで鎮痛効果を得るものである。硬膜外麻酔は，細いカテーテルを留置し，持続硬膜外麻酔として主に手術開始前に行われる。その効果は，手術中の全身麻酔薬や筋弛緩薬の使用量を少なくし，手術後の疼痛管理にも利用され，手術患者への麻酔侵襲を軽減し，術後の早期離床への一助となる。硬膜外麻酔を行う際は，患者の安全と安楽のために穿刺時の体位保持が重要となる。体位としては，側臥位または座位で行われる。適切な体位保持は，硬膜外麻酔用のカテーテルが適切に留置されることと，カテーテル留置時の時間短縮，無理な体位により発生する疼痛を軽減することにつながる。カテーテルが留置された後は，ずれや屈曲，自然抜去に至らないように確実に固定する。挿入部位から後頸部にかけて，カテーテル全体を覆うようにテープ固定を行う。硬膜外麻酔の操作は，患者の見えない背部で行われるため今から何をしようとしているのか声をかけるようにする。また，合併症として呼吸抑制，血圧低下，アナフィラキシー，局所麻酔薬中毒，全脊椎麻酔や急性硬膜下血腫が生じる可能性がある。したがって，硬膜外麻酔施行後から術中・術後にかけて，硬膜外麻酔の合併症に対する観察を怠らないようにする。

これら全てが，患者にとって麻酔や手術が安全に滞りなく行われるために必要なものであり，言葉を発しない全身麻酔下の患者の訴えを知る唯一の情報源となる。

麻酔導入介助の詳細については，看護技術の実際Ａ，p.167を参照。

2）電気メス

電気メスの機能には2つのモードがあり，一般的な外科で使用されるモノポーラモードと脳神経外科や細かな部分の止血でよく使用されるバイポーラモードがある。ここでは，全身麻酔下手術などで一般的によく使用されているモノポーラモードについて解説する。

アクティブ電極（メス先電極）が単極のモノポーラモードでは，そこから患者に流入した電流を安全に回収し，電気メス本体へ送る対極板が必要である。多くは，ディスポーザブル（一患者一使用で再利用不可）のハンドコントロールペンシルが使用される（図2-5）。

アクティブ電極は，主にブレード型が使用されるが，用途に合わせて電極先端をニード

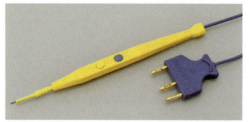

写真提供：エム・シー・メディカル株式会社

図2-5 ハンドコントロールペンシル（ディスポーザブル）

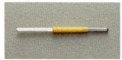 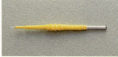 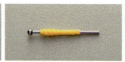 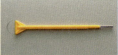

ブレードタイプ　　　ニードルタイプ　　　ボールタイプ　　　ループタイプ

写真提供：エム・シー・メディカル株式会社

図2-6 アクティブ電極（メス先電極）

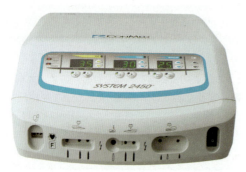

提供：エム・シー・メディカル株式会社

図2-7 電気メスの出力モードと出力レベル（出力モードをボタンで切り替え，デジタル表示される）

ル型，ボール型などに交換できる（図2-6）。術式や手術部位によって出力モード（カットモードは，"ピュアカット"と"ブレンドカット"モードが，凝固モードは，"スタンダード（一般凝固）"と"スプレー凝固"がある）（図2-7）を選択する。出力モードの選択は，医師から事前に指示がある場合と，各医療施設によって術式に応じた準備物品一覧のなかで指示されている場合がある。

電気メス使用の詳細については，看護技術の実際B，p.168を参照。

3）体温マット

全身麻酔後は，視床下部にある体温中枢の機能が抑制，さらに交感神経系の抑制により血管が拡張するため，重要臓器を流れる温かい核心温度（中枢温）と皮膚・皮下筋肉などの冷たい外殻温度（末梢温）が移動して核心温度が低下する。これを再分布性低体温という。また，熱変動による熱喪失（①手術台，消毒液，輸血，輸液などとの接触による熱の伝導，②気道・汗・術野からの気化熱による蒸発，③空気・空調による皮膚温度の低下などの対流，

> **コラム2** バイポーラ
>
> バイポーラモードは，微細血管の止血や，神経組織の多い部位の手術をする場合など，術野周辺の組織影響を極力少なくしつつ手術を行うといった非常に細かい作業をするための装置である（図2-8）。
>
> アクティブ電極（メス先電極）が双極の場合（バイポーラモード）は，アクティブ電極がピンセット状（バイポーラフォーセプスという）になっている。ピンセットの2本の先端はそれぞれがアクティブ電極としての機能をもつと同時に対極板の役割も果たしているため，対極板が不要である。バイポーラモードでは，通電操作を術者の手元で行うことができないため，電気メス本体からのフットスイッチを準備し使用することになる。
>
> メス先電極先端は非常に細いため，手術中もていねいに取り扱う。手術使用後は，かみ合わせがずれていないか点検し，器材保管時は先端部が破損しないように注意し取り扱う。

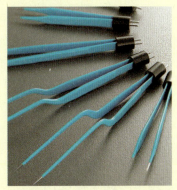

写真提供：エム・シー・メディカル株式会社

図2-8 バイポーラモード

④術野から大気中への放射）が原因で低体温となる。低体温は，血液凝固機能の低下，心筋虚血の頻度の増加，創治癒遅延・創感染のリスクの上昇，薬物代謝の遅延，シバリング（寒冷による震え），患者の不快感などの影響を及ぼすことから，可能な限り体温低下が起こらないようにする。また，逆に，麻酔による悪性高熱（麻酔導入後15分に0.5℃以上または1時間に2℃以上の体温上昇）を起こす場合や術前から存在した感染，不適合性輸血，アレルギーなどにより高体温となる場合もある。そのため，体温マットは，手術中の体温低下を予防する目的と高体温時に体温を低下させる目的で使用される。低体温防止のために，麻酔導入前より加温（プレウォーミング）することが推奨されている。

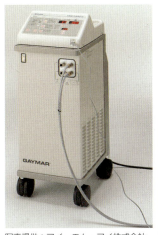

写真提供：アイ・エム・アイ株式会社

図2-9 ウォーターフロータイプ

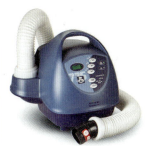

写真提供：スリーエム ジャパン株式会社

図2-10 エアフロータイプ

体温マットは，加温・冷却ブランケットともいい，蒸留水をブランケットに循環させるタイプ（ウォーターフロータイプ：図2-9）と温風をブランケットに送るタイプ（エアフロータイプ：図2-10）がある。ウォーターフロータイプは，患者の下に敷くマットタイプで，循環タンクに入れた蒸留水が温度センサーを通り，加温・冷却され，ブランケットへ送り出される仕組みとなっている。温度の設定は4〜41℃まで調整できる。エアフロータイプは，患者の上に掛けるタイプのため，手術の種類によって使用できるブランケットを選択する。冷却（室温），低温（30〜34℃），中温（36〜40℃），高温（42〜46℃）で設定ができる。低温熱傷を防止するため，高温設定を45分間使用すると，自動で中温設定に切り替わる。

体温マット使用の詳細については，看護技術の実際C, p.170を参照。

6 手術時手洗い

手術時手洗いとは，皮膚表面や手指に付着する通過細菌を除去し，常在細菌叢の微生物を限りなく減少させることを目的に術前に行う手洗い方法である。術中に手袋の破損があった場合，術野が常在菌の増殖により汚染されるリスクを最小限に抑えることができる。手術時手洗いは，ラビング法とスクラブ法がある。ラビング法は流水下で手洗い後に未滅菌のペーパータオルで手を拭き，速乾性アルコール擦式製剤を手掌に取り，擦りこんで消毒する。スクラブ法は，洗浄剤を配合した手洗い用消毒液を使用し，もみ洗いを行った後，流水で洗い流し，滅菌ペーパーで拭く方法である。ラビング法とスクラブ法で，SSI（surgical site infection）の発生率に有意差がないことが報告されている。また，硬いブラシによる過度のブラッシングでは皮膚が傷つき，そこに細菌が付着して増殖することで感染のリスクが増大することが懸念され，硬いブラシから柔らかいブラシへの変更やブラシを使用しない手洗い方法が行われるようになっている。

手術時手洗いの詳細については，看護技術の実際G, p.181を参照。本書では，スクラブ法のみを説明する。

7 ガウンテクニック

ガウンテクニックとは，手術時手洗いの後，滅菌ガウン，滅菌手袋を装着する方法である。滅菌ガウン装着後の手袋の装着には，ガウンより手を出さないで手袋を装着するクローズド法と手を出して手袋を装着するオープン法がある。クローズド法は，滅菌されていない素手で滅菌物や無菌環境領域に触れることがないため，より高い清潔度が保てるが，オープン法よりも手技が高度になる。手袋の装着は，一般的に行う場合，オープン法であるため，本書では，クローズド法のみを説明する（看護技術の実際H, p.182を参照）。

日本手術医学会の『手術医療の実践ガイドライン改訂第3版』では，術野の汚染防止および職業感染防止の面から二重手袋（ダブルグローブ）の着用が推奨されている。

看護技術の実際

A 全身麻酔導入介助

- 目　　的：（1）鎮静・鎮痛が必要な手術患者に対し安全な麻酔環境を提供する
  　　　　　（2）麻酔侵襲を最小限にする
- 適　　応：鎮静および鎮痛が必要な手術を受ける患者
- 使用物品：麻酔器，気管挿管セット（第Ⅱ章1節図1-17，p.26参照），生体監視モニター，麻酔科医に指示された薬剤（麻酔薬，筋弛緩薬，麻薬，輸液など）

	方　法	留意点と根拠
1	**患者入室時の申し送り，引き継ぎ** 患者入室時に，病棟看護師または外来看護師と情報交換を行う。患者氏名，患者ID，年齢，性別，予定術式，予定麻酔，診療科，家族待機，持ち込み物品，持ち込み薬剤や輸血，など	●術前訪問にて訪問した患者であることを確認し，手術患者の取り違えが起こらないようにする
2	**患者本人の確認** 患者からの名前の申告とネームバンド，カルテにて照合を行う	●患者に意識がある場合は，患者本人からの情報も手術患者の取り違えの防止となる
3	**装飾品および装着物の確認** 入室後に手術には不要な装飾品や装着物などがないか確認する。義歯，指輪，ネックレス，頭髪のヘアピン，湿布，マニキュアなど（➡❶）の不要なものは，手術前に除去する	❶義歯は，咽頭内落下や気管挿管時の良好な視野の確保を困難とする。指輪は，指輪装着手指先端部分に浮腫を生じ，阻血に陥る可能性や，熱傷の原因となる。湿布は術野の急な変更や，対接地面による圧迫，発汗などにより皮膚障害を招く可能性がある
4	**モニターの装着** 心電図モニター，自動血圧計，パルスオキシメーターを装着し（➡❷），手術室入室時バイタルサインを測定する	●術野や患側に医療機器の装着がされていないか確認する。また，術中に医療者の行動を制限するような，ケーブルの配置や電源コードの接続がないかも確認する ❷麻酔導入は侵襲的処置であり，麻酔導入前よりモニターを装着し，観察する必要がある
5	**麻酔導入（気管挿管の準備）** 1）麻酔科医が指示した薬剤と麻酔導入に必要な物品である気管挿管を準備し，患者の両サイドに立つ 2）薬剤投与前と投与後の患者の変化を観察（皮膚色，体温，呼吸状態，循環状態，患者の言動，中枢神経系）し（➡❸），麻酔科医に報告する	●安全に麻酔導入ができるよう，必要物品の準備を怠らない ●介助内容ごとに看護師は適切に位置するようにする。気管挿管の介助では，患者の左右に立つ位置によって，看護師の役割が異なる。また，麻酔導入と気管挿管の手順を十分理解したうえで介助を行う ❸麻酔導入では麻酔薬や麻薬，筋弛緩薬の投与によって呼吸器系，循環器系が不安定になりやすい
6	**気管挿管** 1）喉頭展開 喉頭鏡を麻酔科医の左手に渡す 2）挿管チューブの挿入 挿管チューブを医師の右手に渡す（➡❹）。患者の右口角を広げる 3）スタイレットの抜去 ・挿管チューブが挿入されたら，麻酔科医の指示でスタイレットを抜去する	●麻酔科医を補助し，円滑に気管挿管が行えるよう介助する ●喉頭鏡は，ライトを明るく点灯した状態で手渡す ●喉頭展開したとき，口腔内の分泌物を吸引する場合がある ❹麻酔科医は，声門を注視しており，視野が限られている。そのため，麻酔科医の右手に確実にチューブを持たせるように渡す ●挿管中では，看護師がバイタルサインを観察し，報告する ●スタイレットと同時に挿管チューブが抜けたり，ずれたりしないようにする

第Ⅳ章　周手術期看護の基本技術

方　法	留意点と根拠
・挿管チューブを片方の手で必ず把持し，もう片方の手でスタイレットのみを抜く 　4）カフにエア（空気）を注入 挿管チューブのカフに空気を漏れがない程度に注射器を用いて注入する（➡❺） 　5）挿管の位置確認 麻酔科医の両耳に聴診器を装着し，患者の心窩部の聴診と胸部の聴診の介助をする 　6）挿管チューブの固定 ・綿テープや固定器具を用いて，麻酔科医と共に固定する ・チューブの深さを口角で何cmか確認し，記録する（➡❻）	❺カフ圧が低すぎると換気が漏れ，換気不十分となる。カフ圧が強すぎると気管支粘膜を圧迫し，浮腫や潰瘍を起こす可能性がある ●気管挿管の確認は，視診と聴診により行われる。両胸郭の均等な挙上を目視し，聴診により胃への空気の流入がないこと，両胸郭の換気に左右差がないことを確認する ●挿管チューブが上下左右に動かないように確実に固定する ❻挿管チューブの挿入の深さを記録することで，術中のチューブのずれがないかの目安になる
7　麻酔器の接続 　1）麻酔器の蛇管と挿管チューブを接続する 　2）呼気炭酸ガスモニターで呼気炭酸ガスがモニタリングできているかを確認する	●接続する際は，挿管チューブが抜けたり押し込まれたりしないように注意する ●呼気炭酸ガスがモニタリングできていないときは，誤挿管と判断する

B　電気メスの使用

●目　　的：（1）手術操作に伴う出血を最小限に抑えるための切開および止血を設定する
　　　　　　（2）安全で適切な電気メスの設定をする
●適　　応：電気を用いた切開，凝固が必要となる手術を受ける患者
●使用物品：電気メス本体，ハンドコントロールペンシル，アクティブ電極（メス先電極），対極板

方　法	留意点と根拠
1　手術前準備 　1）使用方法の確認 手術中は，看護師が機器本体を操作するため，電気メス本体の操作を事前に取扱説明書で熟知しておく 　2）セッティング 使用場所，執刀部位に応じて，電気メス本体の位置を決め，配置する 　3）電源容量の確認（➡❶） 接続するコンセントの電源容量が20A（アンペア）であるか確認する。電気メス本体に取り付けられている銘板や取扱説明書に記載されている消費電力（最大出力）に耐え得るコンセントを選択する 　4）接地（アース）の接続 コンセントは3Pに接続する（図2-11）。2Pコンセントの場合は，2P変換プラグを使用し，変換プラグから出ている接地用の線を壁面接地端子に接続する（➡❷） 　5）手術前動作点検（➡❸） 電源をONにし，作動状態を確認する。以下の動作を確認する。①電源，②表示ランプの点灯，③出力調整，④対極板アラーム	●電気メスの各モード，各構成要素の名称と操作方法，事故の原因と対策を事前に理解しておく ❶電気メスの消費電力オーバーは，他の重要機器（麻酔器，人工心肺装置など）の停止を招く ●機種によるが，電気メスは最大出力時には10～20Aの電源電流が必要となる ❷電気メス本体の接地（アース）を接続することで，電撃（感電）事故を予防する ❸術中の動作不良を未然に防ぐために行う

168

方　法	留意点と根拠
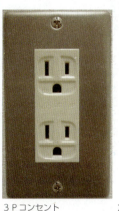 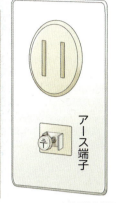 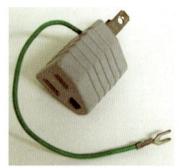 ３Ｐコンセント　　２Ｐコンセントと壁面接地端子　　２Ｐ変換プラグと設置用の線 図2-11　コンセント	
2　患者入室後から執刀前 　1）対極板の貼付と器械への接続 ・患者の手術体位を決定した後，対極板を患者に装着する ・対極板を患者に装着後，対極板コードを電気メス本体に接続する 　2）ハンドコントロールペンシル（図2-5参照）の接続 清潔術野よりハンドコントロールペンシルのコードを受け取り，本体に接続する。清潔術野においては，ハンドコントロールペンシルがずれ落ちないよう，コードをガーゼまたはひもなどでドレープと固定，またはペンシルケースなどに入れる 　3）電源スイッチを入れる 電源スイッチをONにする 　4）出力モードと出力レベルの設定 モードの選択と出力レベルを医師の指示にて設定する（➡❹）	●装着部位は，大腿前部，大腿後部，腹部，上腕部，殿部を用いる。小児の場合は，小児用の対極板を用いて大腿前部，大腿後部，腹部，殿部など，上腕部を避けた筋肉の厚みがある位置に装着する ●対極板は，電気メス機械のメーカー指定のものを使用し，切ったり折ったりして使用しない。また，小児用対極板と称している対極板は，成人には使用しない ●器械出し看護師は使用中にハンドコントロールペンシルが不潔にならないように工夫し，手術の進行を妨げないようにする。また，外回り看護師は，清潔術野よりコードを受け取る際に，清潔区域を汚染しないように受け取る ❹モードによって患者に作用する電流が異なる。出力レベルが少なければ切開や止血ができない。また，出力レベルが高すぎた場合，切開部の不必要な組織損傷と対極板の電流回収限度を超えることによる皮膚の熱傷を招く可能性がある
3　手術中 　1）ハンドコントロールペンシルの通電確認 ハンドコントロールペンシルの切開および凝固が，正常に動作しているか確認する 　2）術野に応じた機能別の選択スイッチおよび出力レベルの設定 モードの選択と出力レベルは，術野の状況に応じて変更される。医師の指示にて変更する	●通電中は，揮発性麻酔薬や揮発性消毒薬などに引火していないか注意する（➡❺） ❺引火した炎は，視覚で確認できない発色をすることがあるため，引火していることに気がつかない場合がある ●皮膚が手術台金属部や機械板金属部に接触していないか確認する（➡❻） ❻皮膚が金属面に接触していると熱傷をきたす可能性がある ●医師の変更指示は必ず復唱し，復唱後，モードの選択や出力レベルを変更する。ハンドコントロールペンシルが通電中は変更ができない

第Ⅳ章 周手術期看護の基本技術

方　法	留意点と根拠
4　**終業後（手術終了後）** 1）電源スイッチ 電気メス本体の電源をオフにする 2）対極板の除去 対極板を装着している皮膚よりていねいにはがす（➡❼） 3）電気メス使用で影響する皮膚の観察（➡❽） 熱傷が生じていないか，身体各部の観察を以下の項目を中心に行う。対極板装着部位，心電図モニター用電極装着部，温度プローブ装着部位，接地物に触れた可能性のある部位，ベッドの金属に体動などにより近接した可能性のある部位，患者の身体同士が接触してしまったと思われる部位 4）ディスポーザブルアクセサリーの破棄と電気メス本体の清掃・保管（➡❾） 再使用型のフットコントロールペンシル以外はディスポーザブルのため医療廃棄物に破棄する	❼対極板は粘着力が高いため，愛護的にはがし，新たな皮膚損傷を招かないようにする ❽対極板は電気メス本体から出た電流を全て回収する場所である。対極板に過度な電流が集中し続けることによって生じる皮膚損傷や長時間貼付することで生じる皮膚障害がないか観察する ●対極板以外で起こる熱傷は，接地された金属部分で生じる可能性がある ❾ハンドコントロールペンシル内には，精密な基盤が組み込まれており，また，血液などが混入し除去できないことが問題となる ●再利用は，感染や電気メスの性能低下，過電流による身体損傷を招く可能性があるため行わない

C 体温マット

- **目　　的**：（1）手術による体温低下の防止
（2）高体温による体温の低下
- **適　　応**：手術により体温低下をきたすことが予測される患者（特に，全身麻酔，露出部位が大きい手術，長時間の手術）
- **使用物品**：体温マット（ウォーターフロータイプ，エアフロータイプ），蒸留水

1）ウォーターフロータイプ

方　法	留意点と根拠
1　**使用前** 患者の入室前に以下の準備・確認を行う 1）クランプを閉じた状態で，コネクターホースをブランケット，本体に接続し，クランプを開ける（➡❶） 2）蒸留水がフロートが上がるまで循環水タンクに入っているか確認する（➡❷） 3）電源を入れる 4）患者に適したモード（マニュアル，オート）を選択する 5）温度設定を行う 6）加温中のランプが点灯するかを確認する 7）ブランケットに触って，設定温度と温かさに大きな差がないか確認する 8）ブランケットやコネクターホースから水が漏れていないか確認する（➡❸） 9）ブランケットの上に乾いた吸水性のあるシーツや薄めのベッドパッドを敷く（➡❹）	●患者入室前に準備・確認を行うことで，安全に使用できるかどうかの準備確認と，設定温度を保つことで麻酔導入後の中枢温の低下を軽減することができる ●接続前にクランプを開けると，水が飛び出る可能性がある。コネクターとの接続がはずれないように必ずロックをかける ❶クランプを開けないと水が循環しない ❷蒸留水が足りないと，ブランケット内を十分に循環することができない。足りない場合，循環水不足アラームが点灯する ●しばらくすると設定区域内の表示に切り替わる ●設定温度に差がある場合，クランプが開いているか，コネクターホースにねじれ，折れがないか，循環水量が足りているかを確認する ❸水が漏れた場合，熱傷や皮膚トラブルの原因となる ❹患者に直接当てて使用すると，低温熱傷や褥瘡の原因になる

170

方　法	留意点と根拠
2 使用中 　1）設定温度とブランケットの温度を確認する（➡❺） 　2）ブランケットやコネクターホースから水が漏れていないか確認する（➡❻）	❺設定温度よりも低い場合は低体温になる可能性，設定温度よりも高い場合は低温熱傷になる可能性がある ❻水が漏れた場合，熱傷や皮膚トラブルの原因となる
3 使用後 電源を切り，本体からコネクターホースをはずし，ブランケット内の水を抜く	

2）エアフロータイプ

方　法	留意点と根拠
1 使用前 　1）手術の種類に合わせてブランケットを選択する 　2）ブランケットと本体のエアホースを接続する 　3）電源を入れ，温度設定をする	
2 使用中 　1）ブランケットは温風の出る小さい穴の開いている側をからだ側にして直接体表面上に置き，その上にタオルケットなどをかぶせる 　2）エアホースが直接患者に触れないようにする（➡❶） 　3）エアホースはコードや点滴ルートの下にくるようにする（➡❷）	●全身麻酔導入後，胃管や膀胱留置カテーテルが入り次第用いるのが望ましいが，術野に室内の塵を飛ばす可能性があるので，注意する。カバーからの温風では低温熱傷は起こらないが，本体のホースの温風吹き出し口が直接からだに当たることで低温熱傷が起こる可能性がある ❶エアホースが直接患者に触れることで低温熱傷が起こる可能性がある ❷エアホースがはずれた場合，エアホースの重みでコードがはずれたり，点滴ルートが抜ける可能性がある
3 使用後 電源を切り，本体からコネクターホースをはずす	

D 体位管理

●目　　　的：手術操作が安全で効率的に行われるために，十分な手術視野を得ることを目的として行う

●適　　　応：全身麻酔管理下にある患者

●必要物品：体圧分散用具（ウレタンフォーム製品やゲル製品など），円座，補助枕，固定器具など

方　法	留意点と根拠
1 手術体位のアセスメント 　1）患者の体格・皮膚の状態・栄養状態などから障害の危険性をアセスメントする 　2）手術体位は患者の生理的な可動範囲内とし，局所の圧迫を避ける（➡❶）（表2-1）	●患者は良肢位を逸脱されても自覚して訴えることができない ●手術体位は，術者の希望を最大限に取り入れるとともに，呼吸や循環に障害を生じないように注意する ●患者にとって安全な体位を工夫する ❶患者は麻酔薬や筋弛緩薬などによって生理的な防御反応を失っており，過伸展や特定部位の圧迫を感知できない状態にある

方　法	留意点と根拠

表2-1　関節の良肢位

部　位	良　肢　位
肩関節	外転60 〜 80度，水平屈曲（内分回し）30度，外旋20度＊
肘関節	屈曲90度，前腕回内・回外中間位（0度）
手関節	背屈10 〜 20度
手指	軽くボールを握った肢位，母指は対立位
股関節	屈曲15 〜 30度，外転0 〜 10度，外旋0 〜 10度
膝関節	屈曲10度
足関節	底屈0 〜 10度

＊口に手が届く肢位（研究者により角度は多様である）

2　体位固定時

1）術前情報（患者の関節可動域，皮膚の状態や神経麻痺の有無など）をもとに固定法を実施する
2）固定器具と身体の間に体圧分散用具を挿入する（➡❷）
3）各種関節の良肢位を保つ
4）できるだけ自然の体位に近づけ，四肢の良肢位を保つ

- 患者の生理的諸機能を妨げず，無理な圧迫をできるだけ避ける
- 術者や麻酔科医と共に，適切な用具を用いて固定する❷固定器具による圧迫や体圧を分散させる
- 手術野が確保でき，長時間の体位固定で褥瘡や神経麻痺を生じないようにする
- 手術体位の条件は，患者の生理的な可動範囲であること，呼吸・循環・神経障害を起こさないこと，十分な術野が得られることである（図2-12）
- 安全な体位とは，麻酔が実施されていなくても，手術の間，耐えられる体位である
- 患者の身体に無理な力が加わらず，関節の過伸展・過屈曲を避ける

3　体位変換時

1）全身麻酔の場合では，体位変換は数人の介助者でゆっくりと行う（➡❸）
2）上下肢や各関節部は可動範囲内で動かし，固定する
3）意識のある患者の場合でも，手術台上での体位変換は，医療者が介助しながら，ていねいに行う（➡❹）
4）体位変換により身体が器械台などに当たっていないか，新たな圧迫がないかなど確認する
5）不必要な過伸展や牽引がないかを確認する
6）手術台ローテーションで固定にずれが生じていないか，患者の体位が崩れていないかを観察する
7）術中，手術台の高さの調節，左右・前後の調節をした際は四肢などをよく観察する

- ❸麻酔後は末梢血管が拡張して循環血液量が減少し，心臓の働きも抑制されているため，体位の変化に伴う重力の変化が血圧に大きく影響する
- ❹手術台の機能性と患者の状態から，転落の危険性が高い（患者は緊張と不安に包まれ，日常とは異なった精神状態に置かれている）
- 体位変換前後は，血圧の変動に注意する
- 麻酔科医が気道を含めて頭頸部を支えるが，気管内に固定されている挿管チューブが動かないように注意する
- 上下肢における末梢血管の静脈経路や観血的動脈圧測定用の経路などの抜去が起きないよう注意する
- 手術台は幅が狭く，可動する仕組みになっており，可動部位には関節が組み込まれていて凹凸がある
- 患者の関節可動域を考え，自然な動きに逆らわないようにする
- 特に頭部の固定が不十分であると，筋弛緩薬の効果で頸部が頭部を支えることができないため，頸椎脱臼などを起こす危険性がある

方法	留意点と根拠

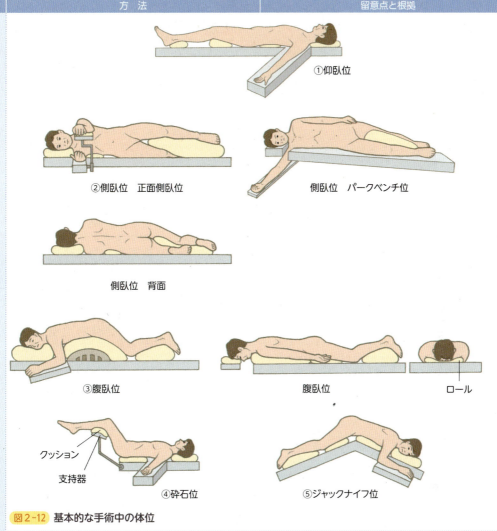

図2-12 基本的な手術中の体位

4	**仰臥位** 1) 患者を仰向けに寝かせ，頭部には円座または補助枕を使用して手術台の正中に固定する 2) 気道の圧迫がない枕の高さに調整する 3) 上肢は手術台の高さと合わせた手台に乗せて90度未満の角度に外転させ，前腕は回内・回外中間位に固定する 4) 下肢は大腿下部または下腿上部を手術台に固定する 5) 上肢の圧迫による神経麻痺を防止する 6) 手術台の金属部分に患者の身体が触れないようにする	●最も基本的な体位であり，胸部・腹部・鼠径部・下肢などの様々な手術で用いられる ●横隔膜が腹壁および腹部臓器により頭部へ押されるため，機能的残気量（functional residual capacity：FRC）は約20％減少する ●クロージングボリューム（closing volume：CV）は変化しないため，FRCはCVよりも小さくなり，末梢気道の閉塞が生じやすい ●仰臥位時には静脈還流が受ける重力の影響がなくなるため，右心房への静脈還流は増加する
5	**側臥位（パークベンチ位）** 1) 患者の身体を横向きにし，頭部を補助枕で肩と同じ高さに保つ	●主に胸部，腎臓などの手術で用いられる体位である ●パークベンチ位は脳の手術で用いられる体位で，手術台から患者の頭側をせり出し，下側の上肢を手術台から下垂させる体位である ●下側の肺は肋骨の動きが制限され，胸壁の重みがかかり，腹部臓器によって横隔膜が頭側へ偏位するためFRCが減少し，肺の拡張が抑制されるため無気肺を生じやすい

方　法	留意点と根拠
2）円座または馬蹄型頭台（頭部固定用枕）を挿入する（➡❺） 3）上側の上肢は肩よりやや高めの位置で手台に固定する 4）上側の下肢は自然に伸ばし，手台に固定する 5）両下肢の間に体圧分散用具を挿入する（➡❻） 6）恥骨と仙骨の部分に支持板などを当て固定する（➡❼）	❺耳介，顔面神経への圧迫を緩和する（図2-13） ❻上側下肢と下側下肢の密着による圧迫を防ぐ ❼身体の揺れを防ぐ

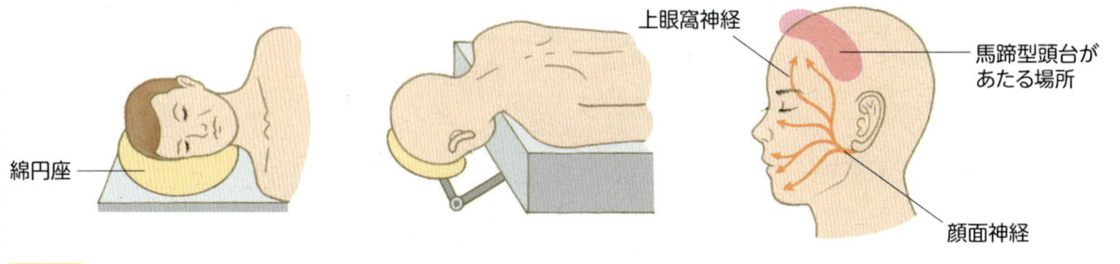

上眼窩神経

馬蹄型頭台が
あたる場所

綿円座

顔面神経

図2-13 側臥位・腹臥位における頭部・顔面の固定

方　法	留意点と根拠
6 腹臥位 1）患者をうつぶせにし，上肢は患者の楽な位置にする 2）鎖骨から腸骨の下に円筒形の補助枕を挿入する（➡❽） 3）頭架台のある場合は顔を下向き，ない場合は横に向かせて補助枕を当てる 4）眼球・耳介・鼻の圧迫がないようにし，気管チューブが屈曲しないように注意する 5）上肢は肘を曲げ体幹に自然な形で沿わせるか，手台を用いて固定する 6）男性の場合は陰部の圧迫がないように保護する 7）体圧分散用具を挿入する。または額だけで頭部を支える 8）下から馬蹄型頭台が当たっている場所を確認し，眼球，顔面神経，上窩神経を避ける（図2-13） 9）体幹を固定器具で支える	●脊椎・後頭部・殿部などの手術で用いられる体位である ●馬蹄型頭台による顔面神経，眼球の圧迫に注意する ●顔面の圧迫，特に眼球の圧迫による眼圧上昇によって視力低下が生じる ❽胸・腹部の圧迫を最小限にする。腹部の圧迫によって大静脈系の循環障害が起こるため，心臓への血液還流側副血行路としての脊椎静脈系に大量の血液が流入する。脊椎静脈系は脆弱であり，手術操作で損傷されやすいので，術中の大量出血を生じる危険性が増大する ●特に肥満の患者は呼吸抑制に注意する
7 砕石位 1）仰臥位で膝を曲げ，下肢を広げ，支脚台に固定する 2）両下肢はゆっくりと左右対称に自然な角度で曲げる（➡❾） 3）固定帯で支脚台と固定する（➡❿）	●肛門・会陰部・泌尿器・生殖器などの手術に用いられる体位である ●仰臥位と比べ，両下肢の挙上で横隔膜の動きに制限が加わるため，FRCはより減少する ●股関節と膝関節を屈曲させるため，下肢の静脈うっ血による血栓形成を助長する可能性がある ❾関節の脱臼を防ぐ ❿下肢の落下を防ぐ
8 ジャックナイフ位 1）腹臥位にし，手術台を“へ”の字に曲げ，頭部と下肢を低くする 2）体圧分散用具を胸・腹部の下に挿入する 3）顔はなるべく自然の形で横に向ける（➡⓫） 4）上肢は無理に挙上せず，患者の楽な位置にする	●会陰部・肛門などの手術に用いられる体位である ●呼吸運動を妨げず，肛門部が見えやすいようにする ⓫眼・耳の圧迫を避ける
9 体位固定解除時 1）術者や麻酔科医と共に安全に体位を戻す 2）全身の皮膚障害や神経麻痺の有無を確認する 3）補助枕を挿入していた部位や圧迫が加わっていたと思われる部位を中心に局所を観察し，さらに全体を観察する 4）患者の覚醒とともに，四肢の動きの異常や手術創部以外の痛みや発赤などの有無を確認する	●点滴やドレーンなどが抜けないように注意する

E 褥瘡予防

- ●目　　　的：手術中は同一体位を長時間とることによって同一部位の皮膚に圧迫が加わるが，全身麻酔下の患者は筋弛緩・鎮静により可動性，活動性が低下しており，知覚認知の低下により自分では圧迫回避できないため，体位固定による褥瘡を予防する
- ●適　　　応：全身麻酔管理下にある患者
- ●必要物品：体圧分散用具（ウレタンフォーム製品やゲル製品など），摩擦予防フィルム，シーツ（吸水性の高いもの），補助枕など

方　法	留意点と根拠
1　褥瘡のリスクアセスメント 1）患者の年齢，栄養状態，骨突出部の状態などから褥瘡の発生要因をアセスメントする 2）術前から患者の皮膚の状態を把握し，術後の状態と比較して確認する	●褥瘡は，低栄養状態・副腎皮質ステロイド薬使用中の患者や糖尿病，肝疾患などの合併症をもった患者に生じやすい ●麻酔下で長時間の同一体位を継続する手術体位は，手術操作を最も容易にするが，患者にとって安全・安楽な体位とは限らない
2　体圧分散用具の使用 1）骨突出部位や下側で体重が集中する部位に体圧分散用具などを利用して，圧を分散させ除圧する（➡❶）（表2-2） 2）頭部の数時間おきのチェックや置き直しを行う（➡❷） 3）体圧による圧迫部位を可能な限りマッサージする	●褥瘡好発部位を知ることや体位によってどこをどのように観察するかを知る必要がある（図2-14） ●手術に伴う褥瘡危険因子は，長時間手術，側臥位・腹臥位，採骨・インプラント留置など骨に直接触れる手術，大量出血や血管を遮断する手術，大量洗浄する手術などが挙げられる ❶毛細血管圧が32mmHgを超えると循環不良となる ❷毛細血管圧が70mmHgで2時間を超えると不可逆的変化を起こす ●皮膚に牽引が加わると血管が引き伸ばされて細くなり，皮膚の虚血状態を起こす ●特殊体位での手術操作や長時間の手術では特に注意を要する

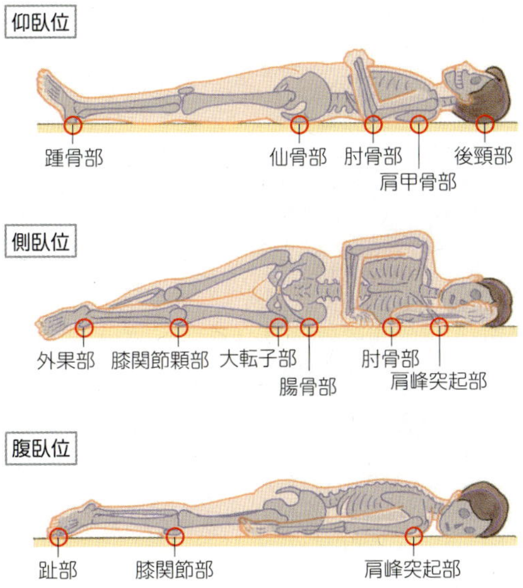

仰臥位

踵骨部　　仙骨部　肘骨部　後頸部
肩甲骨部

側臥位

外果部　膝関節顆部　大転子部　　肘骨部
腸骨部　肩峰突起部

腹臥位

趾部　　膝関節部　　　肩峰突起部

図2-14　手術体位による褥瘡好発部位

第IV章　周手術期看護の基本技術

表2-2 主な体圧分散用具

商品名	特性
ソフトナース（手術台全身用と半身用） 全身用　半身用 写真提供：アルケア株式会社	● 低反発ウレタンフォーム ● 通気性，耐久性が高い ● 身体にフィットし，局所的圧迫を軽減する
テンピュール-MED®手術台用マットレス 写真提供：テンピュール・シーリー・ジャパン有限会社	● 高密度ウレタンフォームと粘弾性ウレタンフォーム（テンピュール®素材）の2層構造 ● 体位と体温に合わせて形状が変化する
オーエスト（手術台用マットレス） 写真提供：四国繊維販売株式会社	● 高反発ラテックスフォーム ● X線透過性素材を使用している ● 手術中の体圧分散と合わせて安定性の良い硬度に調整している
ケープサージカルシリーズ（手術用体圧分散用具） 写真提供：株式会社ケープ	● 低反発・高反発ウレタンフォームの2層構造または高反発ウレタンフォーム ● 側臥位のような体圧が集中する体位でも使用可能である
テンダーパッド 写真提供：株式会社イソメディカルシステムズ	● 高機能ゲル素材 ● すぐれた体圧分散機能と体位保持性能をもち合わせている
ヴィスコフロートメディカル 写真提供：株式会社マルゼン	● 特殊高分子設計のウレタンフォーム ● 摩擦などの外力に対してきわめて強い抵抗力を有している
アクションパッド（手術台用） 写真提供：アクションジャパン株式会社	● 超柔軟性素材アクトンドライポリマー ● 耐久性，耐熱性，耐薬剤性にすぐれている
トゥルーライフプレッシャーケア 写真提供：株式会社リレート	● 柔軟性の異なる2種類のシリコーンゲル ● ずれによる剪断応力（ずれ力）を軽減する

方　法	留意点と根拠
3 体位ごとの除圧 ・体圧が集中する部位には体圧分散用具を使用し，30mmHg以下の体圧になるように除圧する（➡❸） ・ずれの加わる部分には皮膚表面に摩擦予防フィルムを貼付する ・皮膚の浸軟予防には吸水性の高いシーツを選択する（➡❹） 　1）仰臥位 ・手術台全体に体圧分散用具を敷き，除圧する ・膝関節を軽度屈曲させ，股関節も軽く屈曲させて圧迫・伸展を予防する 　2）側臥位 ・固定器具が当たる恥骨上部，背部は除圧目的で体圧分散用具を挿入する ・下側の腸骨の下や膝関節外側，外果部などに体圧分散用具を挿入する 　3）腹臥位 ・固定器具が当たる前胸部，腸骨稜，膝などに摩擦予防フィルムを貼付し，体圧分散用具を挿入する（➡❺） 　4）砕石位 ・支脚台に直接足が当たらないように体圧分散用具で保護する 　5）ジャックナイフ位 ・胸と恥骨あたりに体圧分散用具を挿入する ・下肢のつま先が手術台につかないように補助枕で浮かせる	●褥瘡とは一定の部位に一定以上の圧力が一定時間以上加わり続けることで，局所皮膚の血流が途絶え，阻血性の壊死が生じる皮膚障害である ❸毛細血管圧は30mmHg程度であり，これ以上の圧が2時間以上継続すると発生するといわれている ❹出血や滲出液，消毒液などの皮膚の浸潤によって，皮膚の透過性が亢進して刺激を受けやすくなる ●リスクに合わせた用具の選択が必要である ●挿管チューブのコネクターや心電図のコードなどによる圧迫にも注意する ●麻酔薬や出血などの影響によって血圧低下が生じると，末梢組織の虚血状態を起こす ❺体位による褥瘡発生率は腹臥位＞側臥位である ●フレームを使用した整形外科の脊椎手術に最も多く発生している ●標準体重＋30％以上の肥満患者よりも－15％以下のやせた患者に褥瘡が高い発生率を示しており，骨突出部にかかる体圧が問題である
4 手術終了後の確認 　1）手術終了後，体位を仰臥位に戻したら，圧迫が加わっていたと思われる部位を観察し，異常の有無を確認する（➡❻） 　2）圧迫などによる発赤，水疱，表皮剥離などが生じていないか確認する	❻術中，手術台をローテーションする場合があり，皮膚の牽引・ずれが生じることがある ●血圧低下が生じた場合，末梢組織が虚血状態になりやすい

F 神経麻痺予防

- **目　　　的**：全身麻酔の患者は筋弛緩により生理的な範囲を超えて身体が動くことにより，関節の脱臼や靭帯損傷を起こす危険性があるため，外部からの神経の直接圧迫と非生理的な肢位・体位による神経走行部位の狭窄や神経の過牽引による神経損傷を防止する
- **適　　　応**：全身麻酔管理下にある患者
- **必要物品**：体圧分散用具（ウレタンフォーム製品やゲル製品など），補助枕，タオル，固定帯など

方　法	留意点と根拠
1 関節可動域，圧迫部位の確認 　1）関節の可動範囲内で動かす（➡❶） 　2）患者の関節可動域，四肢の麻痺の有無を観察し，過伸展や牽引，圧迫がないように固定する（図2-15）	❶上下肢や関節部は，自然の動きに逆らわない ●患者の生理的な関節の可動範囲や神経走行を知り，手術体位それぞれに起こりやすい皮膚や神経の障害を理解する（表2-3） ●不自然な肢位，牽引・手術台の突起部分や固定帯による圧迫のため，簡単に神経麻痺が起こる ●術者や麻酔科医と協力し，どの体位でどこの神経麻痺が起こりやすいかを理解して行う

方　法	留意点と根拠

表2-3 手術体位によって起こる神経障害とその徴候

種　類	原　因	徴　候
腕神経叢麻痺	●頸部の過伸展（過度の頭低位） ●上肢の90度以上の外転・過度の外旋 ●腋窩圧迫（側臥位）	●手指感覚異常 ●上腕の運動障害，握力低下 ●上肢挙上不可能 ●猿手
橈骨神経麻痺	●上肢の圧迫（離被架や抑制帯による）	●下垂手 ●手首の背屈困難 ●橈骨側手背のしびれ
尺骨神経麻痺	●肘部の圧迫 ●肘部過度の屈曲 ●上腕の圧迫 ●腋窩の圧迫	●鷲手（手が鷲の足のように変形をきたす） ●第5指のしびれ
腓骨神経麻痺	●支脚台による膝関節外側の圧迫	●尖足 ●足の背屈不可
坐骨神経麻痺	●下肢の過屈曲	●下肢の筋力低下 ●立位・歩行障害
顔面神経麻痺	●頬部・耳介部の圧迫	●表情筋麻痺 ●口角下垂

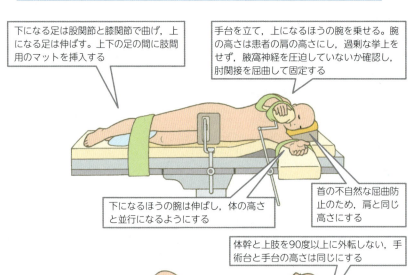

下になる足は股関節と膝関節で曲げ，上になる足は伸ばす。上下の足の間に肢間用のマットを挿入する

手台を立て，上になるほうの腕を乗せる。腕の高さは患者の肩の高さにし，過剰な挙上をせず，腋窩神経を圧迫していないか確認し，肘関接を屈曲して固定する

下になるほうの腕は伸ばし，体の高さと並行になるようにする

首の不自然な屈曲防止のため，肩と同じ高さにする

体幹と上肢を90度以上に外転しない，手術台と手台の高さは同じにする

股関節は40度以上の屈曲，45度以上の外転をしない

方　法	留意点と根拠

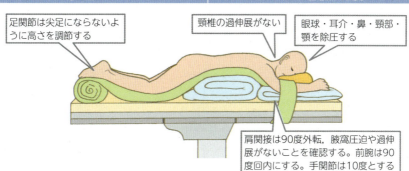

図2-15　神経障害の予防策

草柳かほる・久保田由美子・峯川美弥子編著：手術室看護―術前術後につなげる術中看護＜ナーシング・プロフェッショナル・シリーズ＞，医歯薬出版，2011，p.69.を参考に作成

2　腕神経叢麻痺の予防 　1）仰臥位 ・手台の下に補助枕などを挿入し，手術台と手台の高さを等しくする（図2-16）（➡❷） ・手台とタオルで覆った上肢を幅広の固定帯で固定する ・手関節の掌背屈は中間位とする ・肩関節の外転は必要最低限とし，90度を超えない（➡❸） 　2）側臥位 ・肩関節の内外旋は中間位または内旋位とし，外旋位は避ける（➡❹） ・下側の腋窩に上腕より少し太めの補助枕を挿入し，腕神経叢の圧迫を予防する（➡❹）	●腕神経叢は，頸部と腋窩で固定されており，鎖骨・第1肋骨・上腕骨頭などに隣接している ●胸郭に対して肩甲骨を尾側に移動しない ●肘関節の伸展位では肩関節の内外旋の程度を確認できないので，肘関節は軽度屈曲位とし，完全伸展や90度以上の屈曲は避ける ❷手術台と手台の高さが違うことによる上肢の過伸展によって，上腕神経麻痺が生じる ❸仰臥位では上肢の90度以上の挙上と頭部の反対側への回旋によって生じる ❹側臥位では下側の腕神経叢の圧迫と上側の腕神経叢の伸展によって生じる

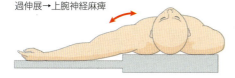 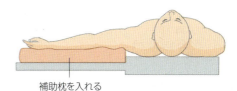

図2-16　腕神経叢麻痺の予防策

3　橈骨神経麻痺の予防 　1）仰臥位 ・スクリーンの支柱が上腕部に接触しないようにする（図2-17a）（➡❺）	●橈骨神経は，上腕骨の周囲をらせん状に走る ❺仰臥位では上肢の手術台への圧迫によって生じる
4　尺骨神経麻痺の予防 　1）仰臥位 ・内旋位は尺骨神経の圧迫に注意する（図2-17b） 　2）腹臥位 ・肘部が手台の角に当たらないようにする（➡❻）	●尺骨神経は，上腕骨の内側上果と肘頭の間を通る ❻腹臥位では上肢を固定する手台が尺骨神経を圧迫していると生じる

方法	留意点と根拠
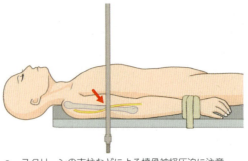 a　スクリーンの支柱などによる橈骨神経圧迫に注意 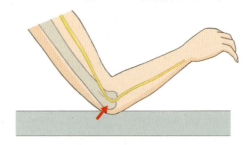 b　仰臥位での内旋位による尺骨神経圧迫に注意 **図2-17** 橈骨神経麻痺と尺骨神経麻痺の予防策	
5　**坐骨神経麻痺の予防** 　1）砕石位 ・股関節と膝関節の両者の伸展位を避け，軽度屈曲位にする	●下肢の過伸展によって坐骨神経麻痺が生じる
6　**腓骨神経麻痺の予防**（図2-18） 　**腓骨小頭の圧迫を避ける** 　1）仰臥位 ・腓骨神経保護のために大腿下部に薄めの補助枕を挿入し，膝関節を軽度屈曲する ・下肢の固定帯は，膝上ではなく，大腿部に指2本が入る余裕をもたせる（➡❼） 　2）側臥位 ・下側の下肢は，股関節と膝関節を90度に屈曲し，上側の下肢は自然に伸ばす ・両膝関節の間に体圧分散用具などを挿入し，大腿下部を固定帯で固定する（➡❽） 　3）腹臥位 ・腓骨小頭を避け，側板で固定する 　4）砕石位，ジャックナイフ位 ・支脚台を体圧分散用具で保護し，膝窩部の圧迫を防ぐ	●腓骨神経は，腓骨小頭部付近では結合組織で固定されており，皮下に浅く接している ❼仰臥位では固定帯による腓骨神経小頭周辺の圧迫により生じやすい ❽側臥位では膝関節部の圧迫による下肢の動静脈と総腓骨神経圧迫によって生じる

方　法	留意点と根拠

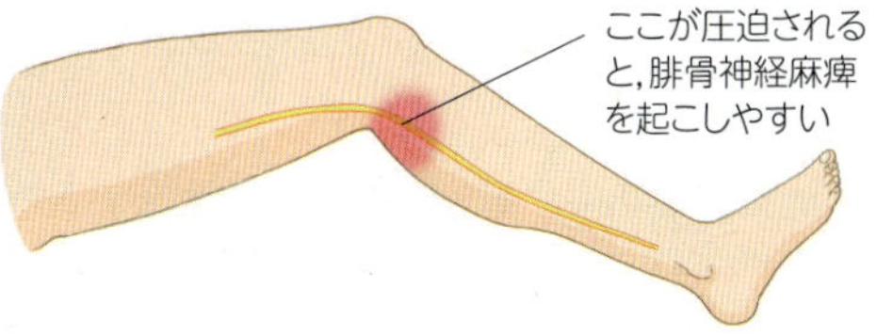

ここが圧迫されると，腓骨神経麻痺を起こしやすい

図2-18　腓骨神経麻痺の予防策

方　法	留意点と根拠
7　手術終了後の確認 1）患者の覚醒とともに，四肢の動きの異常がないかどうかを確認する 2）徴候がある場合，必要な処置を行い，継続的に観察する（➡❾）	❾手術直後は，患者自身が麻酔から覚醒したばかりで，神経麻痺の前兆に気づかないことも多い

G　手術時手洗い

● 目　　的：爪や手指，上腕から，汚れ，皮膚に付着した常在菌を可能な限り除去する。常在菌の増殖を抑え，手術中に手袋が破損した場合であっても術野が常在菌によって汚染されるリスクを最小限にする

● 適　　応：術者および器械出し看護師

● 使用物品：抗菌性スクラブ製剤（7.5％ポビドンヨード，4％グルコン酸クロルヘキシジン），水道水，滅菌ブラシ，滅菌ペーパータオル，擦式消毒用アルコール製剤（0.5％ポビドンヨードアルコール，0.2％グルコン酸クロルヘキシジンエタノール，0.2％塩化ベンザルコニウムエタノール）

方　法	留意点と根拠
1　アクセサリー，時計をはずし，ヘアキャップ，マスク，ゴーグルを身に着ける	●爪は短く切り，つけ爪をしない（➡❶） ❶爪は細菌を多く保有していること，また爪が長いと手袋の破損の原因ともなる
2　手を洗う 1）指先から上腕の半分程度にかけて流水にて洗い流す 2）抗菌性スクラブ製剤を適量手に取り，手のひらをすり合わせるようにしてもみ洗いする（図2-19a） 3）手のひらと手の甲をもみ洗いする。左右交互に行う（図2-19b） 4）指と指の間をもみ洗いする（図2-19c） 5）手のひらと指先をもみ洗いする。左右交互に行う（図2-19d） 6）親指をもみ洗いする（図2-19e） 7）手首をもみ洗いする（図2-19f） 8）上腕を肘関節より中枢側約5cmまでもみ洗いする（左右両方洗う）（図2-19g） 9）流水にて洗い流す	●手指同士をもみ洗いしながら，前腕は肘部を低く保ち，水が肘部から手指方向に流れないように（➡❷）注意して洗い流す ❷手指を清潔に保つため ●指先を高く，肘部を低く保つ（➡❸）。指先や手のひらが前腕や上腕に触れないように片腕ずつ交互に洗い流す ❸洗い流した水が肘部から手指方向へ流れないようにする

181

第Ⅳ章 周手術期看護の基本技術

方 法	留意点と根拠

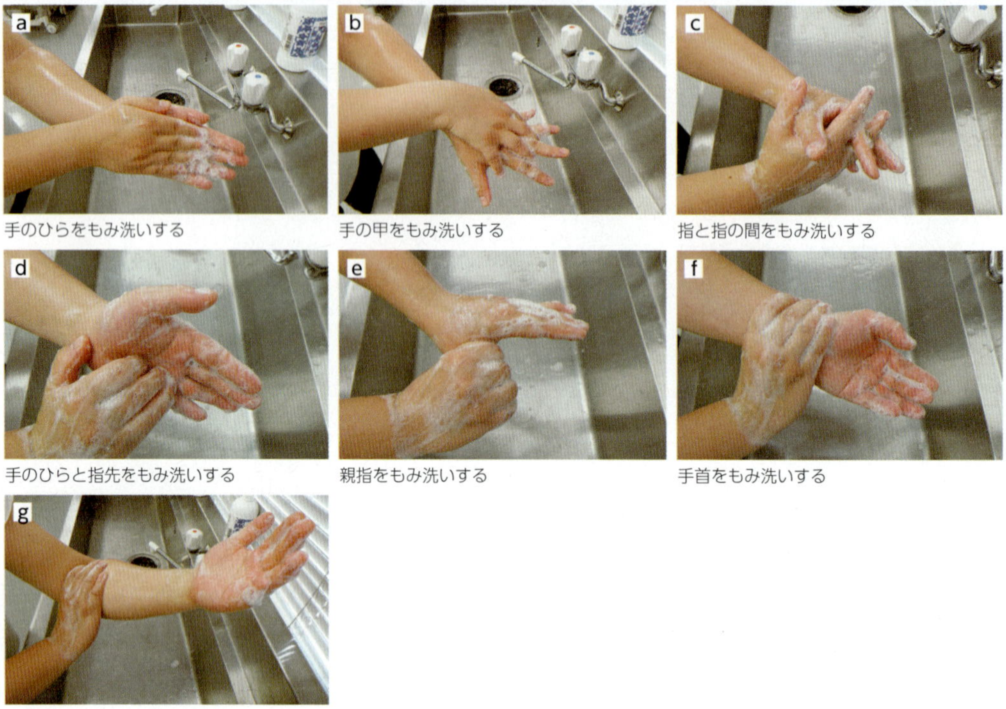

a 手のひらをもみ洗いする

b 手の甲をもみ洗いする

c 指と指の間をもみ洗いする

d 手のひらと指先をもみ洗いする

e 親指をもみ洗いする

f 手首をもみ洗いする

g 上腕を肘関節より中枢側約5cmまでもみ洗いする

図2-19 手術時手洗い（スクラブ法）

	方 法	留意点と根拠
3	滅菌ペーパー2枚を手に取り，両方の手指部分を拭いてから，ペーパータオルの1枚を手首にかけ肘に向けて拭き取る。もう1枚のペーパータオルで反対側を同様に行う	●手指は高く保ち，不潔部分に触れないようにする。ペーパータオルを使用するときは，手指部分，手首，上腕へと一方的に拭き取っていく
4	速乾性手指消毒薬を指先から手首まで塗布し，よくすりこみ，乾燥させる	●手洗い後は，滅菌物以外の物に触れないようにする

H ガウンテクニック

● 目　　的：手術時手洗い後，滅菌ガウン，滅菌手袋を装着し，無菌状態を保つことで手術創部への菌の付着を防ぎ，清潔状態を保って手術を行う

● 適　　応：術者および器械出し看護師

● 必要物品：滅菌ガウン，滅菌手袋

	方 法	留意点と根拠
1	手術時手洗いをする	
2	介助者がいること，清潔なガウンを広げられる十分なスペースがあることを確認し，ガウンの裏側を持って（図2-20a），軽く広げてから袖口に腕を通す（図2-20b）	●ガウンの表側に触れたり，他の不潔物に触れないようにする（➡❶） ❶ガウンの表側は最も清潔であるため，ガウンを持ち，広げるときや腕を通すときにはガウンの裏側を触るようにする

方　法	留意点と根拠

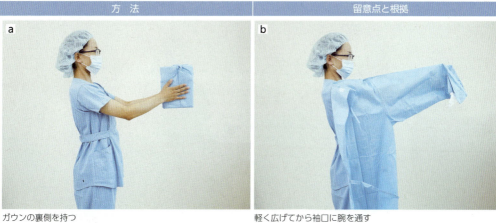

a　ガウンの裏側を持つ
b　軽く広げてから袖口に腕を通す

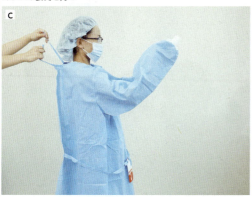

c　介助者は襟元のマジックテープをとめ，留めひもを結ぶ

図2-20　ガウンの着用(袖口と襟元)

- クローズド法により手袋を装着する場合は，手指がガウンの袖口から出ないようにしておく

3　介助者は襟元のマジックテープをとめ，留めひもを結ぶ（図2-20c）

4　手袋を装着する
　〈クローズド法〉
　1）手を袖口から出さないまま滅菌手袋を取る（図2-21a）
　2）手袋を手首の方へかぶせるようにして装着する（図2-21b）
　3）反対側も行う（図2-21c）

方　法	留意点と根拠
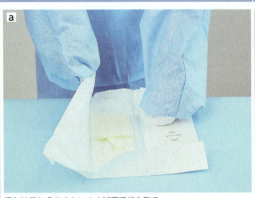 手を袖口から出さないまま滅菌手袋を取る	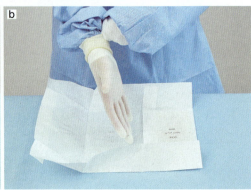 手袋を手首のほうへかぶせるようにして装着する
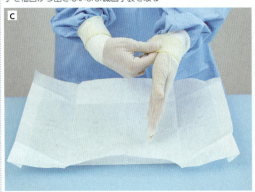 反対側も行う	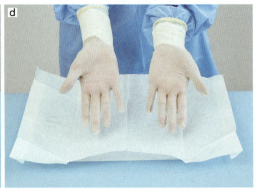 両方の手袋が装着できたら，指先などのしわを伸ばす

図 2-21　手袋装着（クローズド法）

4）両方の手袋が装着できたら，指先などのしわを伸ばす（図 2-21d）

〈オープン法〉
1）袖口から手を出して滅菌手袋を取る（図 2-22a）
2）装着しない手で折り返し部分を持って装着する（図 2-22b）
3）装着した手袋で折り返しの部分の中に手を入れ，装着する（図 2-22c）
4）両方の手袋が装着できたら，指先などのしわを伸ばす（図 2-22d）

● オープン法の場合には，袖口から両手を出し，手袋を装着する

方　法	留意点と根拠
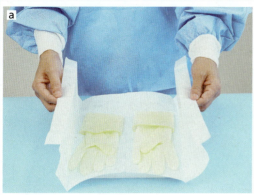 袖口から手を出して滅菌手袋を取る	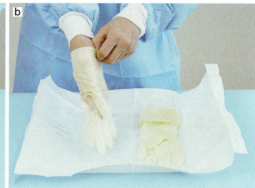 装着しない手で折り返し部分を持って装着する
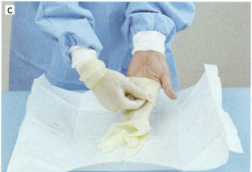 装着した手袋で折り返しの部分の中に手を入れ，装着する	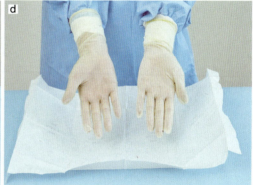 両方の手袋が装着できたら，指先などのしわを伸ばす

図2-22 手袋装着（オープン法）

5	腰ひもを結ぶ 1）腰ひものベルトカード部分を介助者に渡す（図2-23a） 2）自身がからだを1周回転することによって，腰ひもが腰を1周する 3）回ったら，介助者にカード部分をはずしてもらい，ひもを結ぶ（図2-23b）	● 広いスペースを確保し，自分自身の背部や不潔なものに触れないようにする。介助者はカード部分だけを持ち，ひもやガウン装着者の手に触れないように気をつける ● 回転するときには，手やガウンの腕部分，ひもなどが不潔にならないように気をつける
6	装着ができたら，手は下に降ろさず，清潔を保つ（図2-23c）	

方　法	留意点と根拠

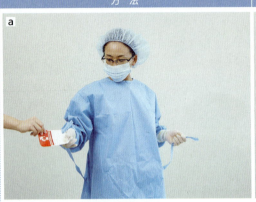
腰ひものベルトカード部分を介助者に渡す

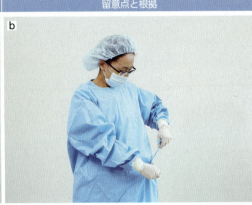
ひもを結ぶ

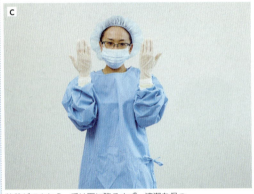
装着ができたら，手は下に降ろさず，清潔を保つ

図2-23 ガウンの着用（腰ひもを結ぶ）

文　献

1) 高橋邦泰・芳賀信彦編集：診察の基本，整形外科学テキスト，改訂3版，南光堂，2011.
2) 田中マキ子・中村義徳編著：動画でわかる手術患者のポジショニング，中山書店，2007.
3) 草柳かほる・久保田由美子・峯川美弥子編著：手術室看護－術前術後につなげる術中看護〈ナーシング・プロフェッショナル・シリーズ〉，医歯薬出版，2011.
4) 川島みどり・鈴木篤監：改訂版 外科系実践的看護マニュアル，第2版，看護の科学社，2009，p.250-252.
5) 手術医学 手術医療の実践ガイドライン改訂第三版準備委員会：手術医療の実践ガイドライン改訂第3版，日本手術医学会誌，40（Suppl.），2019.〈20210616135951-48BD57DC717273CD728785686C6592D9FF323FBF97D4BAC7ECA952EB16C01D2B.pdf〉（アクセス日：2024/3/1）
6) 山田眞己：手術に向けてまずは身支度！手術時手洗い・ガウンテクニック・手袋装着．OPE nursing，38(4)：336-352，2023.
7) 小澤聡貴：体液・体温管理（プレウォーミングなど）．OPE nursing，34(5)：436-440，2019.

3 術後看護技術

学習目標
- 術後看護の目的を理解する。
- 術後に起こりうる一般的な合併症について理解する。
- 術後の回復を促進する創傷管理，ドレーン管理の目的とその方法について理解する。
- 術後の回復を促進する疼痛コントロールの意義とその方法について理解する。
- 術後の回復を促進する早期離床の意義とその方法について理解する。

1 術後看護の基本

　術後看護は，手術や麻酔による侵襲から順調に回復するために，患者自身がもつ自然治癒力を最大限に活用できるよう援助することが目的となる。また，患者が自らの回復のために，主体的に術後の治療過程に参加し，日常性を取り戻すための生活を再構築できるよう支援する。そのためには，まずは手術や麻酔による生体侵襲からの回復が順調に進むよう循環動態を安定させ，低酸素血症を予防する。同時に，創傷治癒が促進されるよう，適切な創傷管理とドレーン管理を行う。加えて，十分な疼痛管理のもと早期離床を促し，術後合併症の出現を予防する。また，術後の臓器の形態や機能の変化を受け入れ，適応できるよう早期から支援を開始するとともに，健康障害の原因を理解し，再発予防ができるよう促すことも重要となる。

2 術後の観察とアセスメント

　手術では，組織の損傷，出血，疼痛，脱水，感染，恐怖や不安などの精神的ストレスなどの複数の刺激によって全身性の反応が起こる。この反応によって，呼吸・循環・代謝機能に変化が生じるため，術後は綿密な観察を行う。手術の種類や規模によって異なるが，通常，帰室直後の1時間は15分間隔でバイタルサインの測定と観察を行い，帰室後1〜2時間は30分間隔，以降は患者の状態に合わせて2〜3時間間隔で実施していく場合が多い。術後患者のアセスメントの視点と観察項目を**表3-1**に示す。また，術後患者には複数のカテーテルやチューブ類が挿入されており，これらの観察と管理も重要である（**図3-1**）。

3 術後に起こりやすい合併症

　術後合併症とは，手術によって引き起こされた望まない結果の総称である。術後合併症

187

表3-1 術後患者のアセスメントの視点と観察項目

	アセスメントの視点	観察項目
呼吸状態	気道が確保されているか	舌根沈下の有無，気道分泌物の量・性質
	異常な呼吸はないか	呼吸数，リズム，深さ，呼吸音，胸郭の動き，喘鳴の有無
	末梢への酸素供給能力はあるか	SpO$_2$，皮膚の色・温度・湿潤，貧血の有無，血管閉塞の有無
	呼吸を阻害する因子はないか	胸腹部の圧迫，疼痛の有無，開胸術や胸腔ドレーンの有無
	呼吸の調節機能の異常はないか	体液・電解質のバランス，pH，鎮痛薬・鎮静薬の使用状況
循環状態	循環の異常はないか	心電図波形，心拍数，脈拍数，血圧，四肢の冷感，熱感，顔色，口唇爪色，口渇，尿量，浮腫，胸痛・胸内苦悶・動悸の有無
	同一体位による影響はないか	感覚障害の有無，皮膚の発赤の有無，手術体位による深部静脈のうっ血のリスク
	循環に対する治療や処置はないか	降圧薬・昇圧薬，輸液の種類
意識/覚醒状態	意識レベルに変化はないか	意識レベル，鎮痛・鎮静薬の投与状況，せん妄の有無
創部の状態	異常な出血や激しい痛みはないか	出血量，ドレーンからの排液量と性状，ドレーン刺入部の状態，創部の発赤の有無，
疼痛の状態	痛みを我慢していないか	疼痛の程度，咳や深呼吸が可能か，安静や睡眠が可能か，鎮痛薬・鎮静薬の使用状況，患者の表情や体位
消化管の状態	消化管は動いているか	悪心・嘔吐の有無，腸蠕動音，排ガス・排便の有無，胃管カテーテルからの排液量と性状
体位の状態	呼吸を促し，疼痛軽減させているか	からだの向き，頭部挙上の程度，体位変換用枕の使用状況，患者の表情

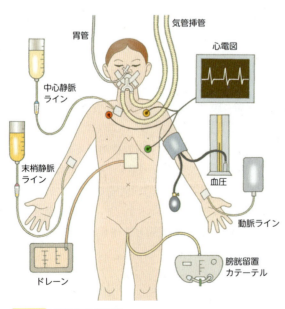

図3-1 術後患者の状態

が生じると，回復が妨げられるだけではなく生命の危機に陥る場合もある。手術前の患者の状態によっては発症のリスクが高まる場合があるが，通常，複数の因子が影響して生じることが多い。

1）術後出血

術後に発生する予期せぬ出血のこと，術中の止血不完全・結紮糸がはずれることで起こる。麻酔覚醒時の急激な血圧上昇が引き金になる場合もあり，術後24時間以内で起こることが多い。術前に抗凝固薬を内服していた場合はリスクが高い。術後24時間は，バイタルサイン，創部の状態，ドレーンの排液状態などを十分に観察し，出血が100mL/時を超える場合は医師に報告する。また血圧低下，脈拍増加，意識低下，冷汗，顔面蒼白などの症状は出血性ショックの徴候であるため，ただちに医師へ報告する。

2）循環器系合併症

不整脈，うっ血性心不全，虚血性心疾患，高血圧，深部静脈血栓症などがある。高齢者や心疾患をもつ患者，また脱水や電解質異常がある場合はリスクが高い。また，術後の疼痛は血圧を上昇させ心臓に負荷を与えるため，十分な疼痛コントロールを行う。

3）呼吸器系合併症

無気肺，肺炎，胸水，肺水腫，膿胸，肺塞栓症，急性呼吸窮迫症候群（ARDS）などがある。無気肺は，呼吸運動の抑制や気管内分泌物の貯留による末梢気管支の閉塞から，肺胞内に空気がなく，肺胞がつぶれた状態であり，術後に離床できなかった場合，36時間以内に発症する。肺炎は，無気肺が放置された場合，分泌物内で細菌が繁殖して起こる。術後肺炎は術後1週間前後で発症する。肺塞栓症は，下肢深部静脈血栓や空気，脂質などが原因で起こる。術中の同一体位などで，下肢や骨盤内静脈に形成された血栓が原因となる。術中，術直後にかけてフットポンプや弾性ストッキングによって予防する。

4）消化器系合併症

麻酔薬などの手術に用いる薬剤の使用が誘引となって起こる麻痺性イレウス，創傷の治癒過程において，漿膜や腹膜，実質臓器などの間で生じる癒着によって起こる癒着性腸閉塞などがある。また，胃粘膜の微小循環障害によるストレス性潰瘍，腸管切除後の吻合部狭窄などがある。

5）精神・神経系合併症

意識混濁や幻覚，錯覚がみられるような状態を術後せん妄という。前駆症状に不眠・不安を訴えることがある。術後2〜3日で発症し，幻覚・錯乱・興奮などの症状が出現する。発症2〜3日から1週間で後遺症を残さず回復するが高齢者では慢性化し，認知症に発展する場合もある。せん妄防止のためにも，術後は鎮痛薬による十分な疼痛コントロールを行い，夜間の睡眠を確保する。また，高齢者や糖尿病患者，高血圧や動脈硬化などをもつ患者は，術後に脳梗塞や脳出血を起こす場合もある。

6）縫合不全

　縫合糸による機械的接着は術後7～14日が限界であるため，この期間に創傷治癒が完成しないと縫合不全を引き起こす。創傷治癒過程の遅延の原因は，創部の循環不良と感染であるが，高血糖，ステロイド剤服用中，低栄養の患者に起こりやすい。創部の熱感，腫脹，発赤がある場合は，皮下で感染を起こしている可能性があり，痛みや違和感がないか問診する。体内深部で細菌巣ができた場合，敗血症になる危険性もあることに留意しておく。創部の処置やドレーンの扱いは必ず無菌操作で行う。

7）術後感染症

　手術部位感染症（surgical site infection：SSI）と術野外感染症がある。SSIには，縫合不全，胸腔，腹腔内感染，膿瘍などがあり，術野外感染症には，呼吸器感染症，尿路感染症，カテーテル感染症などがある。

　術後の回復を促進するためには，チューブ・ドレーン管理を含めた適切な術後の創管理を行うことで，術後合併症を予防し早期発見する。また，十分な疼痛コントロールを行い早期離床を目指すことが術後の回復を促進させる。

4 早期離床の効果

（1）呼吸機能の改善
　機能的残気量（FRC）が増加するため，酸素化能を向上させることができる。

（2）循環機能の改善
　早期離床は起立性低血圧の予防や回避に効果がある。徐々にベッドアップを行うことで，起立性低血圧の作用とはまったく逆の作用が働き，循環機能が改善される。

（3）筋・骨格系の改善
　座位や立位時に姿勢を保つために，無意識に脊柱起立筋や下腿三頭筋など抗重力筋が収縮するため，これらの筋力低下や関節拘縮を回避することができ，結果的に運動能力の増大や倦怠感の改善なども期待できる。

（4）精神状態の改善
　臥床状態では視界に天井しか入らないが，ベッドアップをしていくと見える風景が変わるので，現状認識に効果がある。また，ストレスの軽減やうつ傾向の改善にも有効である。

（5）消化管運動の促進
　臥床による循環血液量の減少は，交感神経優位をもたらし，腸管の蠕動運動を抑制する。また，精神的ストレスが，副交感神経の働きを抑制するため，自律神経が不安定になり，食欲低下や胃潰瘍などを招く。早期離床を行うと，これらのマイナス要素が取り除かれ，食欲増大や消化管運動の促進につながる。また，創傷の炎症期に必要な栄養補給ができるようになると，創部の治癒も促進される。

（6）深部静脈血栓症の予防
　下腿の筋ポンプ作用の低下，下肢静脈瘤の既往，静脈壁の異常，血液凝固能の亢進など

によって下肢に静脈血栓を生じやすくなり，血流障害を引き起こす。下肢の静脈血栓は肺塞栓の原因になるため，生命の危機に至ることもある。

（7）褥瘡の予防
ベッドアップをすることにより循環機能が改善され，姿勢を変えることで皮膚のずれや圧迫が予防されると褥瘡のリスクが低減する。

看護技術の実際

A 胸腔ドレーン

- 目　的：（1）胸腔内に貯留する気体（空気）や液体（血液や胸水，膿）を持続的に吸引し，胸腔内を陰圧に保ち，肺の拡張と再虚脱を防ぎ，ガス交換障害を改善する。また，心臓への圧迫を軽減して心臓の働きを助ける
  （2）脱気の有無や程度，排出物の状態により肺や胸腔内の状態を評価する
  （3）胸腔内の洗浄や薬液注入を行う
- 適　応：（1）開胸術の手術後の患者
  （2）気胸（開放性，緊張性）の患者
  （3）肺や胸膜の炎症や感染による胸水あるいは膿胸の患者
- 使用物品：（1）低圧持続吸引装置に関するもの：ディスポーザブル吸引バッグ，圧調整用の注射器および蒸留水，滅菌コネクター接続チューブ
  （2）胸腔穿刺時の物品：胸腔穿刺針（トロッカーカテーテル），滅菌手袋，滅菌ガウン，滅菌穴あきシーツ，局所麻酔薬，注射器（5〜10mL），注射針（18G，23G），カテラン針（21G），柄付きメス刃，コッヘル鉗子，クーパー，持針器，縫合針，縫合糸，鑷子，消毒綿球
  （3）ドレーン管理用品：カテラン針，コッヘル2本，タイガン，タイガンバンド，Yカットガーゼ，医療用テープ
  （4）その他：バスタオル，パルスオキシメーター，ディスポーザブル手袋，マスク，キャップ，滅菌ガウン，（必要時）フェイスシールド

1）ドレーン挿入と観察

方　法	留意点と根拠
1　必要物品を準備する	
2　低圧持続吸引器の準備を行う 　1）手洗いをして，ディスポーザブル手袋を装着する 　2）滅菌パックを開封し，ディスポーザブル吸引バッグに破損がないかを確認する 　3）水封部（アクアシール®）内に蒸留水を指示量まで注射器を用いて注入する	●滅菌蒸留水は清潔操作で注入する（➡❶） 　❶感染を防止する

方法	留意点と根拠
3 **患者確認を行い，オリエンテーションを実施する** 1）呼吸状態や不安の有無を確認する 2）排泄の有無を確認する	●患者が処置の目的や方法，合併症，所要時間，注意点を知っているか確認し，必要に応じて補足説明を行う（➡❷） ❷インフォームドコンセントを確認する。同時に，患者に協力を要請することで治療を円滑に進められる。また，不安を緩和することができる
4 **バイタルサインを確認する**	●患者の全身状態を観察し，呼吸困難の有無を確認する（➡❸） ❸治療に伴う苦痛の緩和や合併症の早期発見につなげるためである
5 **カーテンやスクリーンをする**	●十分なスペースを確保する（➡❹）ために必要に応じて処置室へ移動するなど，患者のプライバシーを保護する。また，室温にも注意する ❹清潔操作を行うために必要である
6 **医師が患者の体位を決定したら，穿刺側の上肢を挙上（図3-2）してもらい，穿刺部を露出する。その際，汚染防止のためのディスポーザブルシーツを患者のからだの下に敷く** 図3-2 上肢の挙上	●医師に合わせてベッドの高さを調整する ●医師の指示により適切な体位をとる（➡❺） ❺気胸時は，仰臥位あるいはファーラー位，胸水時は座位あるいはファーラー位とする ●患者の上肢が挙上できるよう（➡❻）介助し，必要に応じて枕やオーバーテーブル，テープなどを用いて保持しやすいように配慮する ❻肋間を広げる
7 **穿刺部位の皮膚の観察を行う** 挿入直前のバイタルサイン，呼吸状態を観察する	●挿入前の呼吸回数，呼吸音，胸郭運動，酸素飽和度，脈拍，血圧を確認する
8 **医師のキャップ，マスク，長袖の滅菌ガウン，滅菌手袋を装着するための介助を行う** 看護師は，スタンダードプリコーション（標準予防策）に即した準備を行う	●介助者である看護師は，キャップ，マスク，プラスチックエプロン，ディスポーザブル手袋を装着する
9 **看護師は医師に，鑷子と消毒綿球を滅菌操作で渡す** 医師は，穿刺部周囲を中心から外側へ向かって円を描くように消毒薬で消毒する	●看護師は患者に挿入部位の消毒を行うことを伝え，消毒部位が不潔にならないように配慮する ●局所麻酔薬の薬品名が医師に見えるようにして，互いに確認する（➡❼） ❼誤薬を防止する
10 **医師に穴あきシーツを渡し，穿刺部位を穴あきシーツで覆う**	●患者に滅菌シーツがかかることを伝え，呼吸の妨げにならないかを確認する

方　法	留意点と根拠
11 **カテーテル挿入の介助を行う** 1）医師に注射器と注射針を渡す。看護師は局所麻酔薬を吸いやすいように斜め下向きにして，医師は不潔にならないように局所麻酔薬を吸い上げる 2）医師に23Gの注射針を渡し，針を付け替えた後，患者に声をかけ，局所麻酔を行う 3）局所麻酔の効果を判定後，医師が皮膚切開を行う 4）看護師はトロッカーカテーテルを医師に渡す。医師がトロッカーカテーテルを定位置に挿入し，内筒を引き抜き，鉗子でクランプする	●カテーテル挿入の全過程を清潔操作で行う ●患者には処置の経過を説明し，痛みや呼吸困難がないことを確認する。また，患者に声かけを行う際は，不潔にならないように患者の手やからだに触れる（➡❽）。同時に，冷汗・冷感，心拍数や経皮的酸素飽和度を確認する ❽患者に安心感を与えると同時に，患者の状態の悪化を予測する
12 **カテーテルとドレナージボトルのチューブを接続し，クランプを開放し，吸引を開始する。吸引圧は医師の指示どおりにする。空気・液体の排出を確認する**	●通常，−10〜−15cmH$_2$Oで持続吸引する（➡❾） ❾吸引圧が低い場合，排気や排液が不十分となり，感染リスクとなる。また，高い場合は，損傷や出血のリスクとなる ●吸引圧制御ボトルには，連続的な気泡が発生し（図3-3），水封室内にはわずかな気泡が発生している（図3-4）ことを確認する（➡❿） ❿水封室に多くの気泡の発生がある場合は，エアリーク（空気漏れ）があることを意味し，胸腔孔が塞がっていたり，接続チューブがはずれているときに起こる ●低圧持続吸引装置が正常に作動しているか，水封室内の水面に呼吸性変動があるかを確認する（図3-5）（➡⓫） ●排液の性状と量を確認し，患者の状態も観察する（➡⓫） ⓫新鮮血の場合は出血を，膿性の場合は感染を，白濁は胸管損傷による乳び胸を疑う（図3-6）。また，500mL以上を一気に排液すると，虚脱していた肺の再膨張が起こり，肺水腫をきたすリスクがある。血性が200mL/時以上持続する場合は，手術適応となる

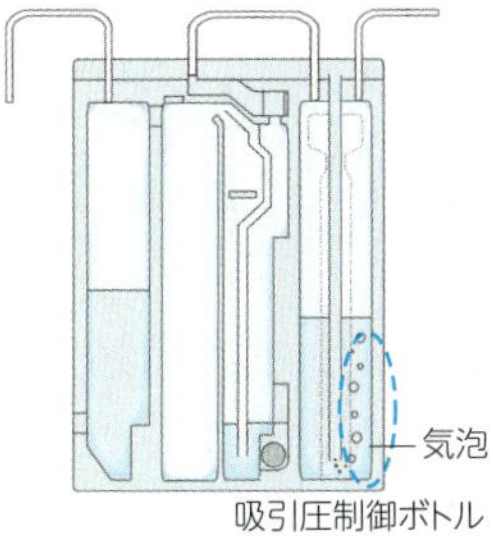

図3-3 連続的な気泡の発生
吸引圧制御ボトル
気泡

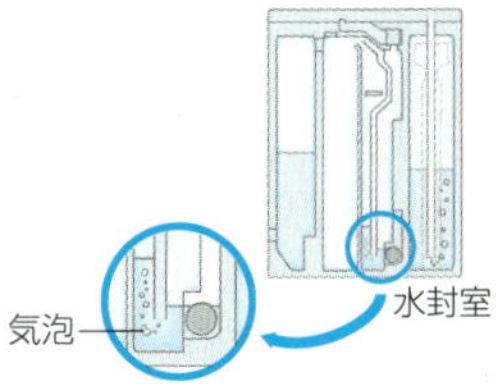

図3-4 わずかな気泡の発生
気泡
水封室

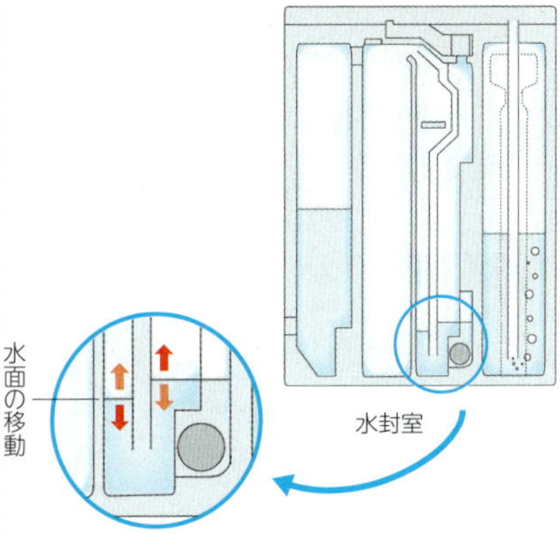

図3-5 水面の呼吸性移動
水面の移動
水封室

術後排液の色は，血性→淡血性→淡々血性→黄血性→淡黄色に変化する

乳び

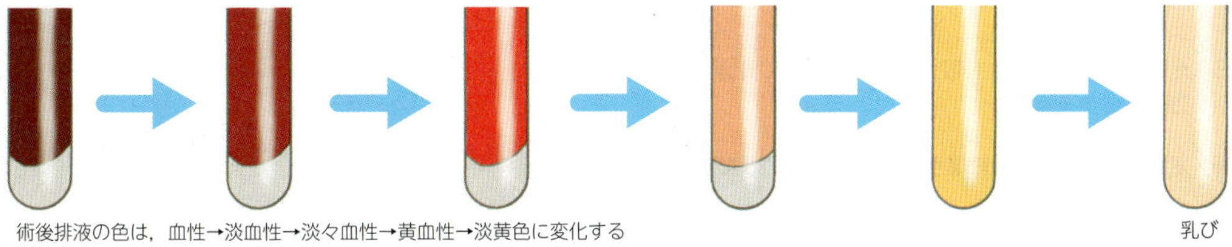

図3-6 排液の性状

第Ⅳ章 周手術期看護の基本技術

方　法	留意点と根拠
13 **カテーテルを固定する** 　1）医師は挿入部を縫合し，固定する。穴あきシーツをはずし，挿入部をYガーゼと滅菌ガーゼで覆い（**図3-7**），固定する 　2）トロッカーカテーテルを胸壁にも1か所以上固定する（**図3-8**） 　3）トロッカーカテーテルと接続チューブはタイガンを用いて固定する（**図3-9**）	● 低圧持続吸引装置は患者の胸腔より低い位置に置く（**図3-10**） ● カテーテルや接続チューブの圧迫や屈曲，閉塞がないか，接続チューブの長さが適切か確認する。また接続チューブに呼吸性変動があるか必ず観察する（➡**⓬**） **⓬** 呼吸性変動していないと，排気・排液ができなくなる ● カテーテルが抜去されないようにしっかり固定する（**図3-11**）

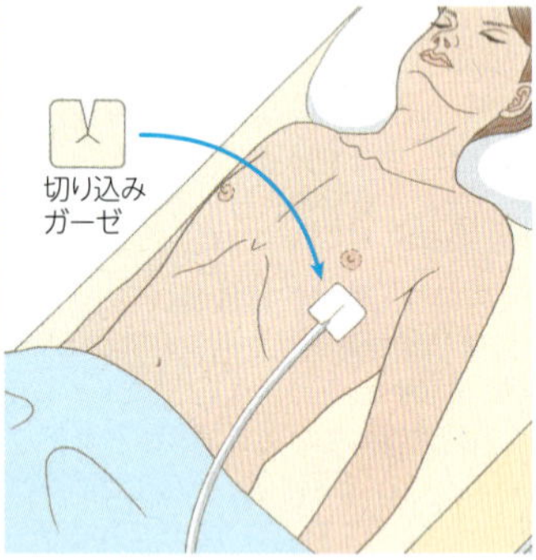

図3-7 ガーゼの挿入 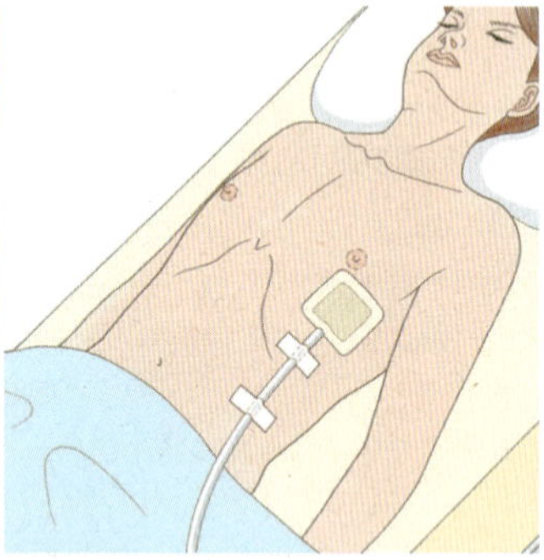　　　図3-8 カテーテルの固定 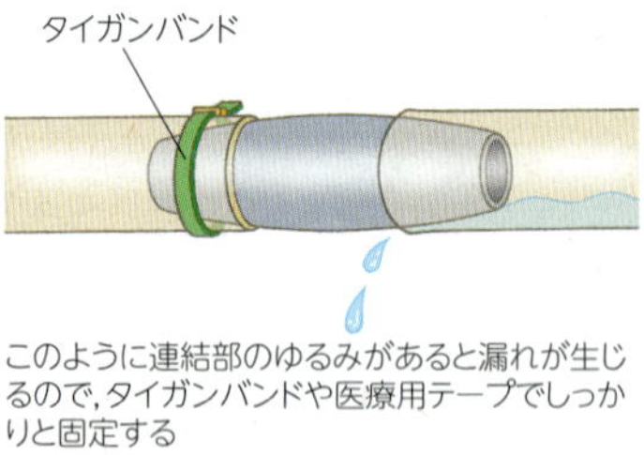　　　図3-9 タイガンを用いた固定

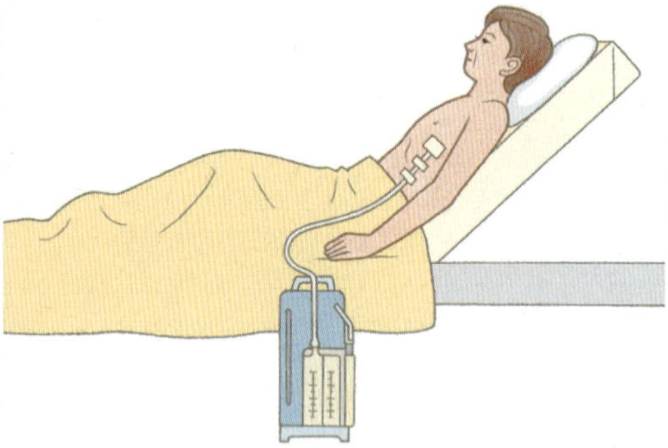

切り込みガーゼ

タイガンバンド

このように連結部のゆるみがあると漏れが生じるので，タイガンバンドや医療用テープでしっかりと固定する

図3-10 患者や機器，チューブの観察 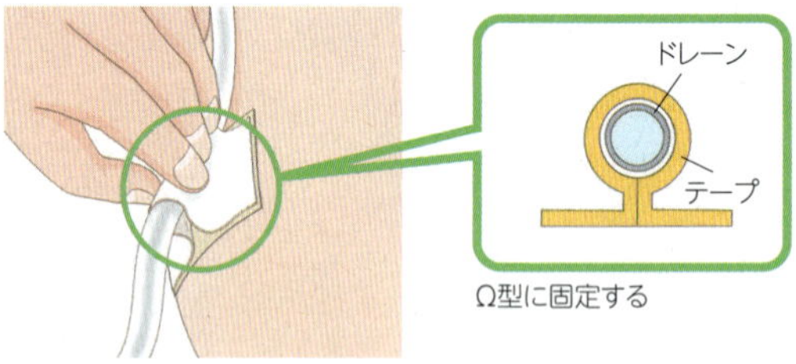　　　図3-11 固定方法

ドレーン
テープ
Ω型に固定する

14 **看護師はカテーテル挿入部位の観察を行う**	● 出血，発赤，持続する痛みはないか確認する。また，皮下気腫の有無，進行と退縮を確認する（➡**⓭**） **⓭** 皮下気腫は，皮膚や皮下組織に空気がたまった状態で，患部を抑えると握雪感（雪を握ったときのギュッとなる感覚）や捻髪音を認める。これが発生あるいは拡大する場合は，吸引量よりもエアリークが多いため，トロッカーカテーテルの位置変更や追加を要する場合がある
15 **患者に終了したことを伝え，周囲に付着した消毒薬を拭き，姿勢や寝衣を整える**	
16 **患者の状態，低圧持続吸引器，チューブの状態を観察する**	● 接続チューブがU字に曲がり，液だまりができていないか（**図3-12**）を確認する（➡**⓮**） **⓮** 陰圧でなくなり，吸引ができなくなる

方　法	留意点と根拠

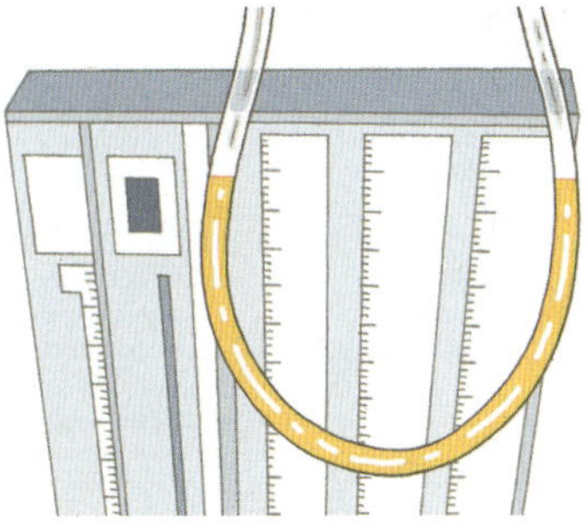

図3-12 チューブの曲がり

	方　法	留意点と根拠
17	使用した物品を適切な方法で片づけ，手洗いを行う	●注射針や血液汚染したものは医療用廃棄物として捨てる（➡⓯） ⓯針刺し事故などの感染を防止する
18	胸部X線撮影でカテーテルの位置，胸腔内の状態（肺の再膨張や貯留の程度・縦隔の偏位）を確認する	
19	処置の内容と結果，カテーテルの太さと挿入部位をカルテに記録する	

2）ドレーン挿入後の観察

　胸腔ドレーンが挿入された術後患者の観察ポイントを表3-2に示す。併せて，ミルキングの方法も紹介する。ミルキングは，ドレーンの排液の粘稠度が高い場合や凝血塊などによる閉塞を防ぐために行う。ただし，ドレーンの留置部位や病態によってはミルキングが禁忌となる場合もある。

● ミルキング（しごく）の指示があった場合

　注意：ドレーン接続チューブの種類によっては，ミルキング禁止，あるいはミルキング鉗子使用禁
　　　　止のものもある。また，専用ミルキングローラーのみ使用可能もあるため，確認しておく。

表3-2 胸腔ドレーンが挿入された術後患者の観察ポイント

項　目	観　察	根　拠
バイタルサイン	・血圧，脈拍，呼吸数，呼吸音，呼吸音の左右差，SpO₂の低下の有無を観察する	・胸水や血胸などがあると肺が圧排され，再膨張が妨げられ，胸腔内圧が上昇する。胸腔ドレーン挿入後は，肺の圧排が解除されることで，急激に胸腔内圧が下がるおそれがある。また，気胸や血胸などの合併症を招く危険もある。そのため，呼吸と循環動態の観察が必要である
呼吸状態	・挿入直後のSpO₂の低下の有無を確認する ・SpO₂の推移，呼吸困難の有無と胸郭の動き，呼吸音の減弱と左右差，頻呼吸の出現の観察を行う ・特に，エアリークや呼吸性変動の消失などの異常を認めた場合は，呼吸音減弱の有無を確認する	・何らかの原因で吸引ができなくなると呼吸困難やSpO₂低下，血圧低下を招く可能性もある ・肋間神経刺激による激痛や大量排液後の循環虚脱によるショックを引き起こす可能性がある
排液量	・挿入直後の時間量，安定すれば1日のうちで決まった時間の排液量（日付を記載する）を確認する	・排液量が1000mL/日，または100mL/時を超える出血がある場合はバイタルサインを確認する必要がある ・医師に報告し，対応が必要となる可能性がある
排液の性状	・排液の性状と時間的変化：血性，淡血性，淡々血性，漿液を観察する ・明らかな異常所見の有無：膿汁，白濁を確認する	・変化の過程で色調が新鮮血になる場合は，ただちに医師に報告する必要がある ・液に膿を認めた場合は感染を疑う
エアリーク（空気漏れ）	・吸引圧制御ボトルには連続的に，水封室はわずかに気泡が発生する状態が正常である	・肺損傷により胸腔に空気が流入することを気胸という。水封部から連続的な水泡を認めた場合は気胸を疑う

195

		・エアリークとは，水封室の気泡が発生することで，このエアリークの状況を観察する。また，エアリーク（気泡）が増加していないかも観察する	・エアリークが持続する場合，患者側のドレーンをクランプして水泡が消失すれば気胸である可能性が高い ・気胸の治療による脱気目的の胸腔ドレーン挿入であれば，水封部から水泡の出現があることを確認する必要がある ・エアリークが激しい場合には，吸引圧が高すぎる場合もあり，肺損傷部の自然閉鎖を妨げる可能性がある ・吸引圧制御ボトルのエアリークが増加する場合は，トロッカーカテーテルが抜けかけて大気を吸引している可能性がある
	呼吸性変動	・呼吸性変動とは，呼吸に伴い，ドレーン接続チューブの排液が動く，あるいは，水封部が呼吸に伴って上下することで，この呼吸性変動があるかを観察する	・胸腔内圧は吸気と呼気で変動するために生じる ・水封部の呼吸性変動はドレーンの先端が正しいかを判断する一助となる ・突然の呼吸性変動の消失を認めた場合は，ドレーンの屈曲・閉塞・逸脱を疑う ・徐々に呼吸性変動の消失を認めた場合は，肺の完全膨張を考える
	皮下気腫	・皮下気腫とは，皮下の組織内部に空気がたまってしまった状態で，トロッカーカテーテル挿入部周囲に皮下気腫がないかを観察する	・トロッカーカテーテル挿入部周囲に皮下気腫を認める場合は，トロッカーカテーテルが抜けかけて大気を吸引している可能性がある
	固定状況	・カテーテルが確実に胸壁に固定されているか ・ドレーン接続チューブ，吸引ポンプ接続チューブが適切な長さで固定されているか ・ドレーン接続チューブの圧迫・屈曲・閉塞はないか ・圧迫・屈曲・閉塞の解除後に呼吸性変動はあるか ・患者の胸腔より低い位置に排液装置があるか ・胸腔排液装置の吸引圧制御ボトルに，蒸留水は指示された高さまで入っているか	・事故抜去予防のために必ず胸壁に2か所固定することが望まれる ・ドレーン接続チューブ，吸引ポンプ接続チューブは，長すぎても短すぎても，吸引が適切にできなくなる ・圧迫・屈曲・閉塞により陰圧がかかりにくくなり，吸引できなくなる。そのため，排気・排液ができなくなる ・呼吸性変動が見られなくなった場合，吸引ができていないため，閉塞した可能性がある ・設置する位置が患者の胸腔より高いと体外へ排出した貯留物の逆流を起こす ・患者の胸部より80～100㎝程度低い位置に置くとよい ・適切に吸引できないため，指示された吸引圧に対応する量まで蒸留水を入れなければならない
	挿入部	・出血や縫合部の発赤・熱感・腫脹はないかを観察する	・局所感染を起こしている可能性もあるため，ただちに医師に報告する必要がある。痛みは患者の活動を妨げ，呼吸機能の低下にもつながる。痛みを緩和する介入が必要となる圧迫・屈曲・閉塞により適切に吸引できなくなる ・胸腔排液装置を倒さないように配慮する
	痛み	・持続する痛みはないかを観察する	
	活動状況	・病態や治療状況によって活動制限は様々であり，状況に応じて活動範囲を確認する。また，患者の活動状況を確認し，体動を妨げる因子をアセスメントする	
	電動式低圧持続吸引器アラーム	リークアラーム 高陰圧アラーム バッテリーアラーム	・吸引回路にリークがあり，吸引圧に対し吸引圧が50％以下になったときに「リーク」表示灯が点灯。10秒以上警報状態が継続すると点灯が点滅に変わり，同時にアラームが鳴る。①接続部からの漏れ，②ドレーンタンクからの漏れ，③陽圧防止弁からの漏れ，④バッグ類の不良などが原因となる ・設定圧に対して，－20cmH$_2$O以上の差異を検知したときに「高陰圧」表示灯が点灯し，同時にアラームが鳴る。咳やくしゃみ，胸腔内陰圧の上昇時などで発生する ・バッテリー駆動中は「バッテリー運転」表示灯が点灯。残量メーターが残り1になったときにアラームが鳴るため，速やかにAC100V駆動に切り替える

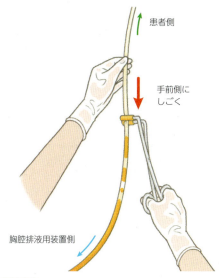

図3-13 ミルキングローラー使用方法

表3-3 胸腔ドレーン接続器具

種　類	メリット	デメリット
チェスト・ドレーン・バッグ™（着脱タイプ） 写真提供：SBカワスミ株式会社	・電源不要，軽い	・吸引が必要 ・高価
メラサキューム™ 写真提供：泉工医科工業株式会社	・電源不要，圧の調整が容易	・吸引不要，重い，安価 ・呼吸状態によって過陰圧が生じる

Thopaz+トパーズプラス™電動式低圧吸引器 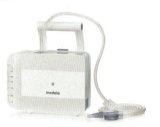 写真提供：カーディナルヘルス株式会社	・充電可能，吸引不要，軽い ・リーク量を定量化できる ・胸腔内圧を一定化できる（過陰圧を防止）	・使用方法を習得するのに時間を要する

> **ミルキングローラー（鉗子）の使用方法**
>
> （1）抜去防止とミルキング時の圧力が患者側にかかるのを防ぐために，片方の手でドレーンの接続チューブを強く押さえてつぶす。もう片方の手でミルキングローラーを持ち，ドレーン接続チューブを挟む（図3-13）。胸腔ドレーン接続器具を表3-3に示す。
> （2）ミルキングローラーで手前側にしごいて凝集塊や貯留物を移動させる。その際，ドレーン接続チューブを押さえた手を緩めるが，抜去防止のため，手は離さない。

B 腹腔ドレーン

- ●目　　的：体腔内や消化管内に貯留した血液や滲出液，分泌物などを体外に排出する。主に術後出血，胆汁など消化液の漏出や滲出液の貯留などによる縫合不全や感染を早期に発見でき，手術部位感染の予防となる場合もある。また，腹腔内の膿瘍や血液などの貯留液を体外へ排出することで，炎症を抑え，治癒促進する
- ●適　　応：（1）食道切除術，肝切除，胃切除，胆管消化管吻合術，膵島十二指腸切除術，腸切除などの消化管手術後の患者
  　　　　　（2）消化管穿孔や腸管壊死，重症膵炎などで腹膜炎手術後の患者
- ●使用物品：（1）スタンダードプリコーション（標準予防策）：マスク，プラスチックエプロン，ディスポーザブル手袋
  　　　　　（2）挿入部の観察時：鑷子，消毒綿球，剥離剤，被膜剤あるいは被覆材，膿盆，医療用テープ，フィルムドレッシング材あるいはYガーゼとガーゼ
  　　　　　（3）排液時：計量コップ，アルコール綿
  　　　　　（4）その他：バスタオル

1）ドレーン挿入と観察

　術後に腹腔ドレーンの挿入される部位は腹腔内で，図3-14のように血液や滲出液，膿，あるいは消化液などの体液が貯留しやすい部位に挿入される

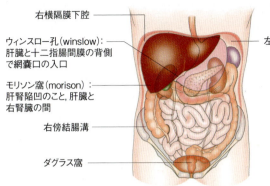

図 3-14 腹部の解剖と腹腔ドレーン挿入部位

	方　法	留意点と根拠
1	必要物品を準備する	
2	腹部X線写真や術式にて，ドレーンの位置，目的とその方法を確認する	●ドレーン挿入部から先端までが屈曲することなく固定できているかを確認する（➡❶） ❶ドレーンが抜けたり，屈曲している場合はただちに報告する必要がある ●術式やドレナージの仕組みを理解して観察や処置を行う（➡❷） ❷挿入部位によって，排液される性状が異なる。また，ドレナージの方法によって処置が異なる。ドレナージ方法の違いは，腹腔ドレーンの基礎知識を参照とする
3	患者確認をし，オリエンテーションを行う	●患者に処置の内容と所要時間，注意点の説明を行う。痛みを伴う場合もあるため，確認をしておく
4	カーテンやスクリーンをする	●プライバシーを保護する
5	手洗いをして，スタンダードプリコーション（標準予防策）に即した準備を行う	●キャップ，マスク，プラスチックエプロン，ディスポーザブル手袋を装着する
6	患者の病衣や腹帯をはずし，腹部を露出する。必要に応じて，上半身や下半身にバスタオルを当てる	●羞恥心を与えないように配慮する
7	ドレーン挿入部のフィルムドレッシング材をはがし，観察を行う。医療用テープの位置を変えて留置する	●ドレーン挿入部の滲出液などで，創部の汚染があれば創部のフィルムガーゼもすべてはがす（➡❸） ❸フィルムガーゼに汚染がなければ消毒は不必要であり，特に術後48時間以内は徹底した滅菌処置が必要である。48時間以降は必ずしも消毒や被覆は必要ないとされる ●ドレーン挿入部の発赤，熱感，滲出液の量や性状，疼痛の有無を観察する（➡❹） ❹感染の有無を確認する ●医療用テープによる皮膚トラブルはないかを確認する（➡❺） ❺ドレーンの固定が不十分となり，事故抜去のリスクが高くなる。また，患者のかゆみや痛みの原因となる ●抜去しないようにしっかり固定する
8	実施者に鑷子と消毒綿球を渡す。挿入部周囲を中心から外側へ向かって円を描くように消毒液で消毒する。ドレーン挿入部をYガーゼとガーゼ，あるいはフィルムドレッシング	●ドレーン挿入部の汚染状況やドレナージの目的や用途によって，処置の方法を考慮する（➡❻） ❻受動式であれば，Yガーゼとガーゼを交換する。汚染が

方法	留意点と根拠
材で覆う	強い場合も同様の処置を行う。能動式で，汚染がない場合は，フィルムドレッシング材を貼付する
9　排液を観察する	●定期的に観察し，術式や留置されている部位を考慮して，性状や排液量を観察し，異常の早期発見を行う
10　使用した物品を適切な方法で片づけ，手洗いを行う	
11　処置の内容，創部やドレーン挿入部位の皮膚状態，痛みの有無，排液の性状や量をカルテに記録する	

2）排液の方法：バネ式低圧持続吸引システム（図3-15）

　J-VACサクションリザーバースタンダード型は，リザーバー内部にあるバネの反発力によってリザーバー内部が陰圧になることで，排液を吸引する仕組みである

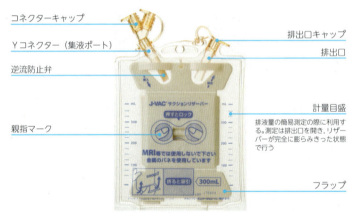

写真提供：ジョンソン・エンド・ジョンソン株式会社

図3-15　J-VACサクションリザーバースタンダード型

方法	留意点と根拠
1〜5は前項を参照とする	
6　排液量を計測する 排出口を開放し，リザーバーが膨らんだ状態で，目盛を計測する（図3-16）	●厳密な計測を必要とする場合はメスシリンダーを用いる

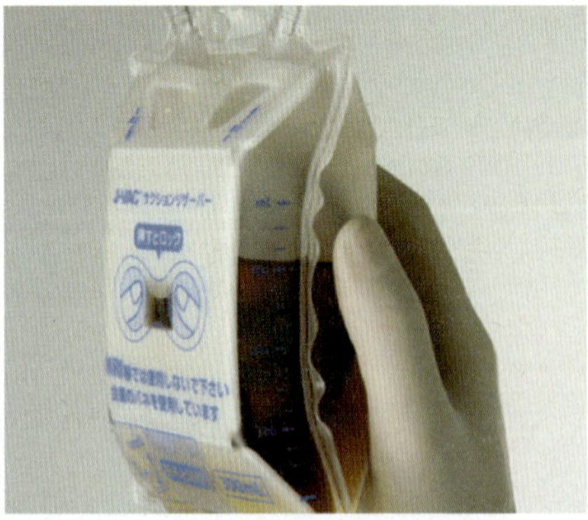

写真提供：ジョンソン・エンド・ジョンソン株式会社

図3-16　排液量を計測する

方法	留意点と根拠
7 排液する 　1）リザーバーを傾けて，キャップを開けた排出口より排液する 　2）その後，排出口をアルコール綿で拭く	●リザーバーを両手で軽くゆっくりと押すと排液が早くなる
8 陰圧状態に戻す 　1）図3-17aのように排液口を開けたまま，リザーバー中央部をカチッと音が鳴り，固定されるまで圧縮する 　2）図3-17bのようにフラップを後方にやや折り曲げて固定する 　3）排出口を消毒後に閉鎖し，図3-17cのようにフラップを音がするまで上方に折り曲げる（➡❶）	❶リザーバー内に排液や気体で充満すると，バネの反発力はなくなり，吸引力は失われる

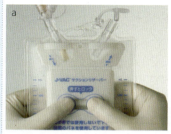 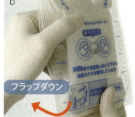 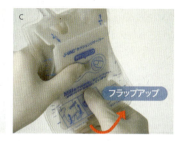

写真提供：ジョンソン・エンド・ジョンソン株式会社

図3-17　陰圧状態に戻す

9, 10, 11は前項を参照とする

　米国疾病管理予防センター（Centers for Disease Control and Prevention：CDC）のガイドラインでは，スタンダードプリコーションの徹底はもちろんのこと，ドレーンの留置期間の延長は感染リスクを高めるため，早期に抜去することが推奨されている。また，手術切開創とは別に作成することや基本的に閉鎖式吸引ドレナージを使用することが明記されている。
　近年では，肝切除術や大腸切除術に対して，予防的ドレーンの留置に否定的な意見がある❶。また，閉鎖式ドレーンであっても経時的に細菌の定着が増加すること❷が示され，ドレーン低減が手術部位感染（surgical site infection：SSI）発生に関与する報告❸がある。術後腹腔内感染の発生においても，長時間のドレーン留置が関与していた❹ことから，患者側要因とともに，挿入されているドレーンの目的やその仕組みを理解して感染予防を行う必要性がある。

❶Petrowsky H, Emartines N, Reusson V, et al: Evidence-based value of prophylactic drainage in gastrointestinal surgery : a systematic review and meta-analyses, *Ann Surg*, 240：1074-1084, 2004.
❷Drink Water CJ, Neil MJ：Optimal timing of wound drain removal following total joint arthroplasty, *Arthroplasty*, 10：185-189, 1995.
❸水潤三・宮本敦史・梅下浩司・他：大阪大学消化器外科関連施設における多施設共同手術部位感染サーベイランスと手術部位感染減少に向けた取り組み，日本外科感染症学会雑誌，10(1)：53-58, 2013.
❹井上善博・林道廣・藤井研介・他：肝切除術における腹腔ドレーン留置が腹腔内感染に与える影響，日本外科感染症学会雑誌，10(1)：33-39, 2013.

C 胃管管理

- ●目　　的：（1）気管挿管時に吸入されたガスの吸引
　　　　　　（2）消化液の吻合部通過や停滞の減少，胃内の減圧と縫合不全の予防
　　　　　　（3）嘔吐による誤嚥予防
　　　　　　（4）消化器出血の有無の確認
　　　　　　（5）薬液もしくは経管栄養の注入
　　　　　　＊術後管理では主に（1）〜（4）を目的とする
- ●適　　応：全身麻酔術後の患者
- ●使用物品：ディスポーザル手袋（未滅菌），マスク，ビニールエプロン，ディスポーザブル膿盆，処置用シーツ，ドレナージ用胃管カテーテル（14Fr〜18Fr），潤滑剤，聴診器，カテーテルチップシリンジ（点滴ルートへの誤用を避けるために吸子は色つきのものが望ましい），ガーゼ，医療用テープ，安全ピン，油性ペン

第Ⅳ章　周手術期看護の基本技術

方　法	留意点と根拠
1 必要物品の準備をする	
2 患者確認を行い，目的，方法を説明する（➡❶）	❶苦痛の伴う処置となるため，不安を軽減し，これから実施することへの理解と協力を得る
3 患者の準備をする 　1）意識清明な場合は，嚥下運動を行いやすいよう患者の体位をファーラー位または座位とする 　2）チューブ挿入後に医療用テープを貼る部位（鼻部，頬部）を清拭する 　3）左右の鼻孔を観察し，適切なほうを選択する（患者の希望も聞く） 　4）頭部を軽く前屈してもらう 　5）胃チューブの挿入の長さを確認する 　6）患者の手元に膿盆を置く（➡❷）	●患者の安楽な体位とする ●皮脂を取り除き，確実に固定ができるようにする ●鼻孔から耳介まで，耳介から心窩部までの距離を計測し（40〜60cm，体格により異なる），それに10cm足した長さを挿入する。チューブに油性マーカーで印を入れる ❷チューブの嚥下により嘔吐中枢を刺激し，嘔吐する可能性がある
4 経鼻用胃チューブを挿入する 　1）ガーゼに潤滑剤を出し，先端4〜5cmに潤滑剤を塗る（➡❸） 　2）鼻孔からチューブをゆっくり挿入する 　3）目標の長さを挿入したら，胃内にチューブが入っていることを確認する（図3-18）	❸チューブの挿入をスムーズにして，挿入による粘膜の損傷を防止する ●原則としてキシロカインゼリーは潤滑剤として使用しない（➡❹） ❹アナフィラーキシーショックを防ぐため ●左右の鼻腔で空気の通りのよいほうに挿入する。唾液を嚥下する要領でチューブを飲み込むように指導する ●大きく開口してもらい，口腔内にチューブが出ていないか確認する。カテーテルチップシリンジで胃液を吸引する ●カテーテルチップシリンジに空気（10〜20mL）を引き，チューブと接続して注入し，心窩部に当てた聴診器で空気が流入するときの気泡音を聴診する ●チューブによる圧迫で鼻孔に潰瘍を形成しないように注意する。また，1日1回はテープの貼り替えを行い，観察する

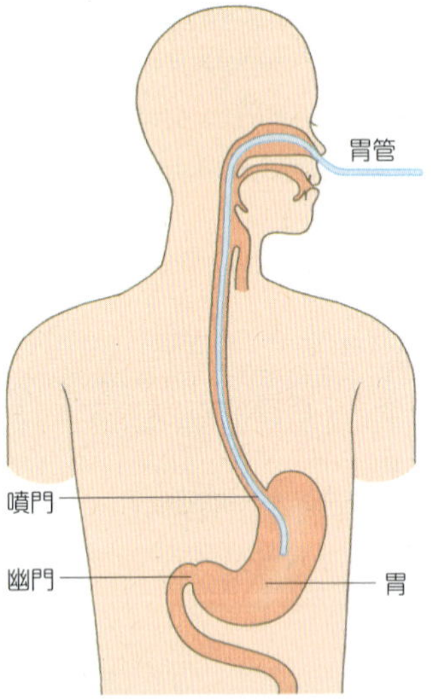

図3-18　胃管挿入（経鼻）

（噴門　幽門　胃　胃管）

方　法	留意点と根拠
4）胃チューブを固定する（図3-19） ・鼻翼に固定する ・頬部に固定する ・衣服に固定する（医療用テープ，安全ピン，ガーゼなどで）	●胃管の医療用テープは体動で引っ張られたり，皮脂によりはがれてくるため，固定の状態を適宜観察する。はがれかけていたり，ゆるんでいたりする場合は速やかに貼り替える

方法	留意点と根拠
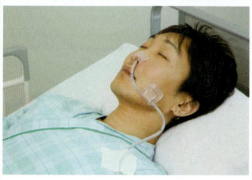 図3-19 胃チューブの固定	● テープと寝衣を安全ピンでとめておく ● 食道がんや胃がん術後で側注禁止の場合は，メディラベを貼り，インシデントが起こらないようにする
5　胃管からの排液を観察する	● 胃管からの排液の色・量・性状，脱気の有無について観察し，記録する（表3-4） **表3-4　留置中の排液性状** | 無色透明	正常，胃液
緑色から黄色もしくは褐色	十二指腸液，胆汁成分が多く含まれている
便臭を伴う混濁した褐色	腸閉塞
褐色，黒色	古い出血
鮮紅色	新しい出血	
6　適宜，ミルキングを行う	

D 膀胱留置カテーテル管理

- **目　　的**：尿量の把握（水分出納管理）や創部の清潔保持（尿道口付近に創ができる場合），排尿困難や尿閉（前立腺肥大や神経因性膀胱）に対する尿路の確保などに対し，カテーテルを尿道口から膀胱内に挿入し，尿を持続的に体外に排出するために行う
- **適　　応**：（1）患者に急性の尿閉または膀胱出口部閉塞がある場合
　　　　　　　（2）重篤な患者の尿量の正確な測定が必要である場合
　　　　　　　（3）特定の外科手術のための周手術期使用の場合（泌尿生殖器の周辺の手術や長時間の手術，術中に大量の点滴または利尿剤の投与が予想される尿量の術中モニタリングが必要な場合など）
　　　　　　　（4）尿失禁患者の仙椎部または会陰部にある開放創の治癒を促す場合
　　　　　　　（5）患者に長期の安静が必要である場合
　　　　　　　（6）必要に応じて終末期ケアの快適さを改善する場合
- **必要物品**：ゴーグル，サージカルマスク，手袋，エプロン（ガウン），閉鎖式膀胱留置カテーテルキット：膀胱留置カテーテル（小児は8Frや10Fr，成人は12～20Fr），滅菌潤滑剤（潤滑ゼリー），滅菌手袋または鑷子，綿球，10％ポビドンヨード消毒液，処置用シーツ，バルーン固定用蒸留水20mL1本，バルーン固定用シリンジ，尿バッグ，バスタオル，

第Ⅳ章　周手術期看護の基本技術

ティッシュペーパー，おしぼりなど

1）膀胱留置カテーテルの挿入

方　法	留意点と根拠
1	患者に膀胱留置カテーテル挿入の目的を説明し，同意を得る	
2	病室のドア，カーテンを閉めてバスタオルをかけてプライバシーを保護する	
3	カテーテルが挿入しやすいようにベッドの高さを調整し，処置する側の柵をはずす（➡❶）。	●実施者が右利きの場合は患者の右側に，左利きの場合は左側に立つ ❶処置をしやすくし，滅菌物が不潔とならないようにする
4	下着やパジャマのズボンを完全に脱がせ，処置用シーツを患者の殿部に敷く 〈男性の場合〉 ・仰臥位で下肢を伸展したまま肩幅程度に開く 〈女性の場合〉 ・仰臥位で膝を立てて股関節を外転・外旋させる	●掛け物により露出は最小限にし，羞恥心の配慮と保温に努める ●実施者が尿道口を目視できるようにする
5	手指衛生を行い，ゴーグル，マスク，手袋，エプロン（ガウン）を着用する	●陰部の粘膜，尿道口に接触するため，手指消毒と適切な個人防護具（personal protective equipment：PPE）を着用する ●未滅菌手袋は陰部洗浄など陰部の粘膜に触れるケア直前に着用する ●滅菌手袋はカテーテルの挿入時，カテーテルキットをパックから出した後（清潔操作の直前）に着用する
6	陰部清拭または尿道口，会陰部に汚染がある場合は石けんと微温湯で洗浄する（➡❷❸） 〈男性の場合〉 ・亀頭に包皮が被っている場合は皮を剝いて皮膚の汚れを確認する（うっ血予防のために皮を元に戻す） 〈女性の場合〉 ・皮膚が接触している部分に汚れがたまっていないか確認する	●カテーテルを挿入する前に，患者の陰部を十分に洗浄・消毒することが大切である ❷尿道口と肛門の位置が近いため外陰部の細菌数を減少させ，尿路感染のリスクを低減させる ❸尿道やその周りの陰部の皮膚に付着している細菌が，挿入したカテーテルから膀胱内に入り込むと，尿路感染のリスクが高くなる
7	閉鎖式膀胱留置カテーテルの確認 ・閉鎖式膀胱留置カテーテルキットを清潔に開封し，包装を広げる（図3-20） ・閉鎖式カテーテルシステムを準備し，接続部シールで閉鎖されていることを確認する（➡❹）（図3-21） ・バルーンの破損はまれであるため，事前にバルーンを膨らませ，破損の有無の確認はしない	●カテーテルと尿バッグのランニングチューブの不必要な開放を避ける ●物品開封時はキット内の物品が不潔にならないよう，無菌操作に注意して行う ●キットに不備がないこと，尿バッグの排出口が閉じていることを確認する ❹閉鎖式膀胱留置カテーテルの使用・維持により，症候性尿路感染症と細菌尿の減少につながる❶

204

方　法	留意点と根拠
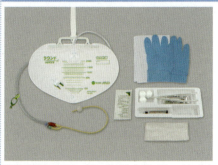 閉鎖式導尿システム（バードI.C.シルバーフォーリートレイB） 写真提供：株式会社メディコン **図3-20** 膀胱留置カテーテルキット	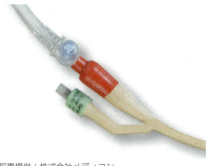 写真提供：株式会社メディコン **図3-21** 接続部シール

8 **手指消毒を行う**
- 滅菌手袋着用前に手指消毒を実施する
- カテーテル挿入前に速乾性手指消毒薬を使用し，手指消毒を行う（➡❺）

❺世界保健機関（WHO）の「手指衛生の5つのタイミング」アプローチによると，「清潔/無菌操作の前」の手指衛生が必要である❷

9 **外陰部の洗浄・消毒**
- カテーテル挿入前に洗浄・消毒をする
- 外陰部の消毒は，10％ポビドンヨード消毒液を使用する
- 消毒薬にかぶれる患者もいるので，終了後には消毒薬を拭き取る（➡❻）

〈男性の場合〉
- 陰茎全体と外尿道口を消毒する
- 利き手でないほうの手で陰茎を持ち，亀頭部を露出させて外尿道口を開き，中心から外へ円を描くように広範囲に2～3回消毒する

〈女性の場合〉
- 陰部全体（特に外陰部と腟口周辺）を消毒する
- 必ず尿道口側から肛門側に向けて拭くようにする。部位ごとに綿球を交換し，感染リスクを低下させる（➡❼）
- 利き手でないほうの手の母指と示指で小陰唇を開き，尿道口の中央を上から下へ3回消毒する

❻挿入前に消毒薬のアレルギーの有無を確認し，アレルギーがある場合は消毒薬を変更する
● 前立腺肥大がある場合は尿道損傷のおそれもあるため，挿入を医師に依頼することも検討する

❼同じ綿球を使い続けると，消毒面積が広いため，綿球に付着した汚れが次の清拭場所に付着してしまう

10 **カテーテルの挿入**
- カテーテルの挿入は，無菌操作を厳守し，滅菌器具を用いて行う
- カテーテルは鑷子ではなく滅菌手袋を着用した手で挿入する（➡❽）
- カテーテルの先端に滅菌潤滑剤を付け，外尿道口からゆっくり挿入する
- 患者がいきまないように大きく深呼吸を促し，声かけを行いつつ実施する
- カテーテル挿入時に抵抗を感じる，患者が痛みを訴えるなどの場合は，無理に挿入せずに，一度抜去して医師に相談する

〈男性の場合〉
- カテーテル挿入の際には片手で陰茎を持ち上げ，患者の身体に対して陰茎を垂直に立てるようにする
- 陰茎を腹壁に対して90度に持ち上げた状態でカテーテルを注入口部近くまで約15cm挿入する（➡❾❿）

- 陰茎の角度を60度程度に下げ（➡⓫），さらに5cm程度カテーテルを挿入する

❽鑷子でカテーテルをつかむとカテーテルの外周を損傷する可能性がある
● 男性の導尿は男性看護師や医師が行うことが多い。女性看護師は正しい手技を理解し，実施者の介助を行う
● 加齢に伴い前立腺が肥大し尿道が狭くなっている可能性がある
● 挿入時に患者に口から息を吐いてもらうと，尿道括約筋が弛緩し，挿入しやすくなる

❾男性が臥床した状態では，膜様部尿道と尿道陰嚢角の2か所が，大きくカーブしており，陰茎を垂直に立てることで，なめらかな曲線になり，カテーテルが挿入しやすくなる
❿男性の尿道の長さは15～20cmである
⓫陰茎の角度を60度にすると尿道が直線化する

第IV章　周手術期看護の基本技術

方　法	留意点と根拠
〈女性の場合〉 ・尿道口を目視し尿の流出を確認できたら，1〜2cm進めて固定水を注入する ・尿道口から4〜5cmカテーテルを挿入する（➡⑫）	⑫女性の尿道の長さは3〜5cmである
11　カテーテル挿入後の確認 ・カテーテル挿入後は，必ずカテーテル内に尿流出があるか確認する ・蒸留水をカテーテルに注入する	●カテーテル挿入後に尿の流出を確認できない場合は，尿道以外への挿入が疑われるため注意する ●血尿がある場合は医師に報告する
12　カテーテルを固定する ・テープかぶれを起こす場合もあるため，肌に優しいテープ，患者の肌に合ったテープを選択する ・固定が長期間にわたる場合は，カテーテルの圧迫による皮膚損傷およびテープによる皮膚障害を予防するため，適宜固定場所を変える ・カテーテルはゆとりをもたせて，全周をテープでくるみ台紙に貼り付けるようにする ・カテーテルが皮膚に当たらないよう，カテーテルの下に指が2本入る程度のゆとりをもたせてテープで固定する（➡⑬） ・陰部をティッシュペーパーやおしぼりで拭く 〈男性の場合〉 ・必ずカテーテルを上向きにして，下腹部に貼った台紙にテープで固定する ・陰茎を上向きに固定し，尿道のカーブによる圧迫を防ぐ（➡⑭） 〈女性の場合〉 ・女性は大腿部内側にカテーテルをテープで固定する	●カテーテルのテンションにゆとりがないまま固定していると，体動のたびにカテーテルが引っ張られることになり，カテーテルが抜けやすくなったり，尿道粘膜がカテーテルの摩擦により損傷されたりする危険性がある ●粘膜に損傷があると，感染のリスクも高まるため，避ける ⑬尿道損傷のリスクの低減や挿入後の移動や尿道牽引を防ぐため，カテーテルの固定にゆとりをもたせる ⑭男性は下向きに固定すると尿道陰嚢角をカテーテルで圧迫し血行障害や尿道損傷を起こす可能性があるため，陰茎を上向きに固定し，尿道のカーブによる圧迫を防ぐ❷
13　カテーテル挿入後は滅菌手袋を脱いで手指消毒をする	●手袋は体液曝露後，直ちに脱いで手指消毒を行う
14　物品を片づけ，患者の衣服を整える	
15　カテーテルや尿バッグは屈曲していないか確認する	●カテーテルが屈曲していると尿の流れが妨げられる
16　尿バッグは膀胱より下の位置で床に付かないようにベッド柵に固定している（➡⑮）	⑮尿バッグが膀胱よりも上になると，尿が膀胱内に逆流し，逆行性による尿路感染のリスクが高まる ●床は不潔であるため直接尿バッグを床に接触させない❷

❶矢野邦夫監訳：カテーテル関連尿路感染の予防のためのCDCガイドライン，メディコン，13-16，2009．〈https://www.info-cdcwatch.jp/views/pdf/CDC_guideline2009.pdf〉（2024年1月31日閲覧）
❷WHO：Hand Hygiene Technical Reference Manual, To be used by health-care workers, trainers and observers of hand hygiene practices. 〈https://eody.gov.gr/wp-content/uploads/2019/01/hh_tech.pdf〉（2024年1月31閲覧）

2）膀胱留置カテーテルの管理

方　法	留意点と根拠
1　カテーテルが適切な位置に固定されているか確認する。固定箇所に台紙となるテープを貼布し，その上にカテーテルをテープで止める 〈男性の場合〉 陰茎を頭部側に持ち上げ，カテーテルを上向きにして，大腿最上部か下腹部に固定する（➡❶） 〈女性の場合〉 カテーテルを下向きにして，大腿内側に固定する（➡❷）	❶男性の場合，大腿に下向きに固定すると，尿道が圧迫されることによって，潰瘍の形成や血流障害のリスクがある ❷女性の場合は，カテーテルによる刺激を避けるため，大腿内側に固定する
2　尿バッグとチューブは，患者の膀胱の位置より低く，床に触れないようにベッドの高さとフックの位置を調整する（➡❸）	❸尿バッグからの逆行性感染を防ぐ

206

	方　法	留意点と根拠
3	留置中は，カテーテル内の尿を適宜尿バッグに誘導し，流出の状況を確認する（➡❹）	❹膀胱内の尿を重力によって，尿バッグ内に誘導することで，カテーテル内の尿が膀胱に逆流することを防ぐ
4	集尿時は，尿バッグから尿びんへ集尿する。必要に応じて尿量を測定する（➡❺）	❺尿バッグの排出口が，尿びんに付着すると逆行性感染の可能性があるので，清潔を保つよう排出口をアルコール綿で清拭する

3）膀胱留置カテーテルの抜去

	方　法	留意点と根拠
1	手指消毒を行う（➡❶）	❶微生物の伝播を減少させる
2	患者に説明し，ベッドに臥床してもらう（➡❷）	❷安全に抜去するため，患者に処置の内容について説明する
3	手指消毒を行い，手袋（両手），マスク，ゴーグル，エプロンを着用する（➡❸）	❸微生物の伝播を減少させる。標準予防策を実施する
4	上半身には掛け物をかけ，ズボンを脱いでもらう（➡❹）	❹羞恥心に配慮し，不必要な露出を避ける
5	抜去したカテーテルを破棄するためのビニール袋を広げておく（➡❺）	❺抜去後のカテーテルには尿が付着するため，周囲が汚染しないようにする
6	カテーテル内の尿を尿バッグ内に流す（➡❻）	❻カテーテル内の尿が膀胱内に逆流しないようにする
7	下着をはいている場合は脱いでもらい，殿部に処置用シーツか平おむつを敷く。おむつの場合は広げておく（➡❼）	❼周囲の汚染を避けるために，尿が付着する可能性がある場所をカバーしておく
8	カテーテルを固定しているテープを除去する。固定水の注入口に10mL(20mL)シリンジを差し込み，固定水が引けてくることを確認する（➡❽）（図3-22）	❽固定水の容量は，注入口に記載されている 図3-22 シリンジでバルーン内の固定水を抜く
9	やさしくシリンジを引き，固定水が規定量回収されるのを確認する（➡❾）	❾陰圧を強くかけると，ルートがつぶれて固定水の回収ができなくなるため，愛護的に行う
10	患者に深呼吸を促し，呼気に合わせて抜去することを説明する（➡❿） 〈男性の場合〉 陰茎を軽く握って支えながら，カテーテルを引いて抜去する。 〈女性の場合〉 陰部をティッシュペーパーなどで軽く押さえながら，カテーテルを引いて抜去する	❿腹圧をゆるめるため，呼気に合わせてカテーテルを抜去する
11	抜去したカテーテルは，まとめて廃棄用のビニールに入れる（➡⓫）	⓫抜去後のカテーテルには尿が付着するため，周囲が汚染しないようにする
12	ティッシュペーパーなどで陰部を拭く（➡⓬）	⓬陰部を清潔に保つ
13	抜去後，時間をおいて排尿があるかを確認する（➡⓭）	⓭自立排尿が可能か確認する

第IV章 周手術期看護の基本技術

E 術後創管理

- **目　　的**：（1）創部を保護することで，感染を予防する
　　　　　（2）外力から創部を保護する
　　　　　（3）創からの滲出液・膿などを吸収し，局所環境を保持する
　　　　　（4）創部の遮蔽によって精神的な保護を行う（ボディイメージの変化を覆い隠す）
- **適　　応**：縫合などの手術創
- **使用物品**：速乾性擦式手指消毒薬，ディスポーザブル手袋（無滅菌），エプロン，マスクなどの感
　　　　　染防御具，消毒液，滅菌された綿球，個包装の滅菌鑷子，ドレッシング材（ガーゼや
　　　　　フィルム材など），ディスポーザブル膿盆（ビニール袋）

	方　法	留意点と根拠
1	患者にケアの内容を説明し，協力を得る（➡❶）	❶ケア中，同一体位がとれるよう安楽な姿勢を保持してもらう必要がある
2	カーテンやスクリーンを閉め，創部を露出する（➡❷）	❷不必要な露出を避け，プライバシーを保護する
3	必要時，処置用シーツなどで病衣やシーツなどを覆う（➡❸）	❸出血や滲出液，消毒液などで汚さないため
4	開放創などでケア中に痛みを伴う場合は，医師の指示のもと，事前に鎮痛薬の投与を行う（➡❹）	❹苦痛緩和のために実施する ●開放創の種類には，切創，挫創，割創，擦過創，裂創，刺創，咬創などがある。挫傷や皮下剥離は，非開放創という
5	速乾性擦式手指消毒薬を使用した後，清潔なディスポーザブル手袋を着ける	
6	ガーゼをとめているテープ，汚染されたガーゼやドレッシング材をはがす テープを約180度に折り返し，皮膚が持ち上がらないように（➡❺）指先で押さえながら，体毛の方向に逆らわずゆっくりとはがす（図3-23） 図3-23　ドレッシング材のはがし方	●剥離刺激による痛みが生じないよう十分に注意する ●皮膚を押さえている指先の位置は，はがすテープの位置によって少しずつずらしていく ❺皮膚の負担を軽くするため
7	汚染されたドレッシング材は，ディスポーザブル膿盆やビニール袋に入れる（➡❻）	●汚染されたドレッシング材に触ったディスポーザブル手袋も廃棄し（➡❻），新しいものに交換する ❻感染防止のため

折り返してはがす
180度
押さえる

方　法	留意点と根拠
8　創傷治癒過程の段階（**表3-5**）に基づいて，創部の観察を行う 特に感染の徴候について十分に観察する	●創傷治癒に影響する全身的/局所的因子（**表3-6**）について理解したうえで観察する ●創部の観察：創の場所・大きさ・数，縫合方法，出血，滲出液，創部痛など ●感染の徴候：発赤，圧痛，腫脹，熱感，滲出液の色調（出血や膿性変化）や量，臭気，疼痛の程度，創周囲の皮膚の状態など

表3-5　創傷治癒過程

創傷治癒過程	概　要	時　期	合併症	ケ　ア
【第1段階】 血液凝固期	・血管収縮による止血 ・血小板による血液凝固	手術後数時間	＜後出血＞ 縫合や止血が不十分で起こる。麻酔覚醒時の急激な血圧の上昇も関与している。術後24時間以内で発生することが多い	・創部と周辺皮膚を観察して，状態に応じた処置やスキンケアを行う
【第2段階】 炎症期	・白血球の炎症部位への遊走と食作用 ・再生上皮による上皮化が24時間以内に始まり，48時間以内に完成する	術後3日目頃		・術後24時間は，バイタルサイン，創部の状態を1～2時間ごとに観察する。出血が100mL/h以上，血圧低下，脈拍増加，意識低下，発汗，蒼白は，出血性ショックの徴候であるため，すぐに医師へ報告する
【第3段階】 増殖期	・線維芽細胞の増殖，コラーゲン線維の産生によって肉芽組織が形成 ・新生毛細血管が創部に進入し血管網を形成する ・通常7日目ごろには創部は治癒し，抜糸となる	3日目から3週間	＜創部感染＞（術後4～7日） 上皮化が完成すると創部からの細菌が侵入する危険性はないが，血液や滲出液が皮下に貯留した状態では，ドレーンなどを介して細菌が侵入し，最近増殖の培地になる ＜創部離解＞ 低栄養，高齢，糖尿病，ステロイド剤の服用がある場合は，肉芽形成が遅延し，創部が癒合し離解する	・創部の熱感・腫脹・発赤がある場合は，皮下で感染を起こしている可能性があり，疼痛や違和感がないか問診する。体内深部で感染巣ができた場合，敗血症になる危険性がある。創部は無菌操作で実施する
【第4段階】 成熟期	・線維芽細胞が減少し，成熟した線維細胞へ変化 ・コラーゲン線維が再構築し，瘢痕組織が完成。創部の抗張力が増す	3週間から3か月		創部をかばいすぎず，早期に普段の生活に戻るように説明する

　手術によって縫合された創部は，一般的には48時間以内に上皮化が完了する。その後72時間以内に皮膚接合面が接着するため，皮膚損傷などがなく，縫合創部だけならば術後3日間で創部は完全閉鎖される。創傷治癒過程を遅延させる要因は，創部の循環不良と感染である。
　以上のことを理解したうえで，創部の観察と創部の状態に合わせた適切なドレッシング材を選択し，創傷管理を行う

表3-6　創傷治癒に影響する全身的/局所的因子

【全身的因子】	創傷治癒を遅延させる全身的因子には，高年齢，低栄養状態，過剰栄養による肥満，血液凝固異常，糖代謝異常，睡眠障害や疼痛などがある。また，ステロイド剤や免疫抑制薬の服用は易感染性を強める
【局所的因子】	
湿潤環境	滲出液中には感染防御の役割をする免疫グロブリンなどが含まれているため，それを活用して創面を湿潤環境にすると，上皮や毛細血管の再生が円滑に行われる
温　度	被覆材（ドレッシング材）による保温効果は，上皮細胞の活性を高め，急性炎症反応後の炎症性のサイトカインの吸収を促し，創傷治癒に有利に働く（37℃程度がよいとされる）
感　染	正常な皮膚にも必ず細菌は付着している。創傷感染とは，組織1gに10^5個以上の細菌が存在する場合をいう。細菌毒素によって組織が破壊，上皮細胞の遊走阻止などが起こる創部に異物や壊死組織があると感染を助長するため，創縁切除（デブリードマン）が必要となる
酸　素	血管新生や線維芽細胞の形成は低酸素状態のほうがよい。閉鎖性の被覆材を用いたほうが感染率は低く，治癒進行が速い

第IV章 周手術期看護の基本技術

方　法	留意点と根拠
9	個包装された滅菌鑷子を用い，清潔操作で消毒用綿球を医師に手渡す	
10	医師が消毒を終えたら，創部に適したドレッシング材，もしくは指示されたドレッシング材を用意する（表3-7）	● 滲出液の有無など創部の状態によって，選択するドレッシング材は異なる

表3-7 ドレッシング材の種類と特徴

種　類	特　徴	適　応
乾式（ドライ）ドレッシング法 ・ガーゼなど	一定量の滲出液ならば吸収性は高いが，湿潤環境が得られないので治癒が遅延する場合もある	・感染のない一時縫合創や擦過傷
半閉鎖式ドレッシング法 ・フィルムドレッシング材など	水蒸気や酸素の透過性はあるが体液成分は通過させない。透明のフィルム創の観察もしやすい。創傷面を湿潤環境に保ちながら，外界からの細菌や異物の混入を防ぐ	・滲出液の少ない感染のない浅い創部
閉鎖式ドレッシング法 ・ハイドロコロイドドレッシング材 ・ハイドロジェルドレッシング材	創傷面を湿潤環境に保ちながら，外界からの細菌や異物の混入を防ぐとともに，水分を吸収できる。創と接する層は吸水性があり，滲出液と反応してゲル状になり湿潤環境を維持する。弾力性があり，創部の除圧と鎮痛緩和作用がある	・滲出液の多い創面に最も多く用いられる
吸水ドレッシング法 ・ポリウレタンフォームドレッシング材	滲出液が多い湿性の創傷面に対して，過剰な滲出液を排除する。外側に疎水性ポリウレタンフィルム，内側に親水性ポリウレタンが施され，その間に厚い親水性吸収フォームがあり，高い吸水力をもつ	・滲出液の多い創面
アルギン酸被覆材	アルギン酸の線維が滲出液を吸収しゲル化して湿潤環境をつくる。きわめて強力な止血効果がある。止血や吸水性にすぐれ，汚染物質を吸収し，細菌の侵入も防ぐ	・出血を伴う皮膚欠損創（開放創のほかに，皮膚潰瘍，褥瘡などに使用）

方　法	留意点と根拠
11	医師がドレッシング材で創部を被覆する。ガーゼを用いた場合は，医療用テープで固定する	● ドレッシング材にガーゼを用いた場合，ガーゼと医療用テープの間に隙間ができないよう，またガーゼの端がめくれないようテープは端に貼る（図3-24）

ガーゼの端がめくれないようにテープは端に貼る

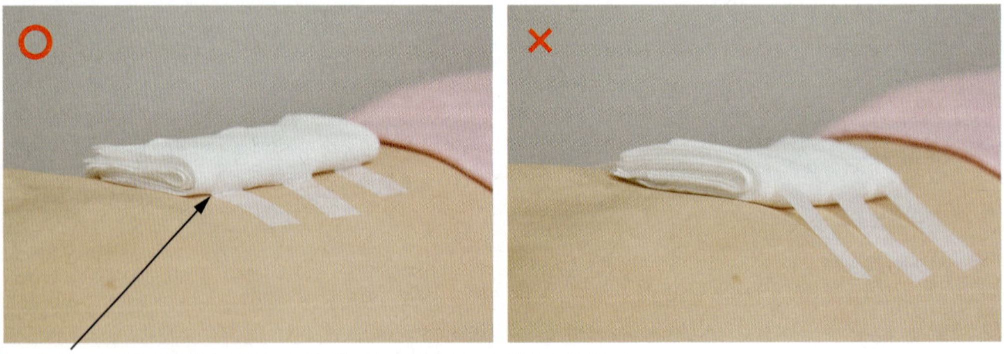

ガーゼとテープの間に隙間ができないようにガーゼの側面にもテープをはわせて貼る

図3-24 ガーゼの固定方法

方　法	留意点と根拠
12	終了後，患者の衣類，寝具を整える	
13	鑷子は，病棟の取り決めに従って片づける	● 鑷子は洗浄室で洗浄後に消毒され，個包装して滅菌処理される
14	速乾性擦式手指消毒薬を使用した後，手洗いを行う	

〈ダーマボンド®〉

　創傷管理には，ダーマボンド®など合成皮膚表面接着剤も標準的な創傷閉鎖の代替手段として広く使用されている。ダーマボンド®は，シアノアクリレートモノマーが硬化することで創縁を密着させ，透明なフィルム層を形成して被覆，創閉鎖環境を保持する。塗布後は，徐々にフィルム層が剥がれ落ち，7〜10日ほどで脱落する。ダーマボンド®によって早期のシャワーが可能となり，抜歯の必要はなく，ガーゼやドレッシング材も不要となる。創縁固定の補強に，ステリストリップテープが併用されることが多い。

　ダーマボンド®塗布後のケアでは，引っ掻いたり，こすったり，また剝がしたりせず，貼付したままにしておくこと。また，創傷部に軟膏，化粧水などの液体や薬剤を塗布しないよう患者に指導する必要がある。

F 疼痛管理

- **目　　　的**：疼痛による苦痛や回復の阻害要因を減少し，術後の早期回復を促す
- **適　　　応**：手術後の急性疼痛，および術後に遷延する疼痛
- **使用物品**：鎮痛薬，投与方法に合わせた物品（注射器，針，駆血帯，アルコール綿など，また患者管理鎮痛法の場合は注入用PCA装置）

1）一般的な術後疼痛管理

	方　法	留意点と根拠
1	術後数日間は，定期的もしくは持続的に鎮痛薬を投与し，予防的な鎮痛を行う	● 術後の疼痛管理は，各施設で差異はあるものの，オピオイドを用いた硬膜外PCAと静脈PCAを基本に使われることが多い。また非ステロイド性消炎鎮痛薬（NSAIDs）やアセトアミノフェンを使用するなど多角的な鎮痛が行われる ● 疼痛刺激の伝搬を理解しておく（図3-25） ● 投与方法は，局所麻酔による術後は経口投与，全身麻酔による術後は静脈内注射や硬膜外注射であることが多い 損傷 ↓ 侵害受容器（痛覚受容器） 皮膚表面，筋膜，骨膜，関節，腱，血管，腹膜，胸膜など ↓ 脊髄　後角 ↓ 視床 ↓ 大脳皮質・大脳辺縁系 自律神経を調節している情緒・本能の活動の中枢である ↑ 疼痛刺激が到達すると ・血圧上昇 ・心拍増加 ・不安，恐怖，イライラ **図3-25 疼痛刺激の伝搬**
2	術後急性疼痛の特徴を理解する	● 麻酔から覚醒すると，術後24時間以内に痛みが出現し，その後2〜3日で軽減する。48時間以上過ぎてから疼痛が増強する場合は，体内での創の離解，出血，感染やイレウス（腸閉塞）を考えなければならない

方法	留意点と根拠
3　先制鎮痛法の概念を理解しておく	●患者が痛みを訴えてから鎮痛薬を投与するのではなく，痛みを訴える前に投与する方法である。疼痛が持続することによる悪影響（図3-26）と悪循環（図3-27）を防止するために用いられる

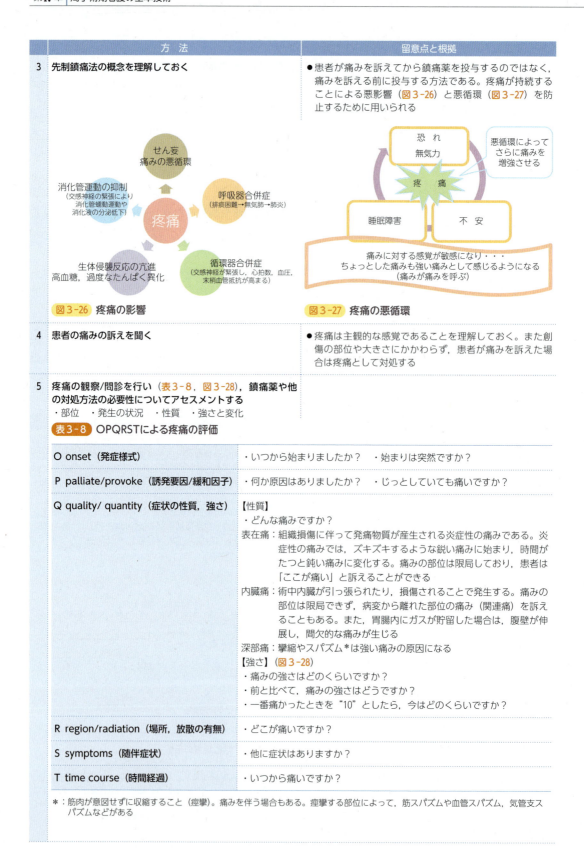

図3-26　疼痛の影響　　図3-27　疼痛の悪循環

方法	留意点と根拠
4　患者の痛みの訴えを聞く	●疼痛は主観的な感覚であることを理解しておく。また創傷の部位や大きさにかかわらず，患者が痛みを訴えた場合は疼痛として対処する
5　疼痛の観察/問診を行い（表3-8，図3-28），鎮痛薬や他の対処方法の必要性についてアセスメントする ・部位　・発生の状況　・性質　・強さと変化	

表3-8　OPQRSTによる疼痛の評価

O　onset（発症様式）	・いつから始まりましたか？　・始まりは突然ですか？
P　palliate/provoke（誘発要因/緩和因子）	・何か原因はありましたか？　・じっとしていても痛いですか？
Q　quality/ quantity（症状の性質，強さ）	【性質】 ・どんな痛みですか？ 表在痛：組織損傷に伴って発痛物質が産生される炎症性の痛みである。炎症性の痛みでは，ズキズキするような鋭い痛みに始まり，時間がたつと鈍い痛みに変化する。痛みの部位は限局しており，患者は「ここが痛い」と訴えることができる 内臓痛：術中内臓が引っ張られたり，損傷されることで発生する。痛みの部位は限局できず，病変から離れた部位の痛み（関連痛）を訴えることもある。また，胃腸内にガスが貯留した場合は，腹壁が伸展し，間欠的な痛みが生じる 深部痛：攣縮やスパズム＊は強い痛みの原因になる 【強さ】（図3-28） ・痛みの強さはどのくらいですか？ ・前と比べて，痛みの強さはどうですか？ ・一番痛かったときを"10"としたら，今はどのくらいですか？
R　region/radiation（場所，放散の有無）	・どこが痛いですか？
S　symptoms（随伴症状）	・他に症状はありますか？
T　time course（時間経過）	・いつから痛いですか？

＊：筋肉が意図せずに収縮すること（痙攣）。痛みを伴う場合もある。痙攣する部位によって，筋スパズムや血管スパズム，気管支スパズムなどがある

方法	留意点と根拠

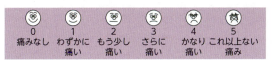

図3-28 主なペインスケール

6 鎮痛薬の投与が必要と判断した場合は，医師の指示に基づきNSAIDsやオピオイド系の薬剤を投与する（表3-9）
● 投与方法には経口投与，経直腸投与，静脈内，筋肉内投与，硬膜外投与などがある（表3-10，図3-29，図3-30）

表3-9 鎮痛方法

非ステロイド性抗炎症薬（NSAIDs）	オピオイド
抗炎症作用をもつ，ステロイド以外の薬剤の総称	中枢神経や末梢神経に存在するオピオイド受容体へ結合して，モルヒネに類似した作用をもつ物質の総称
シクロオキシゲナーゼという酵素を阻害することでプロスタグランジン産生を抑制し，炎症性の疼痛を軽減する	伝達された痛みの情報を脳で感じさせなくすることで鎮痛効果を発揮する
炎症反応を抑制する消炎作用，解熱作用もある	便秘，悪心，尿閉，眠気，呼吸抑制などがあり，適切な薬剤の選択，投与方法，投与量を決定する必要がある

NSAIDs: nonsteroidal anti-inflammatory drugs

表3-10 鎮痛薬の投与方法

経口投与	経直腸投与	静脈内投与	筋肉内投与	硬膜外投与
局所麻酔による体表の手術や，腹腔鏡下手術などの小切開による手術後に適している	硬膜外持続注入を行っているにもかかわらず，痛みを訴えた場合に実施することが多い	即効性を期待する場合に用いる投与方法	効果の発現は静脈内投与より緩徐，硬膜外持続注入を行っているにもかかわらず，痛みを訴えた場合に実施することが多い	硬膜外カテーテルとバルーンジェクターを用いて，硬膜外腔に鎮痛薬を投与する方法（図3-29，図3-30）
非麻薬系やNSAIDs系の鎮痛薬が投与される	NSAIDs系の鎮痛薬が投与される	NSAIDs系やペンタゾシンなどのオピオイド系の薬剤が投与される	ペンタゾシンなどのオピオイド系の薬剤が投与される	オピオイド系やリドカインなどの局所麻酔薬が投与される
術後は経口摂取できないことが多いことや，経口投与の場合は，効果の発現に時間を要するため通常は使用しないことが多い	坐薬の吸収経路が下大静脈優位であり，門脈を経由する割合が少ないため，肝障害や胃腸障害が少なく，呼吸抑制，鎮静作用，悪心・嘔吐もほぼない	効果の発現は早いが，呼吸抑制などの副作用の発現頻度も高く，投与中の観察が重要となる	注射部位の疼痛や神経損傷に注意が必要であり，頻回には投与できない。痛みが出現してから使用するため，痛みの閾値が下がって大量の薬物を使用する場合がある	鎮痛薬は硬膜を浸透してくも膜下腔に達し，神経遮断によって強力な鎮痛作用を示すが，低濃度の鎮痛薬を使用するため運動神経は遮断されない。現在，最も効果的でよく普及している術後疼痛管理法である

方法	留意点と根拠

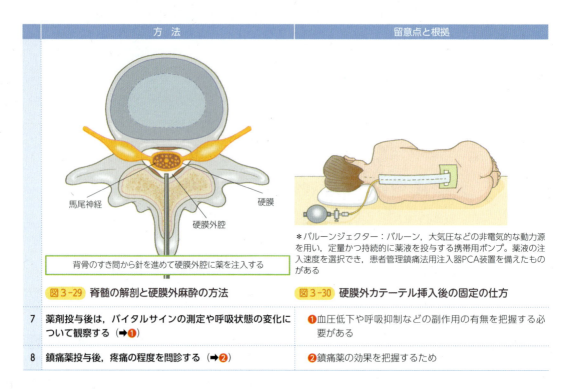

図3-29 脊髄の解剖と硬膜外麻酔の方法

図3-30 硬膜外カテーテル挿入後の固定の仕方

＊バルーンジェクター：バルーン，大気圧などの非電気的な動力源を用い，定量かつ持続的に薬液を投与する携帯用ポンプ。薬液の注入速度を選択でき，患者管理鎮痛法用注入器PCA装置を備えたものがある

	方法	留意点と根拠
7	薬剤投与後は，バイタルサインの測定や呼吸状態の変化について観察する（→①）	❶血圧低下や呼吸抑制などの副作用の有無を把握する必要がある
8	鎮痛薬投与後，疼痛の程度を問診する（→②）	❷鎮痛薬の効果を把握するため

2）患者管理鎮痛法（PCA）

	方法	留意点と根拠
1	PCA（patient-controlled analgesia）の使用方法について理解しておく（図3-31）	●PCAは疼痛発生から鎮痛薬投与までの時間を短縮させる目的で考案された。痛みの訴えから鎮痛薬投与までの時間は，医療者側が感じる以上に患者は長く感じるため，鎮痛薬投与までの時間はできるだけ短縮させる ●患者は痛みを感じたら，事前に設定されている少量の鎮痛薬を自分の判断で注入することができる。投与法には，筋肉内，皮下，静脈内，硬膜外などがある（図3-32） ●看護師判断で行う場合もある（nurse-controlled analgesia：NCA） ●必要時に筋肉内注射を行う方法と比較して薬剤の使用量は多いが，患者が自覚する痛みの強さは低く，満足度も高い❶

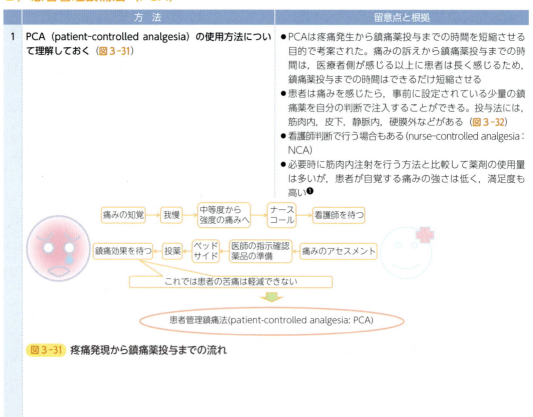

図3-31 疼痛発現から鎮痛薬投与までの流れ

方　法	留意点と根拠

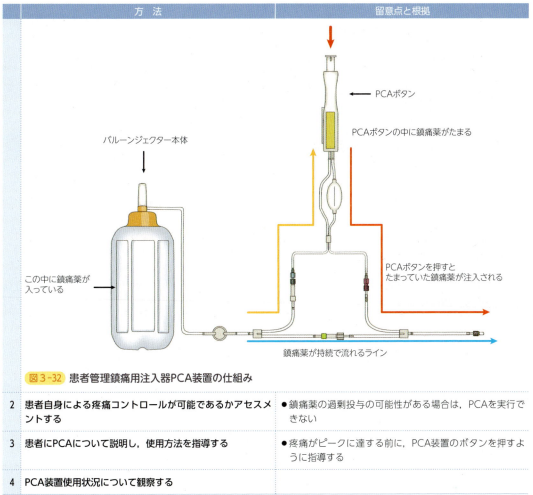

図3-32　患者管理鎮痛用注入器PCA装置の仕組み

	方　法	留意点と根拠
2	患者自身による疼痛コントロールが可能であるかアセスメントする	●鎮痛薬の過剰投与の可能性がある場合は，PCAを実行できない
3	患者にPCAについて説明し，使用方法を指導する	●疼痛がピークに達する前に，PCA装置のボタンを押すように指導する
4	PCA装置使用状況について観察する	

❶Lehmann KA: Patient-controlled analgesia: An effective therapeutic tool in the postoperative setting, *European Surgical Research*, 31：112-21，1999.

G 早期離床

- 目　　的：呼吸機能・循環機能・筋・骨格系・精神状態の改善，消化管運動の促進，深部静脈血栓症の予防，褥瘡の予防
- 適　　応：脳疾患，多発性外傷，熱傷など治療の過程で安静療法が必要な場合以外のすべての患者。特に早期離床が重視される①術後の呼吸器合併症が懸念される患者，②心臓血管外科術後患者をはじめとした心臓リハビリテーションの対象患者，③人工呼吸器装着により呼吸リハビリテーションが必要な患者
- 使用物品：オーバーテーブル，枕

第Ⅳ章 周手術期看護の基本技術

方　法	留意点と根拠
1　**離床を安全に進められる状態かどうかを確認する** ・離床の開始基準，中止基準（表3-11）に基づいて行う ・意識状態，血圧，心拍数，呼吸数，心電図，SpO₂を確認する（➡❷） ・自覚症状（息切れ，倦怠感，疼痛など）の有無を確認する	●初めて行う場合は，必ず主治医に確認をし離床を進めていく（➡❶） ❶離床開始基準を満たしていても，原疾患の治療を優先して安静すべき病態もあるため ❷術直後や重症度の高い患者は全身の予備能が低下していることが多いため

表3-11 離床の開始基準と中止基準（日本離床学会編）

離床の開始基準 （離床を行わないほうがよい場合）	離床の中止基準 （離床を中断し，再評価したほうがよい場合）
・強い倦怠感を伴う38.0℃以上の発熱 ・安静時の心拍数が50回/分以下または120回/分以上 ・安静時の収縮期血圧が80mmHg以下（心原性ショックの状態） ・安静時の収縮期血圧が200mmHg以上または拡張期血圧が120mmHg以上 ・安静時より危険な不整脈が出現している（Lown分類4B以上の心室性期外収縮，ショートラン，R on T，モービッツⅡ型ブロック，完全房室ブロック） ・安静時より異常呼吸がみられる（異常呼吸パターンを伴う10回/分以下の徐呼吸，CO₂ナルコーシスを伴う40回/分以上の頻呼吸） ・P/F比（PaO₂/F₁O₂）が200以下の重症呼吸不全 ・安静時の疼痛がVAS7以上 ・麻痺など神経症状の進行がみられる ・意識障害の進行がみられる	・脈拍が140回/分を超えたとき（瞬間的に超えた場合は除く） ・収縮期血圧に30±10mmHg以上の変動がみられたとき ・危険な不整脈が出現したとき（Lown分類4B以上の心室性期外収縮，ショートラン，R on T，モービッツⅡ型ブロック，完全房室ブロック） ・SpO₂が90％以下になったとき（瞬間的に低下した場合は除く） ・息切れ・倦怠感が修正ボルグスケールで7以上になったとき ・体動で疼痛がVAS7以上に増強したとき

※心疾患を合併している場合は，循環器理学療法の基準を参照のこと
※症例・病態によってこの基準は該当しない場合があるので総合的に評価して離床を進めること
曷川元編著：寝たきりゼロへ進化中　実践！離床完全マニュアル2，日本離床学会/慧文社，2018，p.153.より転載

方　法	留意点と根拠
2　**離床の開始：段階的離床を行う** 1）仰臥位から30度ベッドアップ（図3-33a） ・ベッドを上げる際に，必ずルートやチューブの長さに余裕があるかどうか確認する ・足のほうからアップを行い（➡❹），次に頭部を上げる。その際，背抜きを行う（➡❺）（図3-33b） ・腕の下にクッションを入れ，手の重みが負荷にならないようにポジショニングを行う 2）45度ベッドアップ（図3-33c） ・背抜きと同じ要領で患者の腰を持ち上げ，腰の位置をずらす（➡❻） ・足元には硬いクッションを置き，足底がしっかりつくようにする 3）60度ベッドアップ（図3-33d） ・座っている状態とほぼ同じ状態にする ・腕が下がらないようにクッションを当てる 4）75度ベッドアップ（図3-33e） 腹部が圧迫されないように足のアップは少し下げる 5）上肢をオーバーテーブルに置く（図3-33f） やや前のめりの姿勢でオーバーテーブルに腕を乗せる	●段階を追って徐々にベッドアップしていく（➡❸） ❸循環動態に及ぼすマイナスの変化を最小限にとどめるため ❹ベッドアップした際に身体がずれるのを防ぐため ❺患者は身体の一部が引っ張られた状態になり，皮膚の圧迫が強まってしまうため ❻45度になると，殿部に重力がかかるようになるため ●患者の感覚としては，直角に近い状態となる ●呼吸補助筋に負担がかからなくなり，呼吸が楽に行えるようになる。前かがみになるため，オーバーテーブルの上に枕を置き，上肢を乗せると姿勢が安定する

216

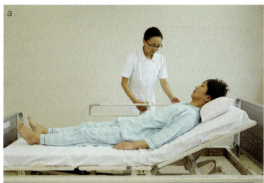
ベッドアップ30度

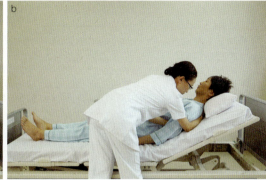
背抜き

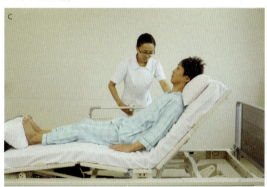
ベッドアップ45度

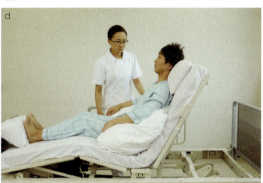
ベッドアップ60度

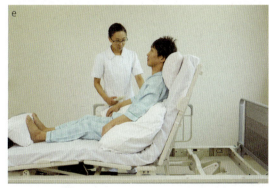
ベッドアップ75度

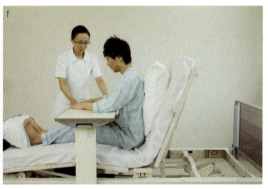
上肢をオーバーテーブルの上に置く

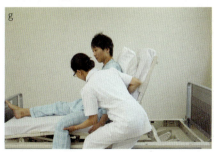
片足をベッドから下ろす

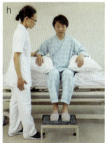
端座位になる

立位になる

図3-33 段階的離床

方　法	留意点と根拠
6）両足をベッドから下ろす（**図3-33g**） 患者をベッドの端に寄せ，患者の肩に手を回してからだを支え，片足ずつ交互に下ろす	●患者が行える部分は自身で行ってもらう
7）端座位になる（**図3-33h**） ・患者の足がしっかりとつくようにベッドを低くするか，足台を使用し，患者の背中を看護師が支え，ベッドの端に座った状態を保つ ・可能であれば，端座位のまま，足踏みを行う	●この状態でバイタルサインに大きな変化がなければ，車椅子への移乗が可能である
8）立位になる（**図3-33i**） ・患者を支えながら立ち上がる ・立位保持が可能であれば，立位のまま足踏みを行う	●患者には可能であれば，ベッド柵やオーバーテーブルを持ち，立ち上がるように伝える ●起立性低血圧が起こりやすい条件がそろっている場合は，看護師2名で行う。患者がふらついたときにベッドに座りこめるように常に意識しておく
9）歩行する 患者を脇からいつでも支えられるように歩行する	●必要時，歩行器，点滴台を持ち，歩行を行う。看護師は点滴やドレーンが引っかからないように注意する

文　献

1）山勢博彰編：クリティカルケアアドバンス看護実践，南江堂，2013.
2）清水潤三・曽根光子：はじめてのドレーン管理，メディカ出版，2007.
3）永井秀雄・中村美鈴編：臨床に活かせるドレーン＆チューブ管理マニュアル，学研メディカル秀潤社，2011.
4）坂本すが・山元友子・井手尾千代美監，木下佳子編：決定版ビジュアル臨床看護技術，照林社，2011.
5）露木菜緒：胸腔ドレーンシステムのしくみ，急性・重症患者ケア，2（4）：828-839，2013.
6）西村祐枝・高橋健二：腹腔ドレーンシステムのしくみ，急性・重症患者ケア，2（4）：875-884，2013.
7）竹末芳生・藤野智子編：術後ケアとドレーン管理，照林社，2009.
8）長尾二郎・炭山嘉伸・中村陽一：図解・写真でわかるドレーンの基礎講座，消化器外科ナーシング，10（11）：10-16，2005.
9）福永睦・古河洋：腹膜炎手術後のチューブ，消化器外科ナーシング，16（6）：66-73，2011.
10）道又元裕監，杉山政則・有村さゆり編：見てわかる消化器ケア，照林社，2012.
11）道又元裕編：クリティカルケア看護技術の実践と根拠，中山書店，2011.
12）吉田みつ子・本庄恵子編著：新訂版 写真でわかる 実習で使える看護技術アドバンス，インターメディカ，2020，p.77-81.
13）吉田みつ子・本庄恵子編著：新訂版 写真でわかる 基礎看護技術アドバンス，インターメディカ，2020，p.153-160.
14）藤野彰子・長谷部佳子・間瀬由紀編著：新訂版 看護技術ベーシックス，第2版，サイオ出版，2017，p.180-185.
15）江口正信編著：新訂版 根拠から学ぶ基礎看護技術，サイオ出版，2015，p.89-91.
16）国公立大学附属病院感染対策協議会編集：病院感染対策ガイドライン2018年版【2020年3月補強版】，じほう，2018，p.111-112.
17）満田年宏訳・著：カテーテル関連尿路感染予防のためのCDCガイドライン2009，ヴァンメディカル，2010，p.20-21.
18）川上潤子・日本赤十字社医療センター感染管理室監：新訂版 写真でわかる看護のための感染防止アドバンス，インターメディカ，2023，p.51-55.
19）武良由香・松崎幸江：尿道留置カテーテルの挿入時，INFECTION CONTROL，28（4）：347-351，2019.

索引 index

[欧　文]

ABO型不適合輸血　124
AC　88
ACLS　22
AED　20
ALS　14
APRV　88
asystole　23
BLS　12, 16
CCU　4
CPAP　88
CPOT　127
CPR　12
　──2人法　19
CVC　119
CVP　96, 106
DNAR　7
DVT　98, 107
ECMO　97
EC法　19
Eilers Oral Assessment Guide　74
$ETCO_2$モニター　29
HCU　4
IABP　96
IPPV　65
JTAS　36
NICU　4
NPPV　65
NRS　127
NSAIDs　213
OAG　74
PAV　88
PC　88
PCA　214
PEA　23
PICU　4
PPN　112
PSV　88
RASS　128
SCU　4
SICU　4
SIMV　88
SSI　143, 190
TPN　112
VAS　127
VC　88
VF　23
VT　23

[和　文]

悪性高熱　165
アクティブ電極　163
圧支持換気　88
アドレナリン　92

胃管管理　201
胃洗浄　38, 59
移送　37
痛み　126
　──の評価法　127
Ⅰ型呼吸不全　64
一次救命処置　12, 16
胃チューブの固定　203
一回拍出量　94
医療用BLSアルゴリズム　15
院内トリアージ　36

ウォーターフロータイプ　165, 170

エアウェイスコープ　27
エアフロータイプ　165, 171
エアリーク　195
栄養　112

オピオイド　213

ガーゼの固定方法　210

カーラーの救命曲線　13
咳嗽訓練　150
開放式吸引　71, 72
　──カテーテル　71
ガウンテクニック　166, 182
加温・冷却ブランケット　166
下肢挙上　108
下肢の自動・他動運動　108
過剰鎮静　128
下腿マッサージ　108
カフ圧　76
簡易酸素マスク　45
間欠的空気圧迫法　98, 109
観血的動脈圧モニター　95
患者管理鎮痛法　214
間接介助看護師　158
間接止血　53
感染予防　144
顔面神経麻痺　178

器械出し看護師　158
気管吸引　66, 70
気管切開　29
気管挿管　25, 167
　──の介助　25
気管チューブ固定位置　29
気管チューブの確認　26
キシロカインゼリー　27
気道陽圧開放換気　88
ギプス固定　38, 55, 57
キャスト　56
吸引　65
　──圧　68
　──カテーテル　68
吸気性喘鳴　30
救急蘇生法　12
急性・クリティカルケア看護　3
急性期　2
急性疾患　2
急性症状　2, 6
救命救急ICU　4
救命救急センター　3
救命の連鎖　13
仰臥位　173
胸腔ドレーン　191

219

胸骨圧迫　17
強制呼出法　78
局所麻酔　163
　　──薬中毒　163
禁煙指導　149
緊急気管切開介助　29
緊急度　36
キンク　105

グラフィックモニター　87
クランプ　113
クリティカルな状態　2

経管栄養　121, 122
頸椎固定カラー　42
経鼻経管栄養法　112
血管確保　38, 48
血管収縮薬　24
血管迷走神経反射　49
血漿　110
　　──製剤　111
血小板製剤　111

交感神経　92
口腔ケア　66, 73
口腔内吸引　66, 67
後負荷　94
抗不整脈薬　24
硬膜外麻酔　163
呼吸性変動　196
呼吸不全　64
呼吸理学療法　66, 78

サージカルクリッパー　146
座位　85
災害時のトリアージ　36
砕石位　174
細胞外液　110
細胞内液　110
サイレントアスピレーション　76
坐骨神経麻痺　178, 180
酸素供給システム　65

酸素投与　38, 44
酸素ボンベ　47
酸素療法　65

シーネ　38
刺激伝導系　93
止血　38
　　──帯　55
持続的気道内陽圧　88
シバリング　165
ジャックナイフ位　174
尺骨神経麻痺　178, 179
従圧式　88
重症外傷　2
重症疾患　2
集中治療室　3, 4
12誘導心電図　95, 100
　　──波形　95
従量式　88
手術看護記録　158
手術時手洗い　181
手術体位　171
手術部位感染（症）　143, 190
出血性ショック　53
出血量の推定　52
術後合併症　187
　　──予防　144
術後看護　187
術後創管理　208
術後出血　189
術後せん妄　189
術後肺炎　189
術前アセスメント　143
術前オリエンテーション　143
術前看護　142
術前訓練　144
術前検査　142
術前準備　144
術前訪問　157
術中看護　160
術野外感染症　190
手動式除細動器　31
情動反応　7
小児用輸液セット　113
静脈性出血　52
静脈路確保　24
褥瘡　177
　　──予防　175
除細動　12, 31

　　──のパドル　33
除細動器　31
ショックの重症度　53
除毛　146
　　──クリーム　147
シリンジポンプ　119
神経麻痺予防　177
人工呼吸器　65
　　──関連肺炎　77
　　──モード　88
人工呼吸療法　65, 67, 86
人工鼻　86
心室細動　12, 23
心収縮力　94
侵襲的陽圧換気　65
浸潤麻酔　163
心静止　23
身体拘束　137
　　──判断フローチャート　139
心停止　13, 23
　　──の波形　23
心電図　94
　　──の基本波形　94
心肺蘇生　12
心拍出量　93
心肥大　94
深部静脈血栓症　98, 107
心理的ストレス反応　8

睡眠環境調整　130
スタイレット　26
ストッキネット　56
ストライダー　30
ストレッチャーでの移送・搬送　40
スニッフィングポジション　27
スワン-ガンツカテーテル　96, 103

赤血球製剤　111
セミファーラー位　154
0点調整　96
前傾腹臥位　84
全血製剤　111
全身麻酔　162
　　──導入介助　167

先制鎮痛法 127
前負荷 94
せん妄予防 135

早期離床 215
創傷治癒過程 209
創洗浄 38, 57
側臥位 84, 173
組織間液 110
外回り看護師 158

体圧分散用具 176
体位管理 171
体位ドレナージ 66, 82
体温マット 164, 170
体幹固定用ベルト 42
体循環 93
タニケット 55
段階的離床 217
担架での移送・搬送 43
端座位 156
弾性ストッキング 98, 108

窒息サイン 21
窒息の解除 21
中央配管 47
中心静脈圧 96, 106
　——測定 106
　——モニター 96
中心静脈栄養 112, 119
中心静脈カテーテル 113, 119
中心静脈ライン 112
直接介助看護師 158
直接止血 51
鎮静 126
　——薬 89
鎮痛 126
　——薬 89, 213

低圧持続吸引システム 200
定量筒付き輸液セット 113
電気メス 163, 168

同期式間欠的強制換気 88
洞結節 93
橈骨神経麻痺 178, 179
洞調律 94
疼痛管理 211
疼痛の評価 212
頭部後屈あご先挙上法 19
動脈圧ライン 102
動脈性出血 52
徒手的呼吸介助法 80
トリアージ 36
　——レベル 36
トリフローⅡ 152
ドレッシング材 210
　——のはがし方 208

Ⅱ型呼吸不全 64
二次救命処置 14
日本語版CAM-ICUフローシート 129
日本版緊急度判定支援システム 36

ノルアドレナリン 92

肺炎 189
肺血栓塞栓症 98
肺循環 93
バイスタンダー 5
肺塞栓症 189
肺動脈カテーテル 104
バイポーラ 165
　——モード 163
ハイムリッヒ法 22
バッキング 89
バッグバルブマスク 18
バックボード 42
鼻カニューレ 45
ハフィング 78
搬送 37
ハンドコントロールペンシル 164

皮下気腫 194, 196
腓骨神経麻痺 178, 180
非侵襲的陽圧換気 65
悲嘆反応 8
比例補助換気 88

ファーストエイド 12
ファーラー位 155
ファイティング 89
腹臥位 84, 174
腹腔ドレーン 198
腹式呼吸 149
腹部突き上げ法 22
不顕性誤嚥 76
ブラッシング 77

閉鎖式吸引 71, 72
　——カテーテル 71
ペインスケール 213
臍処置 148
ヘッドイモビライザー 42
ベンチュリーマスク 45

縫合不全 190
膀胱留置カテーテル管理 203
房室結節 93
補助／調節換気モード 88

麻酔 161
末梢静脈栄養 112
末梢静脈穿刺 115
末梢静脈ライン 112, 114
末梢静脈路確保 116
麻痺性イレウス 189

ミルキング 195

索引 index

無気肺　189
6つのR　114
無脈性心室性頻拍　23
無脈性電気活動　23

毛細血管性出血　52
モニター心電図　95, 98
モノポーラモード　163

ゆ

輸液　110

輸液セット　113
　──の種類　113
輸液滴下速度　113
輸液ポンプ　117
　──の設定　51
輸液ラインの固定方法　51
輸血　110, 123
　──の種類　111
癒着性腸閉塞　189
ユニバーサルチョーキングサイン　21

リザーバー付き酸素マスク　46
離床指導　154

リッチモンド興奮・鎮静スケール　128
留置針　50
良肢位　172
リラクセーション　133
輪状甲状靱帯切開　30
倫理的問題　7

レニン　93

わ

腕神経叢麻痺　178, 179

222

看護実践のための根拠がわかる
成人看護技術－急性・クリティカルケア看護　第3版

2008年 8 月 8 日　　第 1 版第 1 刷発行	定価（本体2,200円＋税）
2015年11月25日　　第 2 版第 1 刷発行	
2024年10月31日　　第 3 版第 1 刷発行	

編　著　　山勢博彰・山勢善江ⓒ　　　　　　　　　　　　　　　＜検印省略＞

発行者　　亀井　淳

発行所　　**株式会社 メヂカルフレンド社**

〒102-0073　東京都千代田区九段北 3 丁目 2 番 4 号
麹町郵便局私書箱48号　電話 (03) 3264-6611　振替00100-0-114708
https://www.medical-friend.jp

Printed in Japan　落丁・乱丁本はお取り替えいたします　　　　　印刷・製本／奥村印刷(株)
ISBN978-4-8392-1742-6　C3347　　　　　　　　　　　　　　　　107118-109

●本書に掲載する著作物の著作権の一切〔複製権・上映権・翻訳権・譲渡権・公衆送信権（送信可能化権を含む）など〕は，すべて株式会社メヂカルフレンド社に帰属します。
●本書および掲載する著作物の一部あるいは全部を無断で転載したり，インターネットなどへ掲載したりすることは，株式会社メヂカルフレンド社の上記著作権を侵害することになりますので，行わないようお願いいたします。
●また，本書を無断で複製する行為（コピー，スキャン，デジタルデータ化など）および公衆送信する行為（ホームページの掲載やSNSへの投稿など）も，著作権を侵害する行為となります。
●学校教育上においても，著作権者である弊社の許可なく著作権法第35条（学校その他の教育機関における複製等）で必要と認められる範囲を超えた複製や公衆送信は，著作権法に違反することになりますので，行わないようお願いいたします。
●複写される場合はそのつど事前に弊社（編集部直通 TEL 03-3264-6615）の許諾を得てください。

看護実践のための根拠がわかる
シリーズラインナップ

基礎看護技術
●編著：角濱春美・梶谷佳子

成人看護技術―急性・クリティカルケア看護
●編著：山勢博彰・山勢善江

成人看護技術―慢性看護
●編著：宮脇郁子・籏持知恵子

成人看護技術―リハビリテーション看護
●編著：粟生田友子・石川ふみよ

成人看護技術―がん・ターミナルケア
●編著：神田清子・二渡玉江

老年看護技術
●編著：泉キヨ子・小山幸代

母性看護技術
●編著：北川眞理子・谷口千絵・藏本直子・田中泉香

小児看護技術
●編著：添田啓子・鈴木千衣・三宅玉恵・田村佳士枝

精神看護技術
●編著：山本勝則・守村洋

在宅看護技術
●編著：正野逸子・本田彰子